■ 西安市科学技术局科普专题项目资助（项目编号·24KPZT0024）

残疾人
居家康复

刘 睿 郭 俊 闫晓东 主编

西北大学出版社

·西安·

图书在版编目（CIP）数据

残疾人居家康复／刘睿，郭俊，闫晓东主编 . -- 西安：
西北大学出版社，2024. 12. -- ISBN 978 - 7 - 5604 - 5342 - 2

Ⅰ . R49

中国国家版本馆 CIP 数据核字第 2024EB8750 号

残疾人居家康复
CANJIREN JUJIA KANGFU

主　　编	刘　睿　郭　俊　闫晓东	
出版发行	西北大学出版社	
地　　址	西安市太白北路 229 号	
邮　　编	710069	
电　　话	029 - 88303310	
网　　址	http：//nwupress. nwu. edu. cn	
电子邮箱	xdpress@ nwu. edu. cn	
经　　销	全国新华书店	
印　　刷	陕西瑞升印务有限公司	
开　　本	787mm×1092mm　1/16	
印　　张	14. 25	
字　　数	270 千字	
版　　次	2024 年 12 月第 1 版　2024 年 12 月第 1 次印刷	
书　　号	ISBN 978 - 7 - 5604 - 5342 - 2	
印　　数	1~3000 册	
定　　价	68. 00 元	

如有印装质量问题，请与本社联系调换，电话 029 - 88302966。

《残疾人居家康复》

编写委员会

主　编	刘　睿	郭　俊	闫晓东			
副主编	王志江	吴小芳	沈金金	袁　铭	张　宇	李广欣
编　者	程建斌	张原龙	田　创	徐青海	宋　艳	王志杰
	汤永全	董春燕	马溯源	盛云浩	张文东	安　琦
	任玉婷	柴　子	刘翰阳	韩璐璐	赵　鑫	赵雨亭
	王　俊	贾蕴洁	程诗晴	王红娟	王亚娟	宫艺嘉
	李　娇	雷娟娟	罗　盼	吕杏芝	冀晓瑜	王　蕊

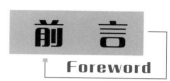

前 言
Foreword

　　随着对康复医学认识的不断深入，越来越多的患者在住院期间就开始体验康复带来的神奇效果，康复医学科也成为深受患者欢迎的热门科室。

　　残疾指按正常方式进行的日常独立生活活动和工作能力受限或丧失，是个体或整体水平的障碍。日常生活中常见的残疾可以分为视力残疾、听力残疾、言语残疾、肢体残疾、智力残疾、精神残疾、多重残疾等。对于偏瘫、截瘫、脑瘫、孤独症以及运动损伤患者来说，这些常见疾病造成了身体部分功能残损、残疾，甚至残障，康复治疗更是需要长期坚持的医疗方案。

　　我国康复医学起步较晚，虽然近年来康复技术发展迅速，但社会康复资源仍难以满足大量患者的康复需求，很多患者出院后缺乏规范的康复治疗，导致功能障碍再次加重。如何解决广大患者的康复需求？如能在家庭中进行康复治疗，将十分有利于患者各种功能障碍的持续改善，居家康复一定是未来的发展趋势。目前，我国还没有详尽又适合家庭操作的康复参考图书。

　　本书受西安市科学技术局 2024 年度科普专题项目资助，由唐都医院康复团队编写，对偏瘫、截瘫、脑瘫、孤独症、骨折、运动损伤等常见残疾的病因及居家康复治疗方案进行了详细论述，并配有操作参考视频，还介绍了居家康复护理及轮椅等康复支具适配知识，便于读者理解和实施。

　　由于编者水平有限，不足之处敬请读者批评指正。

目 录

Contents

第一章　偏瘫患者居家康复

一、偏瘫概述

偏瘫，是指各种原因引起的人体偏侧肢体和躯干的瘫痪。脑血管疾病和脑外伤是引起偏瘫的主要原因，其中脑血管疾病更为常见。脑肿瘤、脑部炎症及其他脑部疾病也可能引起偏瘫。

（一）发病因素

1. 病因

引发偏瘫的病因很多，包括以下几种：

（1）颅内血管发育异常　颅内血管发育异常引起的颅内动脉瘤、动静脉畸形，常可导致脑出血或脑梗死。

（2）心脏病　各类心脏病是脑栓塞的主要原因之一，最常见的原因是房颤引起心脏附壁血栓脱落，血栓流至脑动脉发生脑栓塞。因为栓子可反复脱落，所以容易复发。

（3）炎症　某些炎症可侵犯脑膜、脑血管，或单独侵犯脑血管引起脑动脉炎，导致脑血管病，如化脓性、结核性、霉菌性炎症和风湿病等。

（4）血液病　血小板减少性紫癜、红细胞增多症、白血病常引起出血性脑血管病，少数发生缺血性脑血管病。

（5）高血压和动脉粥样硬化　高血压和动脉粥样硬化是脑血管病最主要和常见的病因。脑出血患者多伴有高血压病史，脑梗死常伴有动脉粥样硬化病史。

（6）代谢病　糖尿病、高脂血症等均与脑血管病关系密切。脑血管病患者中有30%～40%患有糖尿病，并且糖尿病患者的动脉硬化发生率较正常人高5倍，发生动脉硬化的时间比正常人更早，动脉硬化的程度亦较重。

（7）其他因素　各种外伤、中毒、脑瘤、脑瘤放射治疗等，均可造成缺血性或出血性脑血管病。

2. 诱因

脑出血最易出现在情绪激动、饮酒过度、便秘用力造成血压升高的情况下，脑栓塞最常发生于剧烈咳嗽、运动过度、突发体位改变导致栓子脱落的情况下，脑梗死最常发生于服药不当或气候变化造成的血压过低、大汗脱水导致的低血容量情况下，颅脑损伤最常继发于车祸。

3. 流行病学

我国脑血管病年发病率极高，脑血管病存活者中约70%出现偏瘫，5年内复发率高达41%。为了减少偏瘫对患者生活质量的影响，患者应及时住院治疗，尽早开始偏瘫康复训练，80%的偏瘫患者身体功能能明显提高。

（二）临床表现

1. 常见症状

偏瘫患者常有4种表现形式：

（1）意识障碍性偏瘫　患者出现意识障碍并伴有单侧肢体坠落，常突然倒地并伴有头眼歪斜、倒向一侧。此种现象常出现于急性脑血管病发病时。

（2）弛缓性偏瘫　患者单侧上下肢无法随意运动并伴有明显的肌肉松弛（肌张力低下）。此种现象常出现于脑血管病发生后的早期阶段。

（3）痉挛性偏瘫　痉挛性偏瘫一般由弛缓性偏瘫发展而来，偏瘫侧肢体有明显的肌肉痉挛（肌张力增高），主动和被动活动时单侧肢体僵硬，有抵抗感，不易拉开。常表现为偏瘫侧上肢屈曲、手指屈曲、下肢伸直的状态。

（4）轻偏瘫　轻偏瘫的偏瘫程度极轻，不易发觉。偏瘫肢体力量尚可，只有双侧肢体进行肌力对比检查才能发现，常出现在进行性偏瘫的早期，或一过性发作性偏瘫的发作间歇期。

2. 伴随症状

（1）感觉障碍　偏瘫常伴有偏身感觉障碍，主要表现为痛觉和温度觉与健侧不对称等，部分患者还有关节位置觉、振动觉、运动觉和特殊感觉（如偏盲）等感觉障碍。

（2）言语障碍　影响到言语中枢的疾病会伴发言语障碍，影响语言表达、语言理解、书写和阅读等几个方面。脑卒中（俗称中风）后言语障碍的常见表现为失语症和构音障碍。

①失语症：是指大脑半球损伤导致已获得的言语能力丧失或受损，并非发音器官功能障碍所致。其功能障碍因脑卒中部位不同而异，主要表现为听、说、读、写四大方面功能障碍。

②构音障碍：是指神经系统损害导致与言语有关的肌肉无力、肌张力异常和运动不协调等，产生发声、发音、共鸣、韵律等言语运动控制障碍。患者通常听理解正常并能正确地选择词汇和按语法排列词句，但不能很好地控制重音、

音量和音调。

（3）吞咽障碍　吞咽障碍在脑卒中患者中很常见，急性期发生率为 5% ~ 50% 。主要表现为流口水、进食呛咳、反复肺部感染、体重下降、口腔失用等症状，其中饮水呛咳、吞咽困难是球麻痹的表现。吞咽功能减退可造成误吸、支气管痉挛、气道阻塞窒息、脱水和营养不良，从而导致患者病死率增加。吞咽障碍的表现、程度与病变部位有关，延髓的神经核或其周围神经受累导致真性球麻痹，双侧大脑运动皮质和皮质延髓束受损导致假性球麻痹。

（4）认知障碍　认知是机体认识和获取知识的智能加工过程，涉及学习、记忆、言语、思维、精神、情感等一系列随意的心理和社会行为。认知障碍指与上述学习记忆和思维判断有关的大脑高级智能加工过程出现异常，从而引起严重的学习、记忆障碍，以及失语、失用、失认或行为异常等，症状可单独存在，但多相伴出现。偏瘫患者因为脑部损害，也常伴有认知障碍。

（5）精神心理障碍　脑部损害的偏瘫患者常常表现出唠叨、情绪多变、焦虑、抑郁、激动、欣快等精神心理方面的情绪变化，部分患者甚至会出现性格改变。

（6）其他并发症　长期忽视康复治疗的偏瘫患者容易出现压疮、肩痛、肩手综合征、肩关节半脱位、异位骨化、失用性肌萎缩等并发症。

二、 偏瘫康复概述

偏瘫患者随意运动丧失，患者难以自行活动或变换体位，只能躺在床上，生活无法自理。此外，偏瘫常伴发感觉障碍、言语障碍和吞咽障碍，这些令患者更为痛苦。单侧身体疼痛和冷热感觉减退，常有麻木感、针刺感、蚁行感、触电感、沉重感、冰冷或灼热感等；主动饮食能力丧失，无法诉说饥饱和表达情绪，经常有吞咽、咀嚼、磨牙等动作。及时对偏瘫患者进行康复训练有助于偏瘫和其他功能障碍的恢复，提升患者生活质量。

（一）偏瘫康复治疗

偏瘫康复治疗的目的是解决偏瘫患者的功能障碍，提升其生活自理能力，帮助其重返社会。

偏瘫康复治疗的方法包括运动疗法、作业疗法、言语治疗、吞咽治疗、心理治疗、文体治疗、物理因子疗法、中医康复治疗、康复工程等。

1. 运动疗法

运动疗法是通过主动运动、被动运动来改善运动障碍的治疗方法的总称。

主要内容包括关节活动度训练、肌力训练、牵张训练、姿势矫正训练、运动再学习和神经促通疗法等。脑血管病患者约有80%遗留不同程度的运动障碍，主要是偏瘫痉挛模式，也就是常见的上肢屈曲、下肢伸直的痉挛模式。在脑血管病卧床期，主要进行体位转换、被动运动、保持良肢位、起坐训练，以减少压疮、关节挛缩等并发症，为患者日后康复训练打好基础；在离床期应进行坐位训练、平衡训练、起立训练等，促使患者肢体功能得到提高；在步行期则主要以步行训练改善步态为主。为了增进运动功能进行的运动训练，常采用多种治疗技术综合的方法和运动再学习疗法，以达到恢复肢体运动的目的。

2. 作业疗法

作业疗法是应用有目的、经过选择的作业活动，对躯体和心理功能障碍者，以及不同程度丧失生活自理和劳动能力的病、伤、残者进行治疗和训练，以增强躯体、心理、社会功能，恢复或提高其生活自理能力、学习和劳动能力，达到最大限度的生活自理，提高其生存质量的康复治疗方法。作业疗法实施过程中所采用的基本方法是作业活动，包括生活、工作、生产劳动、休闲游戏、社会交往等活动形式，其治疗手段包括日常活动、工作、游戏，以及通过调整环境和应用辅助器具改善功能。治疗重点为增强手的灵活性、手与眼的协调性，增强动作控制能力和工作耐力，提高感知、认知功能，改善情绪，调整心理状态，掌握某一生活和工作技能以适应环境。

3. 言语治疗

有20%～30%的偏瘫患者伴有言语障碍，需要进行言语训练。应先根据患者的言语情况和病变部位诊断出障碍类型，然后运用不同的方法，通过听觉、视觉、触觉等多途径的刺激和言语功能再学习引发并强化患者的正确言语行为。

4. 吞咽治疗

吞咽治疗是指对吞咽障碍患者进行康复训练的方法。吞咽训练可以分为基础训练和摄食训练。基础训练是针对与摄食－吞咽活动有关的器官进行功能训练，摄食训练则是针对实际进食的训练。

5. 心理治疗

身体的残疾和功能的障碍常引发患者焦虑、抑郁等心理障碍，并且疾病本身也会造成记忆力、注意力与定向能力等认知障碍。有效的心理治疗和认知治疗能增强患者的学习能力和主动参与精神。主要方法为支持性心理治疗、理性情绪疗法和行为疗法等。

6. 文体治疗

文体治疗是采用体育运动项目和娱乐项目对患者进行训练，改善患者身体功能和不良心理状态的方法，对提高身体运动素质、增强体质和创造良好心理状态有着不可低估的作用。轮椅技巧、偏瘫体操和各种球类是文体治疗的主要内容。

7．物理因子疗法

物理因子疗法以各种天然或人工物理因子(声、光、冷、热、电、磁、水等)为主要治疗手段，简称理疗。

8．中医康复治疗

中医康复治疗包括针刺、拔罐、艾灸、穴位贴敷等中医外治方法。

(二)偏瘫康复治疗的适应证和禁忌证

1．适应证

患者生命体征平稳48小时后，没有严重并发症，无发热或不能配合治疗的精神症状。

2．禁忌证

患者生命体征不平稳无法实施康复治疗；康复训练可能引发不良后果，存在高颅压或严重并发症，如心绞痛、房颤、心力衰竭、严重肾衰竭和骨关节疾患等；难以配合康复治疗的疾病，如严重精神障碍或认知障碍、恶病质等。

(三)偏瘫康复治疗原理

脑的可塑性是脑损伤恢复的基础，是脑功能改善的主要依据。脑可塑性是指脑在发育阶段不断地进行着功能区的塑造，这种塑造在成年后减弱，但是在脑损伤或理化因子的刺激下又可以被重新激活。狭义的脑可塑性是指脑必须有重新获得功能的形态学基础(如轴突长芽等)才有可塑的表现。广义的脑可塑性是指通过学习和训练，脑可以完成原先不能完成的功能，机体重新适应变化和获得应对生活中危险的能力，即在结构/功能上重新组织修改自身以适应改变的环境的能力。

(四)偏瘫康复疗效控制因素

影响偏瘫康复疗效的因素很多，下列因素影响较大：

1．损伤部位

不同部位脑损害引发的偏瘫程度不同，其康复难度也不同。临床观察发现，内囊后肢病变偏瘫程度较重，同样大小和性质的脑损害如果发生在内囊后肢，引发的偏瘫最难恢复。此外，脑干病变引起的偏瘫，因脑干为人体生命中枢，并发症往往较多，恢复相对不易。

2. 损伤程度

脑损伤部位大小表明神经系统破坏的程度，破坏程度大的后果就严重。

3. 损伤性质

不同病变性质对神经元的损害程度不同，救治难度也不同。脑梗死导致的偏瘫恢复效果往往优于脑出血和脑栓塞导致的偏瘫。脑部肿瘤导致的偏瘫，肿瘤恶性程度越高，其远期康复效果越差。

4. 救治效果

发病后及时的医疗处理不仅可以挽救生命，还能最大限度地保护好残存的脑组织，甚至可挽救部分已经受损的神经组织（如及时溶栓可以挽救因缺血而可能濒临死亡的神经元），而预防和控制并发症可以为康复治疗介入创造良好条件。反之，救治不当或不及时将影响康复的早期实施，这会影响康复疗效。

5. 存在意识障碍或较重言语障碍

因康复训练中需要沟通交流，能够沟通交流的患者康复效果较好。存在意识障碍和较重言语障碍的患者，因为交流障碍不能配合主动性康复训练，影响偏瘫康复效果。

6. 严重认知障碍

如存在重度痴呆或重度偏侧忽略，会影响偏瘫恢复。

7. 康复治疗及时介入

如果因为康复治疗介入不及时，造成了严重的废用综合征、误用综合征或过用，偏瘫康复就会变得困难。

8. 患者体能情况

在强化康复训练时，康复疗效依赖于康复训练时间和运动处方剂量。患者体能越好，能承受康复训练的强度越高，康复疗效越好。

9. 偏瘫发生时间

一般偏瘫患者在发病 2～4 周后肌张力由低转高。长期肌张力低下的患者，运动功能恢复较差。

三、 偏瘫居家康复方法

（一）偏瘫居家康复概述

1. 偏瘫居家康复的适应证和禁忌证

即使到现在，也没有人能确定偏瘫患者恢复或重新获得实用的运动功能需要多长时间。通常认为患者发病后 3 个月为黄金恢复期，此后逐渐减慢。虽然治疗期的延长可能有利于患者达到最大的恢复程度，但受现阶段医疗政策、经济因素等其他因素的影响，患者不可能长期在医院接受正规、系统的康复训练。因此，偏瘫患者返回家庭后继续进行居家康复逐渐成为一种社会需求。

居家康复首先要保证安全性，只有满足以下条件之一才可以实施：

（1）患者生命体征平稳，病情稳定，无其他并发症。康复评定认定患者功能能够达到回归家庭标准，且出院后仍可定期获得康复指导。

（2）患者经过康复专业机构系统的康复训练后处于平台期或已达到最佳功能。

（3）患者意识清醒，生命体征稳定，病情平稳，但由于长期住院出现消极抵抗情绪。

（4）患者已经充分了解自己的功能障碍和预后，主动要求居家康复。

以下情况为偏瘫居家康复的禁忌证：

（1）患者安静时心率超过120次/分，收缩压大于180mmHg，有严重心律失常、心绞痛，或者其他器官或内环境紊乱而须到医院救治的严重功能障碍。

（2）患者并发心肌梗死、上消化道出血、肺部感染等危及生命的严重疾病。

（3）患者有发热或其他生命体征不稳定的情况。

（4）患者有疼痛或关节活动受限，或存在严重并发症时。

（5）患者或其家属在家中无法完成训练计划。

2. 偏瘫居家康复方案的选择原则

在医院救治和康复训练阶段，患者的功能障碍相对严重，医院通过一段时间系统的康复治疗后，患者的功能障碍往往较发病时改善很多。返回家庭后的居家康复，不应盲目效仿医院康复治疗方案，应该根据患者自身的功能障碍情况，通过日常生活和家庭可以开展的康复训练实施。因为每个患者的功能障碍情况不同，最好能定期门诊随访，由医院专业康复人员评估后进行指导。

（二）偏瘫居家康复方案

1. 偏瘫运动障碍居家康复

偏瘫运动障碍具有显著的发展规律。参考布伦斯特伦（Brunnstrom）分期法，将患者病程分为软瘫期、痉挛期、恢复期三个阶段，目的是明确患者功能情况，针对各期偏瘫状况进行训练。

1）第一阶段：软瘫期

症状表现为偏瘫侧肩、肘、腕和手指完全没有活动。部分患者患肢出现痉挛和联合反应，往往不引起关节运动，手指可以轻微屈曲。

软瘫期居家自我训练方案：

（1）正确的体位摆放　良肢位是针对偏瘫患者痉挛模式专门设计的一种治疗性体位，又称抗痉挛体位，分为三种卧位。

①患侧卧位（视频1）：患侧卧位指偏瘫侧肢体在下的侧卧位。家属辅助拉出偏瘫肩使其前伸，避免其受压和后缩，使偏瘫侧肘、腕、指各上肢关节保持伸直，前臂保持掌心向上。偏瘫侧髋关节伸展、膝关节微屈，健腿屈曲向前放在身体前面的垫枕上。患侧卧位时，应注意患肩、患髋不能压在身体下面。

视频1

②健侧卧位（视频2）：健侧卧位指正常侧肢体在下的侧卧位，也是患者最舒服的体位。家属辅助让患肩前伸，肘、腕、指各关节伸展，放在胸前的垫枕上，上肢向头顶方上举约100°。患腿屈曲向前放在身体前面的另一垫枕上，既不外旋也不内旋，避免足内翻。

视频2

③仰卧位（视频3）：仰卧位不是最佳的体位，因为仰卧位可能加重患者的痉挛模式，如患侧肩胛骨后缩和内收，上肢屈曲、内旋（常常放在胸前），髋关节轻度屈曲和下肢外旋（可引起外踝压疮），足下垂和内翻。为预防这些异常，家属可协助将患肩放

视频3

在体旁的垫枕上，肩关节前伸，保持伸肘、腕背伸、手指伸展。患侧臀部和大腿下放置垫枕，使骨盆前伸，防止患腿外旋，膝下可置一小枕，使膝关节微屈，足底避免接触任何支撑物，以免足底感受器受刺激，通过阳性支持反射加重足下垂。脑卒中患者应以侧卧位为主，应避免半卧位，少用仰卧位。

（2）软瘫期（需要具备一定肌力）自我训练方案（视频4）

①健手捋头发并将头转向偏瘫侧：用健手从健侧额部开始向头后颈部梳理，梳理时要求手指紧压头皮，缓慢向后推动，重复20次。

视频4

②捏挤偏瘫手：将偏瘫手置于胸前，用健手拇指、食指沿患侧各手指的两边由远端向近端捏挤，并在手指近端根部紧压20秒，每个手指重复5次。

③健手击拍：将偏瘫手置于胸前，用健侧手掌从偏瘫侧肩部沿上肢外侧拍打至手部，往返进行20次，如衣服较厚，可握拳叩击。

④组指上举：健手与偏瘫手十指交叉置于胸前，偏瘫手的拇指压在健手拇指之上，用健手带动偏瘫手用力前举或上举过头，直至两肘关节完全伸直，保持10秒后复原，重复20次。

⑤环绕洗脸：用健手抓住偏瘫手使其手掌伸展，然后在健手带动下在脸部做顺向和逆向的模仿洗脸动作，重复10次。

（3）软瘫期家庭训练方案

①被动活动（视频5）：由家属操作，帮助偏瘫侧肢体保持关节活动度，预防关节挛缩，促进患肢血液循环，促进患肢主动运动的早日出现。要求家属手法轻柔、缓慢，避免使用暴力。被动活动宜在无痛的范围内进行，以免造成软组织损伤。每个关节的活动范围以非瘫痪侧肢体同关节活动度为参照，活动速度以完成一个动作3~5秒为宜，每次训练每个关节活动5~10遍，每日2~3次，直至患肢主动运动恢复。活动顺序从身体近端大关节到远端小关节。

视频 5

②肌肉按摩（视频6）：家属由肢体远端开始按摩，逐渐移向肢体近端，再从肢体近端向躯干部位做向心性按摩。肌肉按摩可有效预防深静脉血栓，并可有效减轻肢体水肿、失用性肌萎缩等并发症。但需要特别注意的是，做按摩前最好进行血管超声检查，确定没有静脉血栓才可以按摩。

视频 6

③感觉刺激疗法（视频7）：用软毛刷快速地来回刷擦软瘫肢体的皮肤。对于痉挛的偏瘫肢体，慢速轻柔地刷擦。注意对伴有感觉障碍的患者，力度不要太大，以免造成损伤。本体觉刺激训练，家属辅助让患者仰卧并保持患腿屈膝屈髋，将偏瘫侧足部平放于床面，通过视觉、辅助主动运动等多种感觉刺激的反馈，诱导患侧髋关节进行内收、外展、内旋、外旋的运动想象或被动运动，为今后翻身、坐起等动作做准备。

视频 7

④下肢静力性收缩（视频8）：患者仰卧，家属取软垫或小薄被折叠后置于偏瘫侧大腿后侧，诱导偏瘫大腿前侧发力使腿伸展，脚微向上抬起，感受大腿前侧肌群紧绷，持续8~10秒，休息8~10秒。休息时可以拍打放松肌肉。同样可以将软垫置于足跟处，使足跟向下压，感受偏瘫侧大腿后侧肌群紧绷。这样可以训练偏瘫下肢后侧肌肉力量，为后期走路打下基础。

视频 8

⑤翻身训练（视频9）：脑卒中后数日内，由于肢体瘫痪较重，需由他人帮助翻身。由仰卧位向患侧翻身较为容易。翻身是最具治疗作用的活动，因为它刺激了全身的反应和活动。

视频 9

向患侧翻身：当患者向患侧翻身时，在其翻身的过程中，家属保护好偏瘫肩很重要。家属首先将患侧上肢保护好，使患肢肩部向前伸，伸肘，伸腕，家属用左手掌顶住患肢手掌，右手拉住患者健手，即可翻向患侧，而后将患侧肢体置于良肢位。家属的正确做法是把患者的手臂夹在自己体侧，手放在患者上臂下面使肩关节外旋，并保持肱骨头在关节窝内的位置。患者抬起健腿并向前摆动，不是用脚向后面蹬，健侧上肢主动向前，千万不要鼓励患者抓住床边缘把自己拉过去。家属把手放在偏瘫膝上，以促进偏瘫腿的外旋和伸直。

向健侧翻身：由仰卧位向健侧翻身时，家属首先将患者患侧下肢屈曲，双手分别置于患者患侧肩部与臀部，用适当力量将患者翻向健侧，并将其患侧肢体置于良肢位。患者两手叉握在一起，以使患侧上肢得到支持。家属引导偏瘫腿正确运动，帮助患者把患腿带向前至健腿上，健腿在这项活动中不起主动作用。

⑥坐位平衡训练（视频10）：患者在端坐位下保持稳定，能力提升后继续进行重心向健侧、患侧和前后移动，并在中间位置保持稳定的训练。逐渐增加难度，可以双手十指交叉握拳或单手进行够物训练。

视频10

2）第二阶段：痉挛期

症状表现为偏瘫侧肢体痉挛显著，无法正常进行随意运动，运动一个关节就会引起相邻关节的共同运动。手指常表现为屈曲，钩状抓握，不能伸展，不能完成精细动作。脚趾常表现为屈曲抓地，不能伸展，部分患者伴有足下垂。

（1）痉挛期（需要具备一定肌力）自我训练方案（视频11）

①搭肩上举：偏瘫侧上肢向前上举，上举时注意保持肘关节完全伸直。如力量较差，可用健手托住偏瘫侧上肢的肘部再做此动作；也可将健侧上肢向前平举，让偏瘫侧手掌沿健侧肩部向健侧手部来回滑动，每个动作重复10次。

视频11

②对角击掌：偏瘫侧上肢取外展上举位，掌心朝上，健侧上肢向前平举，掌心向偏瘫侧，让偏瘫侧上肢逐渐向健侧肢体靠拢，同时用力击掌，重复10次。

③耸肩运动：双肩同时向上耸起，并做向后或向前环绕运动，重复20次。

④合掌夹肘：双手合掌置于额前，然后分别做两肘夹紧与分开动作，重复10次。

⑤抗阻伸肘：健侧上肢肘关节弯曲置于胸前，偏瘫侧手与健手对掌并用力前推，直至偏瘫侧肘关节充分伸直。要求健手给予相反方向的阻力，重复10次。

⑥翻身训练（视频12）：瘫痪肢体功能稍有恢复即可自行翻身。

视频12

能伸肘时用摆动翻身法：患者取仰卧屈膝位，双手十指交叉握拳，将患侧拇指放在健侧拇指上方，保持握拳向上伸展上肢，将握拳上肢摆向健侧，再摆向患侧，可重复摆动一次，上肢摆动的同时借助摆动惯性，将身体翻向患侧。

不能伸肘时用健腿翻身法：患者仰卧位，用健手将患侧上肢屈曲置于胸前，并以健手托住患侧肘部，将健腿插入患腿下方，借助此姿势下的躯干不稳定性向健侧摆动，借助摆动惯性用健腿搬动患腿，翻向健侧。

⑦单桥运动（视频13）：患者仰卧屈膝位，双脚踩在床面上，将健侧腿从偏瘫腿下插入使偏瘫足离开床面并保持该姿势。患者抬起屁股，将胸、髋、膝、踝保持在一条直线上。如果患者感觉有难度，可在家属辅助下完成；若完成度较好，可将健侧腿跷在患侧腿上让患侧用力抬屁股。在单桥的基础上，可以进行左右摆髋活动，增加髋关节的稳定性，为后期行走打下基础。

视频13

⑧直腿抬高（视频14）：患者仰卧位，将偏瘫侧踝关节背屈，保持偏瘫侧膝关节伸展，将腿向上抬起约30°。平躺时头不抬起，用余光能看见脚尖即可，保持10秒，休息10秒。保持直腿抬高的时间根据患者能力可适当延长或缩短。如果患者功能较差，可将健侧足插到偏瘫腿下方，用健侧发力做直腿抬高的动作。

视频14

⑨站立平衡训练（视频15）：患者在家寻找可支撑的地方，例如沙发靠背或餐桌，在训练中失去平衡时可借助其保持稳定。逐渐让患侧腿负重，用健侧腿向前、向后、向外侧迈小步，以保持患侧腿负重。

视频15

患者站立位，在患者面前放置一个小凳子或结实的纸箱子，患侧腿负重，健侧腿放在台阶上。可以将小凳子放在能力较好的患者侧面，让其上下台阶。增加难度可以选择将凳子换成篮球、足球等，提供一个不稳定平面，这不但可以训练患者骨盆的稳定性，选择性伸髋还能刺激足内在肌引起平衡反应。能力逐渐提高后，可以保持患者站立位下，以患侧负重，用健侧腿进行踢球训练。

（2）痉挛期家庭训练方案（视频16）

①推椅背：患者保持坐位，并在其前方放置一把带靠背的椅子。家属辅助先给予偏瘫手的伸指感觉输入，然后让患者手掌平推椅背，上肢伸直向前推。这样患者就可以做屈肩、伸肘、伸腕、伸指的分离运动，每次保持10秒，重复练习。这个动作除了有屈肩、伸肘的动作外，还有肩胛骨的前伸。

动作注意要点：向前推椅背和回缩的时候，前臂和上臂要保持中立位，肩关节不能外展也不能内收；偏瘫手前推出去之后要保持几秒，再往回缩；注意推出和回缩过程要伴随肩胛骨的活动，而不能用躯干的活动来代偿完成；坐位下，家属在患者偏瘫侧辅助其支撑手。

②推滚筒：患者双手保持Bobath握手姿态（十指交叉握拳，偏瘫手的拇指压在健手拇指之上），前臂中立状态下推滚筒〔因地制宜，用圆柱形的物体即

可，例如粗的 PVC(聚氯乙烯)管]。要求在终末端停留 30 秒以上以牵拉上肢屈肌肌群。

③擦桌子：坐位下，家属辅助患者将偏瘫手展开，指示患者用健侧手摁住患侧手做擦桌子训练。

④坐位棍操：可以用擀面杖充当体操棒。患手如果抓握功能不好，可以用弹性绷带或布条将手固定在体操棒上。患者取坐位，双手向前平举体操棒 30°~180°，根据患者的能力停留在其能保持平举的角度上，停留 30 秒以上，8~12 个一组，每天 3~4 组。

⑤关推门：在家属的充分保护下，患者站立于门边。在家属的辅助下，以健侧手扶住门框，偏瘫手进行关门、推门训练。在患者能力提升之后可人为增加难度、增大阻力，循序渐进进行训练。

⑥臀桥：患者取仰卧位，家属辅助让其双侧下肢屈髋屈膝，足部平放于床面，诱导患者通过"双足用力踩床"使臀部抬离床面，避免直接抬高臀部所致躯干过度代偿。家属需在患侧下肢或足部向下、向床面加阻力，同时在臀部向上加助力辅助患者完成动作。要注意的是，从侧面看，要求患者的胸、腰、髋、膝保持在一条直线上，并且在完成动作时患者不能憋气。让患者在做动作之前先缓慢吸气，抬臀时缓慢呼气，落臀时吸气，将动作与呼吸训练融合起来。如果患者能力较好，不需要家属辅助即可轻松完成以上动作。还可以进行加强训练，让患者双足仅在足跟支撑下完成臀桥，还可在腹部增加重物，例如沙袋等，加强训练。

3）第三阶段：恢复期

症状表现为患者痉挛开始减弱，出现了部分分离运动或分离运动，例如上肢前伸时，肘关节可保持伸展；肘关节屈曲时前臂可旋前旋后，手可侧捏和松开拇指，手能半随意地小范围伸展。

（1）恢复期自我训练方案

①日常生活训练：患者可在家里独立完成包括从衣柜取衣物、穿脱袜子和鞋等活动，主动练习稳定饭碗、拧毛巾、洗小物件、挤牙膏等精细活动，抓放不同大小、质量、材质的物品。例如，在家完成收纳、整理任务，在立位下完成擦桌子、刷牙、洗脸等日常生活活动。能力强的患者还可以进行一些简单的家务劳动。

②核心力量训练：进行各种核心力量训练，为后期行走做准备。

仰卧位下，上肢功能较好的患者可以双上肢平举够向天花板；功能不足以完成双手平举的患者可以十指交叉握拳，患侧拇指放在健侧拇指上方，握拳状态下上肢平举够天花板(视频17)。

仰卧位下，下肢屈髋屈膝，进行空中自行车训练。下肢功能较差的患者可以保持在屈髋屈膝位停留 10 秒左右放下；功能较好的患者可进行左手摸右侧膝盖、右手摸左侧膝盖训练，交替进行。可以提前在后腰放置一个毛巾卷，增加骨盆的稳定性，降低动作难度。做以上动作时腹部收紧，均匀呼吸，每组 4～8 次，每次训练 3～4 组即可。随着患者能力的进展，循序渐进，后期可进行抗阻训练。

视频 17

③臀中肌训练（视频 18）：患者健侧卧位，头枕在枕头上，双腿屈髋屈膝，使头、肩、髋、足在一条直线上，双脚保持不动，患侧膝盖向上、向外打开，像翻书一样。能力较差的患者可由家属辅助完成；患者能力较好时，可给双膝关节绑一个弹力带或是给患侧膝关节上方加沙袋等，增加阻力，每组 10～15 次，每次训练 2～3 组。臀中肌肌力对于维持行走时骨盆平衡非常重要。

视频 18

④腘绳肌牵伸（视频 19）：患者伸直腿坐位，在稳定平面上，健侧腿屈膝，健足抵住患侧大腿内侧，此刻可以感受到大腿后侧有紧张感，身体前倾，或在家属的辅助下向前弯腰，坚持 15 秒，然后放松，每组 4～5 次，每次做 3～5 组。

视频 19

⑤独自坐起（视频 20）：患者十指交叉握拳，患手拇指放在健侧拇指上方，双腿交叉，用健侧腿带动患侧腿放至床边，同时颈部前屈，身体转向健侧，逐渐使患者双腿放至床下触及地面后，健手松开患手。患者健侧上肢放于体侧支撑身体，同时患侧上肢肘关节伸直接触床面并抬头。

视频 20

（2）恢复期家庭训练方案

①日常生活训练：这个阶段患者的功能显著增强，对家属辅助完成动作的需求逐渐减少，但家属督促、开导、鼓励患者变得更加重要。做日常动作时，患者动作最初有些笨拙，如抓握的时候打翻水杯，吃饭的时候弄脏衣服、打翻饭碗，家属一定要多给予鼓励和帮助，让患者可以持续积极主动地使用患手循序渐进完成日常生活活动。

②辅助坐起（视频 21）：家属可辅助患者坐起。家属与患者面对面，指示患者将健侧脚放到患侧腿下，并将患手放到家属肩上，家属扶住患者双肩；指示患者用健侧腿带动患侧腿放至床边，同时颈部前屈，身体转向健侧，逐渐使患者双腿放至床下触及地面后，患者患侧上肢搭在家属的肩膀上，同时，患者健侧上肢肘关节伸直支撑上身，完成坐起。

视频 21

③平衡训练(视频22)：在充分的保护下，家属以适当力量不定方向地推正在坐位或立位的患者，诱导患者在平衡破坏后通过自身调整回到稳定坐位或立位。

视频22

在家属充分保护下，患者将小物体如瓶子等，从身体的一侧拿至另一侧，并使物体逐渐远离身体，加大重心左右转移的幅度。

在家属充分保护下，患者躯干前倾，将重心由臀部前移至双足，利用双手够取正前下方、左前下方、右前下方的某一物体，并在运动末时保持体位数秒，使患者重心向前、向左、向右转移，使双侧下肢充分负重，为今后的站立等动作做准备。

④站起与坐下训练(视频23)：患者坐位，双足平放于地面，足尖与膝盖成一条直线。家属坐在患者患侧，家属膝盖抵住患者偏瘫侧膝关节。患者十指交叉握拳，将重心向前移动，当双肩前移超过双足时，双侧膝关节伸展完成起立动作。

视频23

⑤行走训练：需要按照以下顺序渐进式地进行训练。

行走前准备：家属扶持患者在站立位下进行患腿前后摆动、踏步、屈膝、伸髋训练，患腿负重、健腿向前后移动和立位平衡训练。

扶持步行(视频24)：家属站在患者偏瘫侧，一只手握住患者偏瘫侧手并保持患手掌心向前；另一只手从患者患侧腋下穿出置于患者胸前，手背靠在胸前处，与患者一起缓缓向前步行。训练时要按照正确的步行动作行走或于平行杠内步行，然后从扶杖步

视频24

行(四脚杖、三脚杖、单脚杖)到徒手步行。步行早期常有膝关节过伸和膝关节打软(膝关节突然屈曲)现象，应进行针对性的膝关节控制训练。

复杂步行：如高抬腿步、弓箭步、绕圈走、转换方向、越过障碍走、各种速度和节律的步行，训练步行耐久力(如长距离的步行、接力游戏)，增加下肢力量(如上斜坡、上楼梯)，训练步行稳定性(如在窄步道上步行)，训练协调性(如踏固定自行车、踏脚踏式织布机等)。

上下楼梯(视频25)：偏瘫患者上下楼梯训练应遵照健足先上、患足先下的原则。训练时家属站在患者偏瘫侧后方，一只手协助控制患者膝关节，另一只手扶持患者健侧腰部，帮助患者将重心转移至患侧，使健足先登上一层台阶。当健侧下肢在高一层

视频25

台阶上支撑时重心需要充分前移，家属一只手固定患者腰部，另一只手协助患足抬起，患者髋、膝关节屈曲，将患足置于高一层台阶。如此反复进行，逐渐减少对患者的帮助，最终使患者能够独立上楼梯。下楼梯时，家属站在患者患侧，一只手置于患膝上方，稍向外展方向引导，协助患者完成膝关节的屈曲和

迈步；另一只手置于患者健侧腰部，使患者身体向前方移动。患者健手轻扶楼梯扶手以提高稳定性，但不能把整个前臂放在扶手上。

2. 偏瘫认知障碍居家康复

患者的认知障碍主要表现在觉醒和注意障碍、学习和记忆障碍、思维障碍等。

（1）改善自知力训练　患者病后早期常出现缺乏自知力的现象，表现为否认疾病、拒绝治疗，或即使接受治疗但会设定不现实的目标，使康复治疗变得困难，严重影响治疗效果。因此，本阶段应首先恢复患者的自知力。另外，在康复过程后期，患者也容易出现对自身异常动作模式难以发觉的现象，可采用下述的方法进行训练。

①改善患者对自身缺陷的察觉：对患者的日常活动进行录像，并对患者播放，有针对性地展示其活动缺陷，向患者指出哪些是对的、哪些是错的，并逐步将放录像的任务交给患者，要求患者在录像中出现错误时停住，由其述说错误所在。如无录像条件，患者可面对镜子活动并在实际活动中指出自己的错误。

②改善患者的感知功能：让患者观看多名脑损伤患者的集体活动，并让其观察和记下其中某一患者的错误，家属和患者一起分析错误的特征和原因。

③改善患者判断行为是否成功的知觉：选出一些与患者康复目标有关的行为，分别播放该行为成功和不成功的录像，和患者一起进行详尽的分析，使其认识行为成功和不成功的特征和原因，并告诉患者克服不正确行为的方法。

④改善患者对现存功能障碍和远期康复目标之间差距的认识：具体、详尽地讨论患者的长期目标该如何制订，并共同拟订一个为了达到这一目标所需技能的详尽一览表，讨论哪些功能患者已掌握，哪些功能尚有不足。

（2）改善注意力训练

①猜测作业：取两个透明玻璃杯和一颗弹球，家属在患者注视下将一个杯子扣在弹球上，让患者指出哪个杯子中有弹球，反复进行数次。成功后可通过逐步改用不透明的杯子，用三个或更多的杯子，用两颗或更多不同颜色的弹球等方式以增加训练难度。

②删除作业：在一张纸中部写几个大写的汉语拼音字母 KBEZBOY（也可依据患者的文化程度选用数字或图形），让患者删除由家属指定的字母，如其中的"B"。成功后，改变字母顺序和要删除的字母，反复进行多次。可进一步通过逐步缩小字母、增加字母的行数、增加小写字母或插入新字母等方式增加训练难度，也可用删除数字进行训练。

③时间作业：给患者一个秒表，让其按照指令启动，并于 10 秒内停止，如此反复进行练习。随后可以逐步延长秒表需停止的时间以增加训练难度，进而

还可在与患者交谈分散其注意力的情况下进行训练，以进一步提高难度。

④顺序作业：让患者按顺序写出 0～10 的数字，如有困难，可排列 10 张数字卡。成功后增加数字，反复进行。随后改为让患者按奇数或偶数的规律说出或写出一系列数字，并由家属任意改变数字起点。在此基础上再进行该列数字的算术处理，如在该列数字的每 4 个数字的末一个数字上加上由家属指定的数目，并由患者报出两者相加的结果以增加训练难度。

（3）记忆障碍康复训练

①环境记忆训练：运用环境能影响行为的原理，日复一日地保持恒定、重复的常规环境。

控制环境中信息的量和呈现条件：每次提供的信息量少比多好；信息重复的次数多比少好；多个信息相继出现时，间隔时间长比短好。

充分利用环境中的记忆辅助物：帮助患者学会充分利用记忆策略和内外环境中的记忆辅助物进行记忆，而不是单调、重复地训练。

②文字记忆训练：教会患者充分利用内部策略和外部策略。

内部策略：背诵，是反复无声背诵要记住的信息，好处是背诵可以增加注意时间，从而加强记忆；自身参照；联想法，利用编故事的方法促进记忆。

外部策略：利用身体以外的提示或辅助物来帮助记忆，如日记本、闹钟、时间表等。

家属在家辅助患者做记忆训练，需要注意的是每次训练的时间要短，开始要求患者记忆的内容要少，而信息呈现的时间要长，以后逐渐增加信息量，反复刺激以提高记忆力。训练要从简单到复杂，循序渐进。记忆正确时，应及时给予患者鼓励，增强患者信心。

（4）思维障碍康复训练　患者脑损伤可引起推理、分析、比较、抽象、概括等多种认知过程障碍，常表现为解决问题的能力下降。所以训练其解决问题的能力就是改善其思维障碍的有效办法。

①提取信息训练：与患者一起看电视，然后提问相关剧情。

②图片匹配训练：家里有麻将的可以将一样花色的都找出来。

③物品分类训练：将印有不同物品的卡片打乱让患者进行分类。

④在日常生活中遇到问题时多向患者提问：例如水杯打碎了怎么处理，训练其应变处理能力。

⑤简单的计算训练：可以出题，可以口头提问，或是带患者在超市购物让患者自己付钱。

3. 偏瘫言语和吞咽障碍居家康复（视频 26）

（1）口面部肌肉抗阻训练　脑损伤后吞咽和言语障碍因胃管插入时间过久

影响了口面部肌肉功能，应首先进行抗阻训练。这种训练是通过对患者下颌、唇、舌、腭等口腔运动器官进行抗阻训练，以增强口唇部肌肉、舌肌力量和运动协调性，进而改善口腔感知觉和运动功能，最终达到提升吞咽能力的训练方法。

视频26

①下颌咬合抗阻训练：将压舌板放于上下牙齿之间，用力咬住压舌板，不要将压舌板拉出口外。此训练可单侧进行，也可双侧同时进行，以改善下颌咬合力量和咀嚼协调性。

②颊肌内收抗阻训练：嘴巴微张，将压舌板置于患者口腔单侧颊沟内，并用一定力量向外推，同时做颊肌内收运动，3～5次为一组，左右交替进行，以提高咀嚼肌群的力量，减少口腔内的食物残留。

③唇吸吸管抗阻训练：选取一根适宜的吸管，闭唇，将吸管下端堵住用力吸，保持用力5～8秒以改善唇闭合力量、软腭和舌根上抬能力。

④闭唇抗阻训练：将穿有棉线的纽扣竖着置于唇与牙龈间，用力包住双唇，以一定的外力牵拉棉线，用力闭唇并坚持5～8秒，防止纽扣被拉出唇外，以改善口周肌群力量。

⑤闭唇鼓腮抗阻训练：闭唇鼓腮，在双颊鼓起处给予一定向内的阻力，并保持双唇紧闭不漏气，坚持5～8秒，以改善闭唇鼓腮的能力。

⑥展唇抗阻训练：用力将唇向两边展开，同时双手分别在两侧唇角给予向内的阻力并维持5～8秒，以改善唇外展力量。

⑦舌抗阻训练：将棉签或压舌板置于舌前，尽力向外伸后用力顶棉签或压舌板；同样的方法，舌头伸向左侧口角后，用适当力向相反方向推舌头。其余各个方向抗阻训练方式同上。

⑧咀嚼棒使用方法：将咀嚼棒放在上下磨牙之间反复咀嚼，可将咀嚼棒咬紧防止被拉出，将咀嚼棒从一侧运送至另一侧，以改善咀嚼协调性、咬合力量、搅拌和推送能力。

⑨吹纸训练：抿住双唇发"p"的音，同时将纸吹起来，5～8次为一组，以改善爆破音和唇肌的灵活性。

（2）言语障碍康复训练（视频27）

①喉的训练：通过发音音调的变化使喉部主动运动。高音和低音练习可试发不同的元音组合或辅音组合，如"哦—啊"或"咿—哦""科—呼—波""木—呢—妞"，如能配合声乐训练效果更好。

视频27

②软腭的运动训练：用吸管向一杯有颜色的水里吹气泡，尽量保持所吹气流的稳定，同时注意呼吸的控制。如果软腭仍无活动，可把湿棉签放在冰箱里

冷冻，用冰刺激：家属用压舌板压住患者舌头，然后用冰冻棉签向上、向侧面快速擦软腭；冰刺激之后，患者发短、尖的"啊——"音，使软腭上抬。为改善语调和声音的表达力，让患者用不同的方式说一个短句。例如，分别以急躁的、惊讶的、高兴的或愤怒的方式说"你在干什么"。

4. 偏瘫感知觉障碍居家康复

感知是指大脑将感觉信息综合为概念的认知能力。感知障碍主要表现为各种失认症和失用症。康复训练的方法是采用反复多次的训练，通过给予患者特定的感觉刺激，使大脑对感觉输入产生较深影响，从而提高感知能力。这些训练需要家属辅助完成。

1) 常见失认症的训练方法

（1）单侧忽略训练法

①不断提醒患者将注意力集中在其忽略的一侧。

②站在忽略侧与患者谈话和训练。

③对忽略侧给予触摸、拍打、挤压、擦刷、冰刺激等感觉刺激。

④将患者所需物品放置在忽略侧，要求其用健手越过中线去拿取。

⑤鼓励患者用患侧上下肢主动参与翻身，必要时可用健手帮助患手向健侧翻身。

⑥在忽略侧放置色彩鲜艳的物品或灯光提醒患者对患侧的注意。

⑦阅读文章时，在忽略侧一端放上色彩鲜艳的标尺，或让患者用手摸着书的边缘，从边缘处开始阅读，避免漏读。

（2）视觉空间失认训练法

①颜色失认：用各种颜色的图片和拼板，先让患者进行辨认、学习，然后进行颜色匹配和拼出不同颜色的图案，反复训练。

②面容失认：先用亲人的照片让患者反复观看，然后把亲人的照片混放在几张无关的照片中，让患者辨认出亲人的照片。

③路线失认：让患者自己画钟面、房屋，或在市区路线图上画出回家路线等。如画一张地图，让患者用手指从某处出发到某处停止，让患者将手放在停止处，要求其能原路找回出发点，如此反复训练，连续两次无误可再增加难度。

④图案失认：让患者按要求用火柴、积木、拼板等构成不同图案。如用彩色积木拼图，家属演示拼积木图案，然后要求患者按其排列顺序拼积木，如正确后再加大难度进行。

⑤垂直线感异常：监控患者头的位置，偏斜时用声音给予患者听觉提示。进行镜子前训练，在镜子中间放垂直线，让患者认识垂直线，反复多次进行。

（3）Gerstmann 综合征训练法

①左右失认：反复辨认身体的左方或右方，接着辨认左方或右方的物体。左右辨认训练可贯穿于运动训练、作业训练和日常生活活动中。

②手指失认：给患者手指以触觉刺激，让其说出该手指的名称，反复在不同的手指上进行。

③失读：让患者按正确语序，辨认和读出数字；让患者阅读短句、短文，给予提示，让患者理解其意义。

④失写：辅助患者书写并告知其写出材料的意义，着重训练健手书写。

（4）触觉失认（失实体觉）训练法　触觉失认也称体觉障碍，体觉包括实体觉和体象觉。

实体觉训练方法同身体失认训练，而体象觉对于形成正确的身体图式十分重要。体象障碍常表现为对身体各部分的定位和命名能力有障碍。训练时可用人的轮廓图或小型人体模型让患者学习人体的各个部分及其名称，再用人体拼板让患者自己拼配；同时，刺激患者身体某一部分，让其说出这一部分的名称，或说出患者身体某一部分的名称，让其刺激自己身体的这一部分。也可以看图说明，让患者按要求指出身体的各部分和说出身体各部位名称。对于体象障碍患者，还有种比较好的训练方式——让家属沿着患者仰卧时的身体轮廓进行画线或接触，也可让患者对自己的五指进行轮廓画线。

2）常见失用症的训练方法

失用症的治疗一定要根据患者的功能障碍有针对性地进行。在训练时先选用分解动作，熟练后再逐步把分解动作组合起来，即通过活动分析法进行训练。对难度较大的运动分解动作要反复强化练习，先做粗大运动，再逐步练习精细运动。家属使用柔和、缓慢、简单的口令指导患者，也可用触觉、视觉和本体觉暗示患者。应尽可能在真实的生活环境中训练。训练方法如下：

（1）结构性失用　如训练患者对家庭常用物品的排列、堆放、使用等，可让家属先示范一下，再让患者模仿练习。开始练习时家属可一步一步给予患者较多的暗示、提醒，患者有进步后再逐步减少暗示和提醒，并逐渐增加难度。

（2）运动失用　如训练患者完成刷牙动作，家属可把刷牙动作分解并示范，然后提示患者一步一步完成或手把手地教患者。也可以将牙刷放在患者手中，通过触觉提示完成一系列刷牙动作。反复训练，改善后可减少暗示、提醒等，并加入复杂的动作。

（3）穿衣失用　家属可用暗示、提醒指导患者穿衣，甚至可一步一步地用言语指示并手把手地教患者穿衣。最好在上衣、裤子和衣服的左右标上明显的记号以引起患者的注意。

（4）意念性失用　当患者不能按指令要求完成系列动作，如泡茶后喝茶、洗菜后切菜、摆放餐具后吃饭等动作时，家属可通过视觉暗示帮助患者。如令其倒一杯茶，患者常常会出现顺序上的错误，如不知道先要打开茶杯盖子，再打开热水瓶塞，然后倒水这一顺序，那么就必须把一个个动作分解开来，演示给患者看，然后分步进行训练，上一个动作要结束时提醒下一个动作，启发患者有意识地活动，或用手帮助患者进行下一个动作，直到有改善或基本正常为止。

（5）意念运动性失用　患者不能按家属的指令进行有意识的运动，但过去曾学习过的无意识运动常能自发地发生。治疗时要设法触动其无意识的自发运动。如要让患者刷牙，患者不能完成，让其假装刷牙不行，令其模仿刷牙也不一定能完成。当患者不能完成刷牙这项动作时，可以将牙刷放在患者手中，通过触觉提示其完成一系列刷牙动作。再如，患者划火柴后不能将其吹灭，假装或模仿也不能完成，但家属把火柴和火柴盒放到患者手中后患者或许能完成；把点燃的火柴放到患者面前他常能自动吹灭。因此，要常启发患者的无意识活动以达到恢复功能的目的。

5. 偏瘫心理障碍居家康复

一般来说，大多数人为左半球优势半球，因此偏瘫患者大脑左半球受损比大脑右半球和脑干受损更易产生心理障碍，大脑左侧优势半球额叶皮质和基底核区域损伤较其他部位损伤更易出现心理障碍。右侧半球受损多表现为病理性的欣快和躁狂。

突发疾病致残的情感反应也会引发心理障碍。偏瘫发生后，患者的单侧躯体感觉、活动受限，还可能伴随躯体感觉障碍、失语、失认、失用、偏盲等症状。结合生活经历、大脑受损部位、偏瘫受损严重程度、病前的人格因素、家庭和伴侣支持情况，患者常出现情感性障碍或心境障碍，临床主要表现为抑郁、焦虑和情感淡漠等异常情绪。人具有主观能动性，心理康复方案根据患者能力情况将自我康复与家庭康复方案结合。

1）心理障碍自我居家康复方案

（1）直面负面情绪，积极就诊，寻求专业心理治疗　偏瘫患者的负面情绪，因为无助和面临着生活、工作、家庭、经济改变的重大挑战而在病后凸显。偏瘫患者是心理问题高发人群。患者应及时就诊于综合医院精神心理科或精神专科医院，寻求专业心理支持。一般情况下的治疗方案是药物治疗与心理治疗相结合的综合治疗。药物治疗过程中，务必遵医嘱系统服药，禁止擅自停药、断药和减量。心理治疗则寻求专业心理工作者的长期治疗。患者认知能力较好的情况下，可以阅读一些相关图书以增加自我心理支持。

（2）增加人际互动，寻求社区与社会支持 居家过程中，家属可联系患者信赖的好友，家属与好友共同支持和关心患者的生活。同时，可在社区寻求相关疾病康复的医疗政策支持，减轻家庭的经济负担。通过康复机构结识病友，相互交流讨论也是非常好的方式。病友间的交流常常能有效缓解患者的焦虑情绪，病友间关于疾病的发生、进程、变化、预后等都有着更多的话题，有助于打开患者的人际互动圈，形成团体心理训练小组，起到互帮互助的作用。

（3）自我放松训练 偏瘫患者往往因康复进度慢而感到焦虑。放松训练是消除紧张、减轻焦虑的一种最简便易行和有效的方法。放松技术有许多，如渐进性放松、生物反馈、催眠和沉思等。下面介绍几个在家庭中就可以操作的方法：

①呼吸放松法：呼吸放松法是一种简单、能够随时随地进行放松的方法。其除了用来放松，还可以缓解焦虑情绪，可在任何时候使用。

坐在舒适的椅子上，两脚平行分开与肩同宽，两手放在膝盖之上，双肩自然下垂，微微闭上双目，颈要直，头要正，让身体逐段放松。然后，用鼻子吸气、嘴巴呼气的方式进行腹式呼吸：吸气时腹部微微隆起，呼气时腹部微微凹进去，体验腹部的起伏。保持呼吸的节奏与频率，一般呼气和吸气的时间比例是2:1，如此循环，每次呼吸放松练习做5~10分钟，慢慢达到身体放松状态。

②渐进性放松法：通过全身主要肌肉收缩—放松的反复交替训练，使人体验到紧张和放松的不同感觉，从而更好地认识紧张反应，并对此进行放松，达到身心放松的目的。这种放松训练不仅能够影响肌肉骨骼系统，还能使大脑皮质处于较低的唤醒水平，并且能够对身体各个器官的功能起到调整作用。方法是先全身绷紧，继而缓慢放松肌肉，从头到脚依次进行，直到整个身体达到一种放松状态。注意在放松过程中不要增加应激唤起。

③音乐放松法：音乐可以激活人的副交感神经，使人的血压降低、呼吸减慢、心率减慢、皮温升高、肌肉电位降低、皮肤电阻升高、血管容积增加、血液中的肾上腺素和去甲肾上腺素含量降低、内啡肽含量升高等，同时，可明显促进人体的稳态、减少紧张焦虑、促进放松、减轻疼痛、改善睡眠、舒缓情绪，从而增强免疫力。作用于人的感觉器官的不同旋律、速度、调性的音乐可以产生不同的效果，经常听熟悉的音乐还可以改善患者的认知。

在音乐放松治疗中，常使用舒缓的阿尔法脑波音乐、轻音乐来进行放松训练。这类音乐在互联网中比较容易找到，让患者安静欣赏即可，可以发现患者专注后逐渐放松，甚至可以进入浅睡眠。

④正念冥想：正念冥想是一种将冥想与正念练习结合在一起的心理训练方法，可放慢思维、释放消极情绪，使身心平静下来。正念是一种精神状态，是

完全专注于"当下"，而不需对自己的思想和感觉进行判断。正念冥想要求患者认知能力较好，可指导患者按照以下步骤进行练习：

第一，变得舒适。找一个安静舒适的地方，坐在椅子上或地板上，头部、颈部和背部保持笔直，但不要僵硬，穿着宽松的衣服很有帮助。

第二，使用计时器。计时器（最好是带有柔和音乐的闹钟）可以帮助患者专注于冥想，并消除停下来做其他事情的借口。可以从 5 分钟的简短冥想开始，然后增加至 10 分钟或 15 分钟，直到能静心进行 30 分钟的冥想。

第三，专注呼吸。将意识集中于呼吸，体会空气进出身体的感觉。空气进入鼻孔和离开鼻孔时，腹部会感到微微起伏，并注意吸气与呼气时的温度变化。

第四，注重思想。不是停止想法，而是让自己更轻松地成为想法的"见证"。当脑海中浮现某个想法时，请不要忽略或压制它们。只需注意，保持镇定，以呼吸为锚。想象一下您的想法，就像云朵掠过天空，随着思想的变化而变化。

第五，休息一下。如果您发现想法（无论是担心、恐惧、焦虑，还是希望）让自己变得焦躁，请观察思想往何处去，不用做出判断。如果发生这种情况，请不要对自己施加压力。回到专注呼吸并重新关注当下，这才是正念冥想的正确做法。

2）心理障碍家庭康复方案

（1）药物治疗 焦虑、抑郁发生后，不少患者需要服用药物。这类药物作用于大脑的神经生化物质，其剂量和稳定性必须得到保证，才能有效保持神经生化物质的平衡，进而带来情绪的稳定。一些患者对吃药本身抵触，一些患者觉得吃这类药物会影响身体，还有一些患者确实会体验到药物带来的不舒适感，因此容易出现服药不规律甚至拒绝吃药的情况。此时，家人应支持和鼓励患者连续服药，确保患者将药物吞咽下去，防止患者吐药导致的服药不规律而影响疗效甚至发生反跳效应。家属应严格按照医嘱帮助患者服药，禁止擅自停药、断药、减量，并遵医嘱带患者去精神心理门诊定期复查。

（2）家庭支持与鼓励 在抑郁状态下，患者思虑沉重、情绪低落，此时是患者最为困难的阶段。此阶段家属和照护者应鼓励患者诉说心中的愁苦、担忧、郁闷与无奈无助，倾诉经历和感受；允许患者哭泣；倾听患者对人生的理解。同时，家属和照护者也应对患者的不幸经历给予真诚的理解和同情，用积极的态度和话语鼓励并支持患者。焦虑患者通常愿意向信任的人倾诉，诉说心中的担忧和不安；而抑郁患者常常需要家属主动引导才会倾诉，耐心倾听他们的话语、理解他们感受到的处境十分重要，要尽力给予他们鼓励和支持，重建其对未来生活的信心。

特别需要注意的是，患者的长期患病影响着全部家庭成员的工作、学习、生活空间、生活时间、经济状况等。每个家庭成员都需要及时进行相应调整和改变，可以寻求其他亲人、朋友的支持或从书中获取力量，或者寻求专业的心理支持等，尽力改善每个家庭成员的情绪。家庭成员要避免在患者面前抱怨和表现出失望，要使家庭成为患者的依靠，并能为患者的进一步康复提供强大支持。家庭成员需要多带患者接触大自然，参与家庭活动，以提升患者的社会参与感；平时经常观察患者的情绪变化，如果不良情绪的持续时间超过 1 周，要特别注意给予患者关心和支持；如遇患者出现哭闹、自伤、自杀意念和行为，应及时带其就医并寻求专业心理援助。

6. 偏瘫大小便障碍居家康复

偏瘫患者经常伴有大小便失禁、大小便潴留的症状，严重影响患者的自尊心和家庭照护。偏瘫患者的大小便障碍也与脑损伤带来的会阴部感觉和运动障碍有关，在家庭中如能掌握康复方法，将有助于改善大小便障碍，提升患者的生活质量和家庭照护水平。需要注意的是，这些训练都需要患者会阴部感觉存在才能完成。对于感觉缺失的患者，需要家属辅助逐渐激活患者会阴部感觉，可以采用借助毛巾、局部手法、震动的方式协助训练。

（1）盆底肌感知训练　适合大小便感知觉下降的患者。

①站立位训练：自然站立，双脚分开与肩同宽，注意力集中于盆底区域（会阴部至肛门），找到阴道与肛门夹住重物并往里吸的感觉，大腿和臀部保持放松。

②坐位训练：端坐于椅子的前 1/3，双腿分开与肩同宽，注意力集中于盆底区域（会阴部至肛门）。盆底肌收缩时感觉阴道口和肛周肌肉远离椅面，盆底肌放松时感觉阴道口和肛周肌肉贴近椅面。也可将毛巾垫于盆底肌部位，收紧盆底肌时感觉就像把毛巾往身体里抓。

③仰卧位训练：仰卧位屈髋屈膝，双膝张开约一拳距离，双手放于体侧，注意力集中于盆底肌，将阴道口和肛周想象成鱼嘴，盆底肌的收缩和放松就像鱼嘴的一合一开。

④俯卧位训练：俯卧位，额头枕于双手之上，全身放松，盆底肌收缩时想象有一根绳子将肛门拉向阴道的深处。

⑤侧卧位训练：侧卧位，上方腿屈髋屈膝越过下方腿置于身体前方，下方腿略微屈髋屈膝置于后方，使得两侧盆底肌和臀部略分开，感觉盆底肌收缩时分开的盆底肌和臀部在往中间合拢。

（2）盆底肌肌力训练　适合排尿排便力量弱的患者。

①呼吸与盆底肌的配合训练：吸气时腹部隆起、盆底肌放松，呼气时腹部和盆底肌收紧，一般吸气 3 秒、呼气 6 秒（或以上）。每组练习 3～5 次，重复

3～5 组。

②卷尾骨训练：仰卧位，吸气时腹部隆起，呼气时腹部和盆底肌收紧，同时尾骨轻轻抬离床面，腰骶部贴近床面，保持至少 6 秒。恶露未尽或月经期不可练习。每组练习 3～5 次，每次重复 3～5 组。

③臀桥训练：仰卧位，屈髋屈膝，双足贴于床面，吸气时腹部隆起，呼气时腹部和盆底肌收紧，同时臀部用力往上抬（注意腰部始终放松），保持至少 6 秒。根据自身体能情况，可升级动作为两种不同难度的单桥。月经期不可练习。每组练习 3～5 次，重复 3～5 组。

④控制训练：肛门括约肌和盆底肌肌力训练，增加括约肌的神经－肌肉控制能力。患者平卧，双下肢并拢，双膝屈曲稍分开，轻抬臀部，每组提肛 10～20 次，每天练习 4～6 组。

（3）进阶训练（视频 28）　适合已经可以稳定坐位的患者。

①球上骨盆和盆底慢肌训练：两脚分开与肩同宽，端坐于瑜伽球上，吸气时腹部隆起、骨盆前倾，呼气时腹部和盆底肌收紧、骨盆后倾，保持至少 6 秒，在球上感受盆底肌收缩和放松的感觉，就像花朵的开合。每组练习 3～5 次，重复 3～5 组。

视频 28

②四点跪位盆底肌训练：四点手膝跪位，吸气时抬头、塌腰、腹部隆起，呼气时低头、腰背部拱起、腹部和盆底肌收紧，保持至少 6 秒。每组练习 3～5 次，重复 3～5 组。

③球上盆底快肌训练：两脚分开与肩同宽，盆底肌放松端坐于瑜伽球上，起身前快速最大力收紧盆底肌，感受瑜伽球对盆底肌往上的回弹力。每组练习 3～5 次，重复 3～5 组。

（4）排尿排便训练（视频 29）　适合难以主动排尿排便的患者。

①盆底肌肉收缩时机训练（控尿 A3 反射）：在咳嗽和跳跃之前快速用最大力收紧腹部和盆底肌，每组练习 3～5 次，休息 3～5 秒，重复 3～5 组。

视频 29

②凯格尔训练：患者排空膀胱，全身放松，取坐位、站位或卧位，收缩和夹紧肛门口与尿道口（女性尿道口、阴道口），就像忍住大小便一样。收缩与放松肌肉各维持 5～10 秒，每日至少 5 次，每次重复 5～10 遍。初期练习先从每日 5 次开始，逐步增加至每日 10 次。

③直肠辅助手法：患者左侧卧位，家属戴无菌手套，用石蜡油润滑手指，将戴着润滑手套的手指插入患者肛门 2～3cm，再用手指轻柔地做环形运动，顺时针刺激肠壁 30～60 秒，以刺激直肠排空；取出手指以允许反射性收缩，促进粪便排出。注意：此种方法适合刺激后能够反射排便的患者，操作时动作轻柔，

勿伤及肠黏膜。如患者有不适、多汗应停止操作，给患者饮用温开水，以保证体力。

④腹部按摩（视频30）：进行腹部顺时针按摩，自右下腹、右上腹、左上腹、左下腹做顺时针环形按摩，促进肠蠕动，每次10～15分钟，每日2次。

⑤穴位按摩：排便不畅的患者可经常按揉天枢、关元、支沟、足三里4个穴位，每个穴位按揉3～5分钟。排尿不畅的患者可经常按揉中极、关元、阴陵泉、三阴交4个穴位，每个穴位按揉3～5分钟。还可以配合以上穴位和肾俞、膀胱俞等穴位进行局部温和灸，每个穴位每天灸15～20分钟。

视频30

注意事项：大小便障碍患者的日常居家照料十分重要。大便障碍患者的营养管理要求患者日常饮食中充足的液体摄入量为每天1500～2000ml；膳食纤维的摄入量为每天30g，包括可溶性和不可溶性膳食纤维；避免进食刺激性和难以消化的易产气食物。小便障碍患者如果存在尿潴留，一定要根据患者的膀胱功能和容量设计饮水计划，到排尿时间进行间歇导尿或轻叩膀胱刺激排尿，逐渐帮助患者恢复正常膀胱容量，排尿频率为4～6小时排尿1次。排便习惯训练需要结合生病前的排便习惯与生活方式，养成定时排便和正确如厕的习惯，最好能在早晨或饭后20分钟内利用胃结肠反射坐在马桶上或左侧卧位在床上进行排便，有助于改善肠道功能，对直肠感觉障碍所致的大便失禁有帮助。

7. 偏瘫日常居家护理

（1）体位照护　脑卒中患者需较长时期的卧床休养，因而康复训练也应由卧床恢复训练开始，由被动训练逐渐转化至主动训练。患者按照前述的正确体位摆放好后，家属应每隔1～2小时进行翻身，以保持肢体功能位，同时应以仰卧位作为过渡体位，但不得保持较长时间仰卧。侧卧位情况下需要关注患者，尤其是存在感觉障碍的患者，如被褥过重、过紧则需及时更换，避免对患者造成影响。病情允许时应鼓励患者尽早坐起，坐位时应保持躯干直立，并为患者背部和肘部垫软枕。坐位时间应根据患者功能，不应太久，并避免下滑为半卧位。

（2）转移照护（视频31）　为进一步提升患者的自理能力，可以在辅助下站立后给予患者床椅转移训练，使患者通过自身的努力能够完成初步活动。患者能够稳定坐位，家属将椅子放在患者健侧，指导患者应用健侧手扶住椅子扶手，并将身体略向前倾，

视频31

通过健侧上肢支撑身体站立或转移，并以健侧腿为核心转动身体，臀部逐渐靠近椅子后缓缓坐下。

（3）**行走训练**（视频32） 患者可以稳定独立站立后，循序渐进地开展行走训练。协助患者取健侧站立，家属应一只手扶住患者的髋部，避免患者臀部向后或是向上抬起；另一只手通过拉拽等方式帮助患者的患侧脚进行后撤步、前迈步训练，确保患者逐渐适应行走。

视频32

（4）**饮食管理** 脑卒中患者如果未发生吞咽障碍，则应保持较为清淡的饮食，避免摄入油腻、辛辣和不易消化的食物。严格限制动物脂肪和高胆固醇食物的摄入。适当摄入蛋白质，多吃新鲜蔬菜和水果以补充维生素 C、矿物质等，增强血管的致密性和保护性。多吃富含碘的食物，减少胆固醇在动脉壁沉积，防止动脉硬化的发生。控制食盐摄入量，避免钠摄入过多导致血液黏稠度增加。

（5）**进食训练**（视频33） 进食训练主要包括坐位与半坐位训练。坐位应保持患者上身直立，颈部微向前弯曲；半坐位则采用30°~60°卧位，将头部前屈，并于肩部下方垫软枕。摆好体位后，每次进食前，家属可以用棉签蘸冰水对患者口腔内部进行刺激以

视频33

诱发吞咽动作，确认患者有吞咽动作后才能开始喂食。家属站在患者健侧为其喂食，将食物放于患者舌根处，诱发咀嚼和吞咽动作。为避免食物残留导致患者误吸，应将吞咽食物与空吞咽交替进行，每次喂食应确保上一次食物完全咽下后再喂第二口，速度不宜过快。

（6）**言语训练** 部分偏瘫患者伴有言语障碍，需要通过肌群训练、发音训练、复述训练等多种方式改善患者言语功能。肌群训练：在家里可以对着镜子，或者由家属进行训练，完成缩唇、叩齿、伸舌、卷舌、鼓腮、吹气、咳嗽等动作。发音训练：从训练张口诱发唇音、唇齿音逐渐过渡至单音节，患者能够完成单音节的发音后，可以进行词汇复述，可借助卡片，让患者每次复述 3~5 遍，巩固效果。

（7）**皮肤护理** 卧床太久的患者压疮发生率较高。首先，鼓励患者自行翻身，2 小时翻一次。其次，饮食上应补充充足的蛋白质、维生素 A 和维生素 C、叶酸、矿物质（锌、镁），这些营养要素对皮肤愈合十分重要。再次，经常进行皮肤清洁，保持皮肤干燥，适当按摩皮肤以促进血液循环。发红、破溃部位不得进行按摩，需要用红霉素眼膏涂抹，必要时用纱布敷料覆盖避免继续受压。对于特殊部位要特别注意预防潮湿，如大便失禁的患者，可用液状凡士林或氧化锌膏涂于伤口或肛门周围，以隔离粪便对皮肤的刺激。对于特别瘦的患者，在其接触床面的骨头突起处垫厚纱布，以减少压疮的发生。

（8）**安全照护** 脑卒中患者恢复较慢，在恢复过程中应避免患者跌倒、坠床。床铺高度应保持适中，并将呼叫器等常用物品放置于患者健侧床头，墙面

上应装有两层把手，保障患者日常扶行和跌倒后起身。患者的鞋最好为防滑软橡胶底，衣着应宽松；上肢肌力下降的患者不应自行打开水或用热水瓶倒水，防止烫伤；行走不稳或步态不稳者，选用三角手杖等合适的辅助工具，并要有人陪伴，防止意外受伤。

8. 偏瘫轮椅选配与环境改造

（1）偏瘫患者轮椅选配　如果患者偏瘫侧上下肢完全不能自主运动，可选择座位设计较低的轮椅或单手驱动的轮椅。座位较低的轮椅可训练健侧下肢肌力，并利用健侧下肢运动滑动轮椅，在小范围内活动（视频34）。单手驱动的轮椅用健侧上肢通过特殊的单手控制机构操纵轮椅。此外，还可根据实际情况在患者偏瘫侧配置合适的手托和腿绷带。理解能力和协调性较好的偏瘫患者使用单侧操作的轮椅比较合适，但国内市场此类产品极少。平衡功能好的偏瘫患者更适合选用座位较低的标准轮椅，以便于单手驱动轮椅时由足来控制行进的方向，此轮椅安装可拆卸式脚托和腿托，以便偏瘫脚充分着地，用健侧上下肢完成操作。若需帮助转移者最好选用可拆卸式扶手。偏瘫患者一般需要从侧向进行位置转移，扶手必须能够上掀，脚踏板最好能够旋开。轮椅选用十分重要，偏瘫患者单侧身体无力，控制姿势能力差，如长期使用布质软座轮椅，坐姿平衡保持不佳容易侧倾，不利于恢复。建议使用硬座并配坐垫的轮椅，有助于保持正确坐姿。偏瘫严重者选择他人操控轮椅。

视频 34

（2）偏瘫患者居家环境改造　总体设计原则以偏瘫患者的功能需求为重点，避免发生意外。常用居家环境改造内容如下：

①肢体残疾：安装楼梯扶手，修建无障碍坡道，卫生间（浴室）内安装牢固的抓杆、扶手，浴室内安装浴凳或配置沐浴椅、防滑垫，为有需求和符合安装条件的患者家庭配置坐便椅或改装坐便器，必要时配备拐杖和轮椅。

②言语残疾：安装闪光门铃或可视门铃，配置闪光报警水壶，为有需求的听力残疾人配置助听器，为有需求的言语残疾人配置交流板，为听力、言语残疾人家庭配置专用电磁炉、电压力锅、电饭煲，对有需求和符合安装条件的听力、言语残疾人家庭改装坐便器。

9. 偏瘫常用康复辅具介绍

（1）功能软垫　患者在治疗早期应用功能软垫来保持正确的卧姿和防止骨突部位局部受压。

（2）防压疮垫　长期卧床者使用防压疮垫，可使身体均匀受压，缓解剪力对皮肤的摩擦，避免压疮的产生。

（3）拉绳、栏杆　患者可利用固定在床上的拉绳和栏杆等进行翻身、起床、站立训练。

（4）移位板　患者可借助移位板完成轮椅到床、坐便器等平面的转移。

（5）助行器　患者可选用助行器如四脚手杖等辅助器具进行步行训练。

（6）生活自助具　患者可以在穿袜器、系扣器，特制的餐盘、勺、筷，拾物器、助力开关把手等辅助下穿衣、进餐和料理日常生活。

（7）足踝矫形器　通过适配足踝矫形器来改变行走状况。

10. 偏瘫居家中医康复

（1）穴位点按疗法　穴位点按具有疏通经络、调畅气血、醒脑开窍的作用，适合平时没有条件做针刺治疗的患者。

取穴：上肢取肩髃、曲池、手三里、外关、合谷，下肢取环跳、伏兔、足三里、悬钟、太冲。口角歪斜取地仓、颊车、合谷，言语不利、吞咽困难取廉泉，认知障碍取四神聪、印堂，便秘、腹泻取天枢（双侧），气虚乏力取气海、关元。

操作方法：软瘫期顺时针按揉，之后逆时针按揉相同的时间；痉挛期逆时针按揉；恢复期顺时针按揉。每次按揉30~50分钟，每穴按揉5~10分钟，每日1次，10次为1个疗程，中间休息2日再进行下一疗程。

（2）艾灸疗法　艾灸具有温经散寒、扶阳固脱、消瘀散结、防病保健的作用。

艾灸取穴因人因病而异。一般来说，出血性疾病在出血后3个月内不能进行艾灸治疗，病情不稳定的患者和发热的患者也不能进行艾灸治疗。缺血性疾病，如脑梗死和短暂性脑缺血，病情稳定后十分适合艾灸治疗。需要促醒的患者，可以艾灸百会和大椎；对于长期卧床的患者，可以艾灸关元、涌泉和偏瘫侧肢体。特别需要注意的是，对于意识不清或存在感觉障碍的患者，施灸者可将中指、食指分开置于施灸部位两侧，这样可以通过施灸者手指的感觉来测知患者局部的受热程度，以便随时调节施灸距离，防止烫伤患者；如果患者没有感觉障碍，可以采用坐灸或会阴灸，每日灸20分钟即可，不仅有利于躯干平衡，还可以帮助大小便障碍的恢复。因个人体质不同，艾灸量因人因病而异，建议先进行中医辨证后再在家中实施。艾灸后部分患者会出现"上火"症状，提示需要调整灸法、灸量。

操作方法：将艾条一端点燃，对准应灸的穴位，距离皮肤5~8cm进行熏烤，使局部有温热感而无灼痛为宜，一般每个穴位灸5~10分钟，至皮肤出现红晕为度。艾灸顺序一般为由背至腹、由上至下。尽量白天施灸，每日1次，10次为1个疗程，中间休息2~3日再进行下一疗程。

（3）推拿疗法　推拿可以舒筋通络，行气活血，促进肢体气血循环，改善肢体代谢，防止肌肉失用性萎缩。另外，推拿对抑制痉挛、缓解疼痛、防止关节挛缩、促进随意运动恢复都有良好作用。软瘫期，采用兴奋性手法，提高患肢肌张力，促使随意运动恢复，可对肢体进行㨰、推、揉、捏、拿、搓、点、拍等手法；痉挛期，采用抑制性手法控制痉挛，一般选用较缓和的手法，如揉、摩、拿、㨰、擦等，操作要柔和，使痉挛肌肉松弛。在推拿后可进行各关节的被动活动。每日 1～2 次，每次推拿 30～50 分钟，以患者感觉舒适无痛苦为宜。

①头面部治疗：用拇指推印堂至神庭，用一指禅推法自印堂依次至阳白、睛明、四白、迎香、下关、颊车、地仓、水沟（位于人中）等穴，往返推 1～2 次，力度以患者微感酸胀为度。按揉百会穴 1 分钟，并从百会穴横向推到耳郭上方发际，往返数次，范围要广，强度渐高，以患者微感酸胀痛为度。用掌根揉瘫痪一侧的面颊部，并重点揉风池穴。口眼歪斜者，先自患侧地仓推至颊车、下关，然后按揉地仓、颊车、下关、牵正、迎香等穴。

②上肢治疗：在患侧肩关节周围先施㨰法，再从肩到腕依次操作上肢的后侧、外侧与前侧，往返 2～3 次，同时配合肩、肘、腕关节诸方向被动活动；用拿法从患侧肩部拿至腕部，往返 3～4 次，重点是肩关节和肘关节，拿三角肌时嘱患者尽力做肩外展动作，拿肱三头肌时嘱患者尽力伸肘；按揉肩髃、臂臑、尺泽、曲池、手三里、合谷，力度可逐渐加大，每穴操作 1～2 分钟；轻摇肩关节、肘关节和腕关节，配合做指间关节、腕关节和肘关节的伸展，以及肩关节的外展；自肩部搓至腕部 2～3 次；拔伸患侧指间关节，捻患侧各手指。

③腰背部和下肢后侧治疗：先推督脉与膀胱经至骶尾部，自上而下 2～3 次；按揉天宗、肝俞、胆俞、膈俞、肾俞；再用㨰法沿脊柱两侧向下至臀部、大腿后部、小腿后部，操作 2～3 次，约 5 分钟；按揉患侧八髎、环跳、承扶、委中、承山和跟腱部，要逐渐加力，每穴操作 1～2 分钟，在按揉环跳穴时让患者尽力做下肢的内旋、内收、屈曲动作；最后轻拍腰部和背部。

④下肢前外侧治疗：在患侧下肢，用㨰法自髂前上棘向下沿大腿前面推至踝和足背部，操作 2～3 次，约 5 分钟，同时配合髋、膝、踝关节的被动运动；用㨰法从患侧臀部外侧沿大腿外侧经膝部至小腿外侧，操作 2～3 次，约 5 分钟。按揉患侧髀关、伏兔、风市、犊鼻、阳陵泉、足三里、解溪等穴，每穴操作 1 分钟；用拿法按揉患侧下肢 5 次，重点治疗部位是大腿内侧中部和膝关节周围；轻摇髋关节、膝关节和踝关节，同时配合做髋关节的外展和踝关节的背伸；搓下肢，捻五趾。

（4）拔罐疗法　拔罐疗法具有通经活络、行气活血、消肿止痛等作用。

采用小口径火罐，患者健侧卧位，选取患侧肩髃、臂臑、曲池、外关、环跳、风市、伏兔、阳陵泉、丰隆等穴，留罐 15～20 分钟，隔日 1 次，10 次为 1

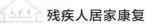

个疗程，中间休息 3 日再进行下一疗程。

（5）传统运动疗法　症状较轻者，可选择练习太极拳、八段锦、易筋经、五禽戏等功法，通过躯体活动调畅气机，促进气血运行，舒缓病后抑郁情绪。运动量可根据个人的具体情况而定，一般每次练习 20～30 分钟，每日 1～2 次。

（6）药食疗法

①天麻炖猪脑：天麻 10g，猪脑 1 个。将天麻放入炖锅，加适量的水，小火久炖，炖烂后加入猪脑炖熟即可食用。天麻炖猪脑具有祛头风、镇静止痛之功，用于中风后半身不遂伴头晕的患者。

②橄榄根汤：鲜橄榄根 30g，猪瘦肉 100g。先将洗净的橄榄根加适量的水煮 15 分钟，去渣取汁，用药汁煮切碎的猪瘦肉，肉烂后即可食用。橄榄根汤具有清热解毒、化痰消积之功，用于中风后遗症，症见手足麻木、口干、痰多质黏。

③黄芪当归粥：黄芪 60g，当归 15g，粳米 100g。将洗净的黄芪、当归放入锅中，加适量的水，煮 30 分钟后去渣取汁，用药汁将粳米煮成稀烂粥，调味即可食用。黄芪当归粥具有益气、活血、补血之功，用于中风后遗症，症见手足麻木不利、头昏、体倦乏力。

④黑豆红花饮：黑豆 50g，红花 6g，红糖 15g。将黑豆放入锅中，加适量的水，大火煮沸后加入红花，改用小火煎煮，煮至豆烂，去渣取汁，加入红糖拌匀后即可服食。黑豆红花饮具有养血祛瘀之功，用于中风后遗症，症见半身不遂、血脉不利、肢体麻木不利。

（三）偏瘫居家康复注意事项

1. 训练不当的表现、后果和纠正方案

（1）提髋型（视频 35）　表现为迈步时躯干向健侧倾斜，用提髋来代偿屈髋功能，伸肌痉挛模式加强，走得越多越强化这种异常模式。需要加强立位下的屈髋、屈膝、踝背屈训练，特别是屈膝训练。

视频 35

（2）瘸拐型（视频 36）　表现为患腿在摆动相开始时屈肌共同运动，屈髋、屈膝，但摆动相结束时足跟不能着地，站立相时不能负重，足内翻，行走不稳或呈瘸拐状。如何处理呢？首先，要加强重心转移和患侧负重，打破共同运动模式；其次，可以佩戴足托。

视频 36

（3）画圈型（视频 37）　表现为骨盆上提、向后旋转，髋关节外展外旋，患足落地时不是足跟先着地，而是足尖或整个足掌蹬地，踝内翻，足趾趾屈，形成典型的画圈步态。这是患侧负重

视频 37

差，伸肌痉挛模式引起的。应该加强重心转移训练和患肢负重训练，屈膝训练可打破伸肌共同运动模式，还可佩戴足托、使用抗痉挛药物等。

（4）膝关节过伸伴髋后突型（视频38）　表现为站立相时膝关节向后过伸、髋关节后突，原因是患侧下肢股四头肌无力或伸肌张力过高，股四头肌与股二头肌肌力不协调，可以做倚墙下蹲训练来改善这种情况。

视频38

2. 预防脑卒中复发的注意事项

预防脑卒中主要在于保持健康的生活习惯，从而控制致病因素。首先，患者应根据自身情况严格按医嘱服药。其次，应积极治疗容易导致脑卒中复发的基础疾病。对于高血压人群，通过药物治疗控制血压，保持血压正常和稳定；对于糖尿病人群，需按时服用降糖药物或注射胰岛素，运用饮食、运动等方法控制血糖，并监测自身血糖；对于合并颈动脉狭窄、呼吸睡眠暂停综合征等人群要定期进行血管造影或睡眠监测筛查。最后，要留意脑卒中复发信号并定期体检。一般脑卒中复发都会出现先兆症状，如头晕、头痛、胸闷、眼前闪辉、口角流涎等，应立即前往医院就诊，及时治疗，同时要注意定期体检血压、血脂、血液流变学等指标，出现异常及时干预。

患者在日常生活中吸烟、酗酒、吃过于油腻的食物、久坐不运动等不良生活习惯，都会增加脑卒中的风险。有上述情况的人群，应及时调整生活方式，尽量做到戒烟、避免酗酒、多运动、注意膳食均衡合理、避免过度劳累、保持乐观心态，降低脑卒中复发率。

部分偏瘫源于脑炎，预防脑炎要注意周围环境。首先，脑炎属于感染性疾病，尽量不去人多的狭小空间，家里要经常通风换气，保持好室内卫生。其次，预防脑炎要注意合理饮食，保持个人卫生，养成良好的生活习惯，避免过度劳累，不要经常熬夜，造成身体透支。身体免疫力下降时很容易被感染。部分脑炎可以通过接种疫苗预防，避免蚊虫叮咬，经常运动，多晒太阳，增强体质。在脑炎流行期间做好相关宣传和隔离。

3. 脑卒中的家庭急救

患者突然出现肢体麻木、口角歪斜、流涎、说话不清、视物旋转、头痛、晕倒，这时应该怎么办呢？

（1）发现患者突然发病后切忌慌乱、紧张，应保持镇静，切勿为了弄醒患者而大声叫喊或猛烈摇动昏迷者，这样只会使病情迅速恶化。让患者平卧，尽快拨打"120"。

（2）在尚未明确诊断是脑梗死还是脑出血时，不要急于用药，因为二者用药原则是完全不同的。

（3）掌握正确搬运患者的方法（视频39）。不要急于从地上把患者扶起，最好2~3人同时把患者平托到床上，避免震动；接着松开患者衣领，取出假牙，呕吐患者应将头部偏向一侧，以免呕吐物堵塞气管而窒息；如果有抽搐发作，可用筷子或小木条裹上纱布垫在上下牙间，以防咬破舌头；如果患者出现气急、咽喉部痰鸣等症状，可用塑料管或橡皮管插入患者咽喉部，从另一端用口吸出痰液。

视频39

（4）在送医前尽量减少移动患者。转送患者时要用担架卧式搬抬。如果从楼上抬下患者，要头部朝上、脚朝下，这样可以减少脑部充血。在送医院途中，家属可双手轻轻托住患者头部，避免头部颠簸。

（5）对昏迷较深、呼吸不规则的危重患者，尽快拨打"120"请救护人员进行抢救，待病情稳定后再送往医院。

（6）大多数缺血性脑卒中患者发病时神志清醒，应防止患者过度悲伤和焦虑不安。此时应让患者静卧，并安慰患者；同时做一些肢体按摩，这样可以促进血液循环，防止血压进一步下降而使缺血加重。

4. 偏瘫患者须定期到医院复查

复诊是出院后的随访形式，是医生最直观了解病情变化的途径。通过复查，可以发现在康复过程中出现的问题、脑部病变情况，进行肢体运动功能评估、日常生活活动能力评估等，从而制订后续诊疗康复计划。偏瘫患者病程的不同阶段，居家康复的侧重点不同。因此，按规定的时间段复查，明确下阶段治疗和康复的重点，才能达到最佳的医患配合，起到事半功倍的效果。此外，医患交流能够消除患者和家属的康复疑虑，也可及时纠正错误的观点。

不同的病情，复查要求不同。患者回家后，很可能会出现肢体肿胀疼痛、静脉血栓、废用综合征、误用综合征、异常运动模式等各种问题。复查后可根据医生的评估，继续加强某方面的锻炼，明确何时下地、何时练习关节活动度、何时独立行走等。很多患者会忘记医生出院时交代的注意事项，还有些患者虽然每天都在按照医生交代的坚持练习，但康复训练要点全走样了，这些都不利于康复。

（四）偏瘫常见心理障碍的家庭识别和处理

偏瘫患者的心理障碍主要是情感性障碍或心境障碍，临床主要表现为抑郁、焦虑和情感淡漠。

1. 抑郁障碍

（1）偏瘫后抑郁　抑郁障碍是一类以情绪或心境低落为主要表现的疾病，伴有不同程度的认知和行为改变，可伴有精神病性症状，如幻觉、妄想。部分患者存在自伤、自杀行为，甚至导致死亡。大约 1/3 的脑卒中偏瘫患者会在病程中的某个阶段有抑郁表现。抑郁也可能和其他情绪或行为障碍共存，比如易激惹、攻击性和焦虑。急性期的抑郁是由于生物学因素、损伤的位置、去甲肾上腺素和（或）血清素的耗竭，康复过程中的抑郁可能源于对功能受限的认识越来越清楚，而慢性期的抑郁来源于残障。目前研究最多的是脑卒中后抑郁。由于严重抑郁会产生自杀的想法和行为，病残后的抑郁应引起家人重视。研究显示，抑郁人群的自杀率是普通人的 2 倍。

偏瘫后的身体残疾加上情绪抑郁，增加了患者应对生活的难度。处理的原则是：在不危及生命的前提下，处理抑郁情绪应放在躯体康复之前，应优先处理抑郁情绪。可以寻求具备心理知识的家人或心理治疗师进行长期干预，一般应就诊于综合医院的精神心理科或精神专科医院以明确心理问题的种类和程度。干预之前，患者家属需要及时识别抑郁症状。早期抑郁症不易识别，常被周围人忽视，当作一个简单的躯体问题或当作一种性格，或者认为是一过性的情绪。这往往延误患者及时治疗。下面谈谈抑郁的识别方法。

（2）抑郁症状的识别　抑郁的核心症状为情绪低落、兴趣减退、快感缺失，简称"三低"。在核心症状的基础上常常还伴有其他认知、躯体和行为表现，如注意力不集中、反应迟钝、睡眠障碍、行为活动减少、疲乏感。

抑郁心境的特点：抑郁心境以持久的心境低落为主要临床症状，如心烦意乱、苦恼、忧伤到悲观失望，常伴有焦虑、躯体不适和睡眠障碍。情绪低落是抑郁症的必备症状。

愁眉苦脸是患者典型的面部表情特征。患者整日眉头紧锁、目光忧愁、面无光华，对周围事情充耳不闻，有时患者也可能强颜欢笑，但那是带着愁情的苦笑。

抑郁症患者还经常伴随躯体症状。74.3% 的患者以躯体不适和睡眠障碍为主要临床表现，抑郁症状不十分典型。睡眠障碍包括入睡困难、睡眠浅、早醒等形式，其中凌晨早醒是抑郁障碍的突出特征。

抑郁症状一般总结为"六无"：无趣、无助、无能、无力、无望和无价值。

（3）抑郁症状处理　抑郁症状识别后需要及时就医。患者严重时拒绝就医，需要家属及时和医生沟通，并尽力带患者就诊。确诊后一般采取药物治疗和心理治疗相结合的综合治疗。治疗过程中必须规律系统服药至少 3～6 个月，还需注意预防自杀。

抑郁症药物治疗分为急性期、巩固期和维持期，每个阶段的治疗目的各不相同。急性期（6～12 周）主要是服药缓解症状，巩固期（4～9 个月）主要是预防复燃，维持期主要是预防复发。每个阶段都要重新进行心理测评，遵医嘱才能减药或停药，否则容易反跳加重病情。

在用药过程中，必须足疗程、足剂量治疗，治疗过程中不宜频繁换药；药物的选择必须兼顾患者其他疾病；选择药物时应考虑患者的个体差异。

2. 焦虑障碍

（1）偏瘫后焦虑　焦虑障碍是以焦虑综合征为主要临床表现的一组精神障碍。焦虑综合征表现为精神症状和躯体症状。精神症状是指一种提心吊胆、恐惧和忧虑且伴有紧张不安的内心体验；躯体症状是在精神症状的基础上伴有自主神经功能亢进症状，如心慌、胸闷、气短、口干、出汗、肌紧张性震颤、颤抖、颜面潮红或苍白等。遗传因素、个性和社会心理因素在焦虑障碍的发病中有重要作用。

多项研究发现，脑卒中后焦虑虽然没有脑卒中后抑郁常见，但对患者影响较大。大脑左半球损伤和焦虑更为相关。抑郁通常是因为身体功能的丧失，而焦虑则多因某种威胁（如害怕脑卒中复发、身体脆弱、经济问题、情感变故等）产生。一般来说，如果患者为广泛性焦虑症，其焦虑症状通常没有严重影响；如焦虑和抑郁共存，尤其是与严重抑郁共存时，则会影响社会功能和日常生活活动能力的恢复。患者焦虑以担心、不安、烦躁、不得解脱为主，担心脑卒中复发或害怕离家陷入困境时摔倒。患者想象着自己出院后将要面临的问题而产生夸张的恐惧。焦虑症状也需要及时识别和干预。下面谈谈焦虑的识别方法。

（2）焦虑症状的识别　临床上常见的焦虑症状有广泛性焦虑症（generalized anxiety disorder，GAD）和惊恐障碍（panic disorder，PD）。

①广泛性焦虑症的临床表现：

精神性不安：患者经常或持续存在无明确对象或无固定内容的恐惧、担心、紧张和害怕，常有恐慌的预感，整天心烦意乱，仿佛不幸即将降临在自己或亲人的头上，但没有明确的指向性，因自己也不知道为什么如此惶恐不安而苦恼，伴有易激怒、对声音过敏、注意力不集中、记忆力下降等表现。

运动性不安：常见搓手顿足、来回踱步或不能静坐，小动作增多。常有肌紧张症状，如头痛，表现为顶、枕区的紧压感；肌肉紧张痛和强直，特别在背部和肩部；手有轻微震颤，精神紧张时更为明显；另外，还有不安宁、易疲乏。

躯体症状：自主神经功能以交感神经功能亢进为主，如口干、上腹不适、恶心、吞咽困难、胀气、肠鸣、腹泻、胸闷、呼吸困难或呼吸迫促、心悸、胸痛、心动过速、尿频、尿急、阳痿、性感缺乏、月经时不适或无月经，此外还可有头昏、头晕、出汗、面色潮红等。

过分警觉：表现为惶恐，易受惊吓，对外界刺激出现惊跳反应；睡眠障碍，常表现为不易入睡、入睡后易醒、常诉有噩梦、夜惊、醒后恐惧。

②惊恐障碍的临床表现：急性惊恐发作时，患者常有明显的自主神经症状，如心悸（占92.3%）、呼吸困难（占84.6%）、胸闷、胸痛、四肢发麻，甚至是不受控制地发抖、出汗。出现强烈的恐惧和濒死感、失控感时，患者常常大声呼救或反复到急诊室就诊。大部分患者每次发作短暂，5～10分钟达到高峰，一般不超过1小时缓解，发作后可有疲乏、无力感。发作间歇期可无明显症状或仅仅担心再次发作。有的人一生中只发作数次，有的可以反复发作。

（3）焦虑症状处理　焦虑症状采取综合治疗的方法，通过药物治疗可以尽早控制症状、缓解病情和预防复发，通过心理治疗提供心理支持和认知行为训练，对于改善患者预后和防止病情恶化具有重要意义。惊恐障碍在发作期以药物治疗为主，心理治疗为辅。心理治疗有多种方法。支持性心理治疗包括给予患者亲切关怀、注意倾听患者心声、持续给予患者鼓舞、积极加以引导。认知行为疗法被证实为治疗焦虑症最有效的心理治疗方法，包括行为治疗（通过调节行为本身来直接减少失调情绪和行为）和认知治疗（通过改变个人的评价与思考模式来减少失调情绪和行为）两种方法。放松训练是消除紧张、减轻焦虑的一种最简便、易行和有效的方法，其诱导肌肉放松的技术有许多，如渐进性放松训练、生物反馈、催眠和沉思等。

3. 情感淡漠

脑卒中发病后2周内情感淡漠的发病率是22.5%，部分患者伴有严重抑郁，但部分患者只是单纯情感淡漠。后者多数是损伤了内囊后肢。皮质下梗死患者情感淡漠的患病率为50%，其中40%还伴有抑郁，不伴有抑郁的情感淡漠患者往往存在认知功能受损。注意不能将失语患者视为情感淡漠患者，一个真正淡漠的患者是不可能有动机去做康复训练的。

对于情感淡漠的患者，家属要积极进行认知训练和情感诱导，帮助其逐渐恢复正常状态。

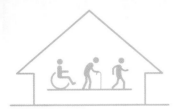

第二章　截瘫患者居家康复

一、截瘫概述

截瘫是指脊髓横贯性病变引起的以损伤平面以下运动功能丧失为主要临床表现的综合征。脊髓的横贯性损害在其损伤平面以下出现运动、感觉和括约肌三大功能障碍，在损伤平面以上则无功能障碍。

（一）发病因素

1. 病因

青年人截瘫的原因主要是交通事故、高处坠落、重物砸伤、运动相关的损伤和暴力损伤，60 岁以上的老年人截瘫的原因则以跌倒损伤或脊髓病变为主。外伤是截瘫的最主要原因，包括车祸、坠落、暴力、体育意外、工伤和自然灾害等，也包括刀枪伤或爆炸性损伤等。非外伤性截瘫多由感染性、血管性、变性病、发育障碍、肿瘤和骨关节疾病等各种容易引起椎管狭窄压迫脊髓的病因所致。

2. 流行病学

截瘫的发病率在不同国家和地区有较大的差异，且各地区均出现每年进行性增长的特点，主要是现代化工业的迅速发展和汽车行业的发展导致外伤性截瘫的发病率显著增高，患者以青壮年居多。

3. 主要危险因素

主要危险因素包括脊髓炎症、脊髓结核、脊髓肿瘤和意外伤害等。

（二）临床表现

1. 常见症状

截瘫主要表现为截瘫平面以下运动功能丧失，并伴有程度不等的感觉障碍、大小便失禁或潴留。脊髓损伤节段不同，症状不同。

（1）损伤在颈膨大以上脊髓　颈膨大以上距离呼吸中枢较近，大多数患者难以存活，即使活下来也需要辅助呼吸才能维持生命。症状表现为颈部以下四肢呈高张力性瘫痪，可伴有感觉障碍和大小便障碍。

（2）损伤在颈膨大（第 5 颈椎至第 1 胸椎）　颈膨大为上肢支配节段，症状表现为上肢呈低张力性瘫痪，胸部以下肢体呈高张力性瘫痪，可伴有感觉障碍和大小便障碍。

（3）损伤在胸段脊髓　症状表现为双上肢正常，损伤平面以下肢体（包括下肢）呈高张力性瘫痪，伴有节段性感觉障碍与大小便障碍。

（4）损伤在腰膨大脊髓（第 1 腰椎至第 3 骶椎）　症状表现为双上肢正常，双下肢呈低张力性瘫痪，伴有会阴部感觉障碍和大小便障碍。

（5）损伤在腰膨大以下脊髓　病变部位主要在圆锥和马尾神经根，常表现为会阴部感觉障碍、性功能障碍和大小便障碍，下肢可有无力、麻木和疼痛。

2. 截瘫对日常生活活动能力的影响

（1）运动障碍　截瘫患者不能正常站立行走，生活中需要轮椅与康复支具辅助，其瘫痪肢体限制患者参与各类活动，对患者承担家庭和社会角色造成了极大影响。

（2）感觉障碍　损伤平面以下各种感觉消失、减退和过敏（异常感觉与疼痛），部分患者还伴有损伤节段的神经根感觉过敏症状。

（3）其他障碍　对截瘫患者而言，还存在日常生活活动能力受限、社会参与受限和心理障碍。

二、 截瘫康复概述

截瘫患者在术后早期或生命体征稳定 48 小时后即应进行康复训练，配合药物治疗，部分患者可降低截瘫平面和功能障碍程度。对于截瘫症状不再恢复的患者，康复治疗仍然可改善其瘫痪肢体萎缩和肌张力问题。截瘫患者康复治疗包括早期和中后期两个阶段，应做到早期康复介入、综合协同治疗，最终达到回归家庭、回归社会的目标。

（一）截瘫康复治疗

截瘫康复治疗的目的是减少或减轻患者运动障碍，降低残疾程度或防止残疾程度加重，预防可能出现的并发症；预防关节僵硬和韧带挛缩；有针对性地进行肌肉牵伸，保证自我护理活动的完成；培养患者的自我照顾能力；对于不再改善截瘫程度的患者，采用替代方法帮助患者实现行走和部分生活自理；提高日常生活自理能力和就业能力，帮助患者重返社会。由于脊髓损伤部位不同，每个患者的康复目标也不一样，一般应当按损伤部位、损伤程度和功能障碍程度制订康复目标。

截瘫康复治疗的方法包括运动疗法、作业疗法、言语治疗、心理治疗、文体治疗、物理因子疗法、中医康复治疗、康复工程等。

1. 运动疗法

运动疗法是通过主动运动、被动运动来改善运动障碍的治疗方法的总称。主要内容包括关节活动度训练、增强肌力训练、牵张训练等。脊髓损伤患者约有80%遗留不同程度的运动障碍，主要是双侧痉挛性截瘫或弛缓性截瘫模式，即双侧肢体肌张力增高或肌张力低下，无法独立行走。运动疗法在脊髓损伤急性期，主要是术后维持关节活动度、预防肌肉萎缩、减少压疮和感染、预防深静脉血栓形成等并发症；卧床期主要进行体位转换、被动运动、保持良肢位、起坐训练以减少压疮和关节挛缩等并发症，为日后康复训练打好基础；在离床期应进行坐位训练、平衡训练、起立训练、轮椅或支具适配等促使患者日常生活活动能力得到提高，并提升其使用轮椅的技巧。

2. 作业疗法

作业疗法是应用有目的、经过选择的作业活动，对功能障碍者，以及不同程度丧失生活自理和劳动能力的病、伤、残者进行治疗和训练，以增强躯体、心理、社会功能，恢复或提高其生活自理能力、学习和劳动能力，达到最大限度的生活自理，提高其生存质量的康复治疗方法。作业疗法实施过程中所采用的基本方法是作业活动，包括生活、工作或生产劳动、休闲游戏、社会交往等活动形式。治疗手段为日常活动、工作、游戏，以及调整环境和应用辅助器具改善功能。对于截瘫患者，治疗重点为增强动作控制能力和工作耐力、改善情绪、调整心理状态，尤其重要的是通过职业作业活动的设计帮助患者回归社会角色。

3. 心理治疗

身体残疾和功能障碍常引发患者焦虑、抑郁等心理障碍。截瘫患者多为承担家庭重任的青壮年，其瘫痪后往往引发严重的心理障碍。及时有效的心理治疗能增强患者的抗挫折能力和积极心态。主要方法为支持性心理治疗、理性情绪疗法和认知行为疗法等。

4. 文体治疗

文体治疗是采用体育运动项目和娱乐项目对截瘫患者进行训练，使患者的身体功能得到提高，并且可以改善其不良心理状态的一种方法，对于提高身体运动素质、增强体质和创造良好的心理状态有着不可低估的作用。轮椅技巧、截瘫体操和各种球类是文体治疗的主要内容。

5. 物理因子疗法

物理因子疗法以各种天然或人工物理因子(声、光、冷、热、电、磁、水等)为主要治疗手段，简称理疗。

6. 中医康复治疗

中医康复治疗包括针刺、拔罐、艾灸、穴位贴敷等中医外治方法。

(二)截瘫康复治疗的适应证和禁忌证

1. 适应证

患者生命体征平稳48小时后，脊髓损伤造成的肢体无力或痉挛、感觉障碍、大小便障碍、性功能障碍、心理障碍等。

2. 禁忌证

(1)急性感染　有明确感染征象存在，如患者体温超过38℃、白细胞计数明显升高等，不宜进行康复训练。

(2)患者全身情况不佳、生命体征不平稳、器官功能失代偿期或骨折固定不稳等　康复治疗可能造成病情加重时不宜进行康复训练，如安静时脉搏大于100次/分、血压明显升高、高血压症状明显，或出现低血压休克，有明显呼吸困难、全身水肿或胸闷、心前区疼痛等症状时均不可进行康复训练。

(3)异常精神状态和意识状态　患者意识不清醒或有明显精神症状、不合作或认知能力低下无法配合均不可进行康复治疗。

(4)深静脉血栓形成　患者有深静脉血栓形成时，由于运动可能会让血栓脱落造成脑栓塞或肺栓塞，绝对禁止对截瘫患者进行运动治疗。经过药物治疗一段时间后复查血管超声，血栓稳定或消失后才可以进行康复治疗。

(三)截瘫康复治疗原理

截瘫康复治疗原理是综合应用现代和传统医学技术，最大限度地调动患者残存肢体功能，以代偿其已失去的功能，辅以康复辅具和支具，最大限度地减轻或消除功能障碍，帮助患者重新学习生活技能和职业技能，帮助其重返社会。

康复治疗以医疗体育为主，用于促进代偿功能，包括被动运动和主动运动形式。被动运动包括推拿、按摩、揉捏、敲打，以及对瘫痪肢体各关节进行被动伸展、收缩、旋转、摆动等最大范围的活动和牵引。主动运动应当由粗到细，循序渐进。意象训练主要对瘫痪肢体进行想象性运动。连带性锻炼用健肢帮助患肢活动，或以大关节带动小关节进行连带训练。职业康复种类包括缝纫、编织、使用电脑、写字、绘画等，此外还有轮椅等康复辅具或支具的适配和使用。

（四）截瘫康复治疗控制因素

1. 损伤节段

不同节段损伤引发的截瘫程度不同，康复难度也因此不同。损伤脊髓节段越高，其引发的截瘫越重，康复难度越高。

2. 损伤程度

脊髓损伤可分为完全性脊髓损伤和不完全性脊髓损伤，主要鉴别点为完全性脊髓损伤在脊髓休克期过后会阴部感觉、运动功能均消失，而不完全性损伤则保留部分会阴部感觉或运动功能。不完全性脊髓损伤的康复效果远优于完全性脊髓损伤。

3. 损伤性质

不同病变性质对神经元的损伤程度不同，其救治难度不同。脊髓恶性肿瘤导致的截瘫，肿瘤恶性程度越高，其远期康复效果越差。

4. 救治效果

发病后及时医疗处理不仅可以挽救生命，还能最大限度地保护残存的脊髓组织，甚至可挽救部分已经受损的神经组织（如及时手术可以解除因压迫而濒临死亡的神经元），而预防和控制并发症则为康复治疗及时介入创造良好条件。反之，救治不当或不及时将影响康复的早期实施，这会影响康复疗效。

5. 存在意识障碍、精神障碍或较重言语认知障碍

因康复训练中需要沟通交流，能够沟通交流的患者康复效果较好。存在意识障碍、精神障碍和较重言语、认知障碍的患者，往往不能配合主动性康复训练，影响截瘫康复效果。

6. 康复治疗及时介入

康复治疗介入不及时会造成严重的废用综合征、误用综合征或过用，使截瘫康复变得困难。

7. 患者体能情况

在强化康复训练时，康复疗效取决于康复训练时间和运动处方剂量。患者体能越好，能承受康复训练的强度越高，康复疗效越好。

8. 截瘫发生时间

一般截瘫患者在发病半年内康复治疗效果相对更好。

9. 并发症

截瘫的常见并发症有压疮、深静脉血栓形成、骨质疏松、尿路感染、肺部感染、便秘、关节挛缩、营养不良等，严重并发症将影响康复治疗效果。需要特别重视尿路感染，因截瘫患者常伴有尿潴留，当膀胱内残余尿液多，很容易

引起尿路感染，甚至可诱发肾积水。脊髓损伤患者需要制订饮水计划和实施间歇导尿以预防尿路感染。

10. 心理状态

心理状态越好，截瘫患者对康复训练的配合度越高，康复治疗效果越好。

三、 截瘫居家康复方法

（一）截瘫居家康复概述

1. 截瘫居家康复时机

截瘫患者的康复治疗在出院回家后应该尽早开始。脊髓损伤后，不论是否手术治疗，只要属于康复适应证且没有禁忌证，康复治疗即应早期开始。截瘫患者的功能障碍长期存在，甚至持续终身，即使应用多种药物或手术治疗也不能全部解决，因此需要在家庭进行持久的康复训练。

2. 截瘫居家康复的适应证和禁忌证

居家康复首先要保证安全性，因此只有满足以下条件之一才可以实施：

（1）患者生命体征平稳、病情稳定，无其他并发症。康复评定认定患者功能能够达到回归家庭，且出院后仍可定期获得康复指导。

（2）患者经过康复专业机构系统的康复训练后处于平台期或已达到最佳功能。

（3）患者意识清醒、生命体征稳定、病情平稳，但由于长期住院出现消极抵抗情绪。

（4）患者已经充分了解自己的功能障碍和预后，主动要求进行居家康复。

以下情况为截瘫居家康复的禁忌证：

（1）患者安静时心率超过 120 次/分，收缩压大于 180mmHg，有严重心律失常、心绞痛，或者其他器官或内环境紊乱而须到医院救治的严重功能障碍。

（2）患者并发心肌梗死、上消化道出血、肺部感染等危及生命的严重疾病。

（3）患者有发热或其他生命体征不稳定情况。

（4）患者有疼痛或关节活动受限等严重并发症。

（5）患者或其家属在家中无法完成训练计划。

（6）居家康复期间患者症状反而加重时，一定要及时就诊，调整康复方案后再进行治疗。

3. 截瘫居家康复方案的选择原则

在医院救治和康复训练阶段，患者的功能障碍相对严重，医院通过一段时间系统的康复治疗后，患者的功能障碍往往较发病时改善很多。返回家庭后的居家康复，不应盲目效仿医院康复治疗方案，应该根据截瘫功能障碍情况和家庭环境，通过日常生活和家庭可以开展的康复训练实施。因为每个患者的功能障碍情况不同，患者最好能定期门诊随访，由医院专业康复人员评估后进行指导。截瘫稳定期一般可以居家康复，截瘫家庭康复至关重要。截瘫居家康复过程中要注意调整患者的心理状态，提升其积极性，使其充分配合训练。

（二）截瘫居家康复方案

1. 截瘫运动障碍居家康复

脊髓损伤以胸腰段损伤最常见，大多数截瘫患者上肢运动功能正常。居家康复主要以训练上肢帮助瘫痪的下肢进行运动为主，同时对于残存的肌力也要尽最大努力进行训练维持。

（1）床上运动（视频40）　包括上肢支撑力量和耐力的练习，如床上翻身、挪动身体和坐起练习。翻身训练：患者仰卧，十指紧握，双上肢上举，用力向左右甩动数次，利用惯性向一侧翻身。坐起训练：患者仰卧，一只手拉住绑在床尾的吊带，另一只手撑床，抬起上身，并支撑身体坐起。

视频40

（2）椅上练习（视频41）　首先练习坐稳、坐久，进而进行坐位动态平衡和坐位站起练习，如可抓住扶手使身体向前倾，同时带动两膝被动伸直后再撑起上身坐起。每15分钟撑起一次，每次撑起后维持15秒以上。

视频41

（3）站立和步行（视频42）　截瘫患者根据功能障碍情况需要适配支具，有人保护或采用支具支撑后才可以训练站立，逐步增加站立时间，其顺序为靠平台站立→扶床站立→靠墙站立→平行杠内站立→扶拐站立→扶人站立。在家庭中依据家庭家具设施和小区设施进行立位平衡与稳定训练，然后在两腿间移动重心，进而以腹背肌带动骨盆提起一腿做原地踏步和向前迈步行走。

视频42

（4）平行杠内行走（视频43）　可在家庭设置平行杠或在小区内的矮双杠进行训练。患者下肢佩戴矫形器，双手握持平行杠站立（家庭中可用栏杆等其他牢固的固定物代替）；家属一只手扶住患者髋部，另一只手扶住患者胸部；患者挺胸站直，站立时间逐渐延长，每次站立20～30分钟。平行杠内步行为四点步走、一两点步走、一拖步走、一小摆动步走、一大摆动步走，再过渡到扶腋杖站立，逐渐站稳后行走。

视频43

（5）轮椅练习（视频44）　包括操纵轮椅的练习、上下轮椅和转移轮椅的练习，最终达到熟练使用轮椅。①辅助转移训练（由轮椅转移到床上）：家属面对患者，双膝抵住患者双膝；患者身体前倾，用双手扶住家属肩部，家属双手扶患者臀部，用力将患者托起；帮助患者缓慢转移到床上。②向前方转移训练（由轮椅转移到床上）：将轮椅正对床边并固定住；患者将双腿放到床上；患者双手扶轮椅扶手，用力支撑，将臀部从轮椅前方移到床上。整个过程中家属在一旁保护，严防轮椅倾倒。③向侧方转移训练：将轮椅斜对床成45°角并固定住；患者一只手撑床，另一只手撑轮椅外侧扶手，使臀部离开轮椅而转移到床上。

视频44

（6）作业疗法　仰卧时可折纸、编织；使用轮椅后可用锤和锯等做木工、坐位套圈、做投球游戏；用起立桌或靠家庭桌做些手工艺制作、缝衣服、织毛线、打算盘、使用电脑、写字、绘画等。

（7）残存肌力训练　残存肌力训练对于截瘫患者非常重要，根据患者残存肌力的大小，可以选用不同的抗阻训练方式，比如佩戴沙袋抬腿、用弹力带做屈伸训练等。此外，还可根据患者的功能进行卧、翻身、坐、站、立、行、上下楼梯、跑、脱衣、持筷、系带、解扣子、穿鞋等训练。

2. 截瘫感知觉障碍居家康复

脊髓损伤或疾病造成的截瘫患者感知觉障碍，一方面可以遵医嘱给予维生素 B 族等营养神经治疗和高压氧治疗，也可以用针灸、理疗、按摩、热敷等治疗。截瘫患者的感知觉障碍主要为损伤平面以下感觉障碍和损伤平面的局部异常感觉两种类型。对于损伤平面以下的感觉障碍，常为麻木和感觉消失，需要增加局部的感觉刺激，比如用粗毛巾或软毛刷进行擦拭，辅以家庭按摩等治疗。对于损伤平面附近的异常感觉，常为神经根刺激造成的神经支配区刀割样或束带样疼痛，属于感觉过敏症状，局部可以用家庭冰袋进行局部脱敏或按摩脊柱两侧减轻症状。对于部分患者存在心理障碍导致的感觉缺失或感觉过敏，可以给予家庭心理疏导，必要时寻求专业心理支持。

感知觉障碍居家康复注意事项：

（1）患者家属施加感觉刺激时应防止肢体痉挛加重。

（2）感觉训练疗效非常慢，甚至可能完全没有效果，需要耐心坚持。

（3）家庭训练中要避免因训练造成新的损伤，比如烫伤、冻伤。

（4）感觉训练要和运动训练结合起来，可以由家属或患者本人对患者瘫痪肢体进行被动活动，同时加强残存肌力训练。

（5）结合家庭按摩进行深感觉训练。用手法挤压截瘫肢体关节，训练足底触地的感觉，通过体位摆放、言语刺激、视觉引导、牵拉、推挤、牵张、节律震动和运动模式变换等训练深感觉。

（6）浅感觉障碍，通过对皮肤施加各种温、痛、触、压觉性刺激来训练，对感觉障碍程度较重的患者可施加较强烈的刺激，但注意不要引起痉挛和损伤。

3. 截瘫大小便障碍居家康复

很多截瘫患者都存在大小便障碍，表现为失禁或潴留两种形式。截瘫大小便障碍的康复训练包括感知觉训练和括约肌运动训练，可以参考偏瘫大小便障碍的康复训练方法。

（1）大便障碍的居家康复　截瘫患者因为疾病本身造成的肠道神经控制障碍，加上卧床和进食少，胃肠蠕动慢，易发生便秘等问题。能够自主排便的患者容易出现用力过猛后肛门出血。而大量截瘫患者无法自主排便，需要养成规律的饮食、饮水习惯，多摄入蔬菜和水果等纤维多的食物；排便前按摩腹部，必要时使用开塞露辅助排便。需要了解的是，如果便秘时间较长、大便干结，需要使用多支开塞露方可奏效。对于大便失禁的截瘫患者，可以让家属用手法进行肛周局部按摩，并及时清理大便，预防压疮形成，还可以参考偏瘫大小便障碍的康复训练方法进行括约肌力量训练。

（2）小便障碍的康复方法　截瘫患者尿潴留非常常见，需要制订饮水计划和进行间歇导尿训练，定期去医院进行膀胱动力学和残余尿量检查。对于存在尿失禁的患者，需要加强家庭护理，避免皮肤、黏膜感染，可以用滑石粉或氧化锌油涂抹于会阴部以保持干燥。此外，可参考偏瘫大小便障碍的康复训练加强括约肌肌力。

间歇导尿和饮水计划：执行间歇导尿前3天，由家属指导患者按饮水计划饮水，每天饮水量控制在1500～2000ml，按进食、居家康复时间进行合理分配。睡前3小时、20：00—06：00不宜饮水，每次饮水不超过200ml。避免饮用（食用）浓茶、咖啡、含乙醇等利尿性饮料和水果（如西瓜）。如需饮用，可增加间歇导尿一次。根据康复训练时间、饮水计划、膀胱容量、残余尿量协助患者制订间歇导尿时间和次数。每次间歇导尿前5～10分钟进行意念排尿训练，诱导患者通过想象排尿。间歇导尿一般每日4～6次，每次导尿量不超过自身膀胱安全容量（由医院定期检查确定）。间歇导尿方法建议在住院期间学习和掌握，注意避免操作不当造成的尿道损伤和尿路感染。

4. 截瘫心理障碍居家康复

截瘫多为突发性疾病，脊髓颈膨大以上横贯性病变引起的截瘫为高位截瘫，第3胸椎以下的脊髓损伤所引起的截瘫为双下肢截瘫。大部分患者由于瘫痪引发严重心理障碍而对人生丧失信心，十分影响康复效果和生存质量。

大多数截瘫为外伤或突发疾病造成，患者属于创伤后心理障碍。他们对突然丧失或降低的生活能力难以接受，以及随着"立即治愈"的希望完全破灭，患者往往陷入长期绝望和抑郁、焦虑之中。几乎所有患者在伤后均有严重的心理障碍，包括极度压抑或忧郁、烦躁、创伤后应激障碍（PTSD），甚至精神分裂症。截瘫患者居家康复治疗过程中，首先应积极开展心理疏导和心理治疗，提升家庭心理支持水平。

（1）自我康复方案

①直面负面情绪，积极就诊，寻求专业心理治疗：截瘫后患者发现自己存在负面情绪时，往往沉重无助，也常面临着生活、工作、家庭、经济改变的重大挑战。患者应积极寻求帮助，可以就诊于综合医院精神心理科或精神专科医院，寻求专业心理支持。一般情况下的治疗方案是药物治疗与心理治疗相结合的综合治疗。药物治疗过程中，需要遵医嘱系统服药，禁止擅自停药、断药和减量。心理治疗要寻求专业心理工作者的长期治疗。此外，患者可以阅读心理学图书或名人传记，从而提升自己处理心理问题的能力，积极寻找自己还拥有的心理资源，包括朋友、技能等。截瘫并不等于人生末路，患者需要正视困难，积极进行康复训练才是最佳应对措施。

②增加人际互动，寻求社区与社会支持：居家康复后，患者可以经常向信赖的好友倾诉，同时可在社区寻求相关疾病康复的医疗政策支持，减轻家庭的经济负担。通过社区康复机构和医院联络病友，病友间关于疾病的发生、进程、变化、预后等有很多话题，沟通交流常常能有效缓解患者的不良情绪。

③自我放松训练：详见偏瘫心理障碍居家康复，有放松训练技术的详细介绍。

（2）家庭康复方案

①首先需要识别患者的心理问题和严重程度，具体可参考偏瘫心理障碍识别章节。抑郁状态下的患者往往缺乏活力、思虑重、情绪低沉，此时也是患者最为困难的人生阶段。对于需要就诊的心理问题，应及时带患者就诊并务必遵医嘱系统服药，禁止擅自停药、断药和减量，确保药物有效服用。若患者需要专业心理治疗，则积极寻找专业且适合的心理工作者开展长期心理治疗。对于存在自杀倾向的患者，家属不仅需要增加关注和照料，还需要预防和避免自杀事件发生，尤其需要及时观察和疏导患者的不良情绪。截瘫后患者情绪烦躁、低沉或陷入抑郁，极其需要家庭成员的理解与包容，并提供生活照料和情感支持，给予患者生存的信心和继续生活的信念。亲友应鼓励患者诉说心中的愁苦、担忧、郁闷、无奈与无助，允许他们哭泣，消化患病后经历的种种情绪，倾听他们对自己人生的感受和理解。同时，家属和照护者也应对患者的经历给予真诚的理解和同情，用积极的态度和话语支持患者。如遇患者出现自伤、自杀想法和行为，说明抑郁情绪并未得到有效控制，应及时就医。家人的鼓励和精神

支持，对患者重建生存生活信心十分重要。

②家庭成员和照护者应关注自身心理变化，并积极寻求帮助。家庭成员和照护者也同患者一道经历了疾病的发展过程，深切体验了患者的痛苦与生活艰辛。家庭生活模式的改变与长期照料和经济负担所造成的压力，也让患者家属精疲力尽，他们亦是心理上需要关注的人群。患者家属一般也存在焦虑、抑郁情绪，一方面他们需要自己尽力解决不良情绪，必要时寻求专业帮助；另一方面也得对自身心理抗挫折能力进行建设和提升，及时排解自身情绪和压力，积极应对生活的困难，积极寻求身边亲友的支持与帮助，提高自身成熟度。这是截瘫患者家属所要面临的任务，可参考偏瘫心理障碍居家康复章节掌握一些自我放松训练的技术。

5. 截瘫日常居家护理

（1）日常活动训练（视频45）

①翻身训练：训练的目的是防止患者身体局部长时间受压而导致压疮。患者仰卧，双上肢上举，用力向左右甩数次，利用惯性向一侧翻身。

视频45

②坐起和坐位平衡训练：

坐起训练：患者仰卧，一只手拉住绑在床尾的带子，另一只手撑床，抬起上身，支撑身体坐起。

坐位平衡训练：患者坐位，双腿伸直，双手慢慢向上抬起，保持身体平衡。逐渐增加双手抬起的次数，延长抬起的时间。

（2）日常移动训练（视频46）

①支撑训练：患者坐位，双腿伸直，双臂用力将身体撑起，使臀部离开床面。

②减压训练：固定住轮椅，患者双手支撑轮椅扶手，双臂用力将身体撑起，使臀部离开床面。家属要鼓励患者每隔半小时做一次该训练，以防压疮。

视频46

③移动训练：

前方移动训练：患者将双手放在身后支撑床面，臀部离开床面向前移动。

侧方移动训练：患者将双手放在身体两侧支撑床面，臀部离开床面向左或向右移动。

（3）转移和轮椅训练（视频47）

①辅助转移训练：家属面对患者，双膝抵住患者膝部，双手扶患者臀部，将患者托起。患者身体前倾，用双手扶住家属肩部，在家属辅助下缓慢转移到床上。

视频47

②向前方转移训练：将轮椅正对床边并固定住，患者双手扶住轮椅扶手支撑身体，缓慢从轮椅前方转移到床上。

③向侧方转移训练：将轮椅与床约成 45°角并固定，患者把双腿放在床上，一只手撑床，另一只手撑轮椅扶手，使臀部离开轮椅。

（4）站立训练（视频 48）

①抵膝抱臀站立法：首先让患者双手扶床边，双脚着地，坐于床边；然后家属坐于患者对面，用自己的膝盖抵住患者的膝盖，并让患者用双手抱住家属的肩膀。家属双手用力抱紧患者臀部并往自己的方向牵拉，同时患者双手用力即可站立。以上动作

视频 48

完成后，每次可让患者站立 15～30 分钟，依次递增。如患者有头晕、恶心等不适，可坐下休息片刻重新进行，以便逐步适应。如站立后患者双脚肿胀，可在晚上睡觉时将患者双脚垫高，肿胀即可消退。

②自助站立架站立法：建议购买一个自助站立架帮助患者站立。

（5）行走训练（视频 49）

①扶物行走法：站立一段时间后，可让患者锻炼扶物行走。用膝关节固定器（夹板）固定患者膝盖部位，然后扶家具配合着进行迈步、抬腿等功能重建性锻炼。

视频 49

②助行器的行走训练：用手扶住助行器站稳后，借用腰部和髋关节力量交替将双下肢依次甩出，或者扶住助行器练习蹲下和站起，增强下肢肌力，这样就可慢慢有自主运动，继而用拐杖行走，达到生活自理的目的。患者每日 3～4 小时的康复训练结束后，尽量做半小时以上的瘫痪平面以下肌肉的被动活动，包括揉、搓等按摩手法，促进血液循环，保持肌肉容积。还需进行瘫痪平面以下的各关节被动运动，保持关节灵活，以防关节僵化而影响进一步的功能锻炼。这需要患者家属的积极配合。

6. 截瘫轮椅选配与环境改造

（1）轮椅选配　轮椅是截瘫患者重新恢复社会角色的重要伙伴，它不仅能运送患者，更能为患者长时间的坐位下活动提供支撑，以及扩大患者的活动范围。合适的轮椅能够为患者提供稳定的支持、舒适的感受和便捷的操作。合适的轮椅往往无法直接购买，需要联系医院康复科或康复机构定制。

①靠背高度：需要根据患者病情和瘫痪节段进行确定。

不需要自己驱动轮椅的患者：高度要达到需要支撑肌力的身体位置高度；头部靠背固定时通常需要 125°角，既有活动范围，又起到支撑作用；靠背高度达到头部也无法支撑的重度患者，不可直接将靠背向后倾斜，而是应把前轮抬高 15°，使整个轮椅向后倾，保证重力还是落在髋关节位置。

自己驱动轮椅的患者：靠背高度应低于肩胛下角，这样便于患者驱动轮椅。

②扶手高度：扶手的高度应根据患者上肢活动能力和肩、肘关节活动范围确定。在肩关节外展15°时，测量肘关节到肩关节的直线距离。扶手太高导致患者耸肩，太低则无法有效支撑上肢。

③座椅与地面、座椅与脚踏板之间的高度：

不需要自己驱动轮椅的患者：用自然的姿势将脚放在脚踏板上，大腿和上身成90°，小腿与大腿成90°～100°，不要超过100°。

自己驱动轮椅的患者：臀部紧挨靠背，座椅高度为腘窝到脚底的高度，要适合患者在滑轮椅时用脚蹬地。

脚踏板太低：可以在脚踏板上垫东西。

脚踏板太高：可以在座椅上垫垫子，同时要注意扶手和靠背的相应高度也需要调整。

④座椅宽度：指轮椅扶手挡板间的距离，通常为41～43cm。患者坐轮椅时应留取适宜的空隙，即臀部两侧与挡板之间应留3～5cm的空隙。如果座椅太宽，不易坐稳，操控不灵活，通过出入口时也不方便；如果座椅太窄，大腿外侧与臀部的软组织会长时间受压，形成压疮，同时上下轮椅、转移轮椅时不方便，舒适度会大大降低。

⑤座椅深度：臀部紧挨靠背，腘窝和轮椅之间能伸进去四横指。若座椅太深，可在臀部与靠背之间加垫子进行调整。

⑥座椅软硬程度：患者坐在轮椅上，座椅应为平的。若坐上去后座椅随即凹下去，说明垫子太软，这容易使压力分布不均，此时可以在座椅上放个软硬合的垫子；而太硬的垫子起不到缓冲作用。

⑦座椅压力：患者坐在轮椅上，家属将一只手伸到患者腿下，如果能够比较轻松地伸进去和拿出来，即为压力合适；若手伸进去或拿出来很困难，则表明压力太大。

⑧手轮圈：为防止打滑，手轮圈尽量选择非金属且有纹路的材质。手轮圈和轮胎之间要有适当的空隙，保证手进出自如。若手轮圈容易打滑或者需要长时间驱动轮椅，通常需要戴手套。

⑨侧板和小桌板：截瘫患者可以选择侧板能收起来的款式，方便患者在轮椅和其他座椅之间的转移。小桌板是许多患者非常需要的配件。许多轮椅的小桌板平时收在侧面，用时可拽到面前，非常方便。也有一些轮椅配套的小桌板平时独立放置，使用时插入轮椅。

（2）截瘫患者居家环境改造

原则：根据截瘫患者日常需求和康复训练项目，尽量在家庭实施实用、易行的环境改造方案。

内容：

①光线要充足：患者的活动范围内要保持明亮且不刺眼的光线。所有灯的开关都应安装在方便开启的地方，且开关上需贴反光贴纸，便于及时找到。注意检查开关是否完好。床边放置伸手可及的台灯，在床头放上小手电，眼镜放在易拿取的地方。房间和走廊、楼梯处应安装小夜灯。

②障碍要去除：保持地面平整且不滑，去掉室内不必要的台阶和门槛，扩大门框，便于轮椅移动。避免东西随处摆放，电线要收好或固定在角落，及时清除楼梯和过道的垃圾与杂物。楼梯的每级台阶上应有醒目标识，如门口的台阶去除不了，最好加上防滑贴条，以便患者看清、踩稳每一级台阶。给宠物戴上铃铛，以免被宠物绊倒。

③地板要防滑：室内地面设计应防滑，保持地面平整、干燥；平时避免给地板打蜡，最好选在患者出远门的时候再进行；拿走室内所有的小地毯（或固定在地面）。卫生间的地面应防滑，尽量保持浴室干燥，在浴缸或淋浴间地板上放置防滑垫，把洗发水、沐浴液和香皂放在方便取用的地方。降低卫生间洁具高度以适应患者使用轮椅洗脸、刷牙。清除厨房的油腻，擦干地板的水渍；把油、盐、酱、醋放在伸手可及的地方，避免患者爬高或弯腰取物。降低灶台和油烟机高度，便于患者自主做饭。

④扶手要稳固：卫生间内多安装扶手，如：马桶周边需安装扶手，让患者在蹲站之间有扶手可以扶；进出淋浴间或浴缸处也应安装扶手。过道要安装扶手，家具最好也有扶手，方便患者扶靠起立、坐下。老旧生锈的楼梯扶手要及时更换。

⑤家具要实用：家具要结实耐用，把边缘修成圆弧形；不要使用有轮子的家具；座椅要有靠背。如能把床和衣柜等家具做成电动折叠式嵌入墙内的话，更能给截瘫患者居家轮椅移动提供便利。衣柜内置物架高度适当并配备晾衣竿，配备自动晾衣架，减少室内门。若有落地玻璃门，最好用有色强化玻璃，以免撞破造成更多伤害。家居环境布置尽量简洁，布局一旦固定就不要经常变动，日用品固定摆放在方便取放的地方，使患者熟悉生活空间。家具不要过高或过低，桌子高度以患者取放物品方便为好；椅子高度以坐位时双脚能完全踩在地面为宜；床的高度要和膝盖差不多高；衣柜的高度以不需要垫脚即可取物为宜。床垫软度适中，不宜太软或太硬。

7. 截瘫常用康复辅具介绍

（1）截瘫进食辅助器 常用的一种进食辅助器是由一条环绕手掌的硬质皮带构成的，用尼龙搭扣束紧，在皮带掌侧有一插口，连接食具，患者可以用来进食。此外，还有一种凹形塑料进食夹：将手掌从塑料的凹形开口处滑入后，依靠塑料弹性，进食夹稳固地夹住手掌；凹形塑料进食夹掌侧有一插口，将食具手柄插入可用来进食，适用于高位截瘫而握力丧失的患者。

（2）剃须刀夹持器　是一种环绕食指，经中指掌侧再绕无名指的金属套。可将剃须刀固定，供握力丧失者使用。

（3）穿衣辅助器　是一端带金属钩的袖套，可拉衣服拉链；另一端为略呈菱形的钢丝环，可帮助扣好纽扣。

（4）书写辅助器　将铅笔插入一个皮套，置于拇指和食指之间，中指固定铅笔下端，用尼龙带缠绕手指，用尼龙搭扣固定，适用于握力丧失的患者。

（5）排泄辅助器具　如椅子排便器，稳定性好，可装上小车轮，或给轮椅装上便器。

（6）洗脸毛巾套　用毛巾套作为洗脸的工具。

（7）粗柄梳　用粗柄梳梳理头发。

（8）防压疮垫　选择良好的床垫和坐垫对预防压疮有帮助。垫子的性能要使承重面积尽量增大，均压型设计方便皮肤散热、透气。

（9）矫形器　可使用髋、膝、踝、足矫形器来稳定支撑下肢。

（10）助行器　使用拐杖、助行器进行站立和行走训练。

8. 截瘫居家中医康复

（1）穴位点按疗法　穴位点按具有疏通经络、调畅气血的作用，适合平时没有条件做针刺治疗的患者。穴位点按疗法对改善截瘫患者的膀胱功能，减轻肌肉萎缩、神经病理性疼痛，以及运动功能的恢复有促进作用。

取穴：督脉的百会、大椎、身柱、神道、至阳、筋缩、脊中、命门、腰阳关，脊髓损伤平面上下各 1~2 个棘突旁的夹脊、环跳、阳陵泉、足三里、三阴交、悬钟、解溪。上肢瘫痪者加肩髃、肩髎、曲池、手三里、外关、合谷，排便障碍加天枢、支沟，排尿障碍加气海、中极、水道、秩边。

操作方法：软瘫期顺时针按揉，之后逆时针按揉相同的时间；痉挛期逆时针按揉，恢复期顺时针按揉；每穴按揉 5~10 分钟，每次按揉 30~50 分钟；每日 1 次，10 次为 1 个疗程，中间休息 2 日再进行下一疗程。

（2）艾灸疗法　艾灸具有温经散寒、扶阳固脱、消瘀散结、防病保健的作用。

艾灸取穴因人因病而异。一般来说，出血性疾病在出血后 3 个月内不能进行艾灸治疗，病情不稳定的患者和发热的患者也不能进行艾灸治疗。颈髓损伤可以艾灸大椎穴；胸腰髓损伤可以艾灸夹脊穴；对于长期卧床的软瘫期患者，可以艾灸关元、涌泉和截瘫肢体；存在大小便障碍的患者，可以艾灸中极和骶尾部。特别需要注意的是，对于存在感觉障碍的患者，施灸者可将中指、食指分张置于施灸部位的两侧，这样可以通过施灸者手指的感觉来测知患者局部的受热程度，以便随时调节施灸距离，防止烫伤患者；如果患者没有感觉障碍，可以采用坐灸或会阴灸，每日灸20分钟即可，不仅有利于躯干平衡，还可以帮助大小便障碍恢复。因个人体质不同，艾灸量因人因病而异，建议先进行中医辨证后再在家中实施。艾灸后部分患者会出现"上火"症状，提示需要调整灸法、灸量。

操作方法：将艾条一端点燃，对准应灸的穴位，距离皮肤5～8cm进行熏烤，使局部有温热感而无灼痛为宜，一般每个穴位灸5～10分钟，至皮肤出现红晕为度。艾灸顺序一般为由背至腹、由上至下。尽量白天施灸，每日1次，10次为1个疗程，中间休息2～3日再进行下一疗程。

（3）推拿疗法　推拿可以促进经络气血运行、降低肌张力、加快肢体功能恢复，同时也能预防并发症的发生。具体操作可以根据不同部位采用不同手法，每日1～2次，每次30～50分钟为宜。

①腰背部（视频50）：首先从上至下按揉患者腰背部，其后沿督脉和两条足太阳膀胱经由上至下掌推腰背部，然后再点揉督脉和足太阳膀胱经的穴位，如大椎、命门、肺俞、脾俞、肾俞等。

视频50

②四肢部位：软瘫期用手指点按手、足三阳经腧穴，配合四肢关节摇法；硬瘫期采用拿、揉、搓等手法按摩瘫痪肢体以降低肌张力，手法要柔和，避免猛烈刺激。

③便秘者：用手掌顺时针按揉患者下腹部（以肚脐为中心）5分钟，不宜在进餐后1小时内进行；手指按揉双侧天枢穴，每侧5分钟；指推手阳明大肠经（由下廉推至阳溪），每侧300下。

（4）拔罐疗法　拔罐疗法具有通经活络、行气活血、消肿止痛等作用。

背部拔罐，选择口径适当的火罐，自脊髓损伤平面开始沿督脉和足太阳膀胱经向下至臀部；四肢拔罐时采用小口径火罐，下肢选取环跳、风市、伏兔、足三里、丰隆、悬钟等穴，若有上肢瘫痪取肩髃、臂臑、曲池、外关等穴。每次留罐10～20分钟，隔日1次，或背部和四肢交替进行，每日1次。10次为1个疗程，中间休息3日再进行下一疗程。特别需要注意截瘫患者存在异常感觉的部位，留罐时间要短，并注意观察局部皮肤状态，发现水疱等异常表现时局部涂抹抗生素药膏避免感染。

（5）传统运动疗法　截瘫患者卧床阶段即可进行床上锻炼，运动量由小到大、由弱到强。如上肢可做太极拳中的云手、倒卷肱等动作，重复练习。还可以结合气功康复，如大小周天等。

（6）饮食疗法　可选用补益脾胃、强壮筋骨、温通督脉的饮食，多用血肉有情之品，取用动物的脊髓、脊骨煮汤或煮粥，如羊脊骨粥等。

（三）截瘫居家康复注意事项

1. 居家训练不当的表现和处理方案

操之过急、训练量过大导致患者出现跌倒、骨折等二次伤害，需要和医务人员及时沟通调整居家康复方案。

患者心理状态不积极，以消极心态面对康复训练时效果不好，需要以心理治疗为重点，调整好心理状态后，循序渐进进行康复训练。

病急乱投医，各种不适当的康复措施都用在患者身上，导致患者出现烦躁，此时需要理性客观看待患者病情，及时和医务人员沟通后根据规律进行康复训练。

2. 预防脊髓损伤的注意事项

（1）预防脊髓损伤首先要加强锻炼，增加日晒，保持心情愉快，提高免疫力，预防脊髓炎发生。

（2）脊髓损伤一般由从高处坠落、暴力伤害、交通事故等引发，也有可能是运动受伤造成的。所以患者平时在生活当中要注意人身安全，比如在乘车时要系安全带，以免出现意外伤害。

（3）有腰椎病和颈椎病的患者，平时要通过体态调整和康复治疗改善或避免发展为脊髓型椎间盘突出。保持良好的动静态姿势，不要长时间让脊柱维持一个动作，避免久坐、久站。

3. 突发脊髓损伤的家庭急救

（1）急救包扎　当遇到患者发生意外时，首先紧急拨打"120"将患者送往附近医院。如果救援人员无法及时赶到，患者有明显伤口时，应立即包扎止血，未知是否存在骨折的情况下不应轻易翻身。如果患者伴有呼吸困难和昏迷，必须首先清理患者的口腔分泌物，以确保患者呼吸道通畅。对于高位脊髓损伤的患者，应以最快速度联系医务人员进行气管切开。

（2）紧急运输　在患者的紧急运输过程中，必须确保患者的头、颈和躯干处于受伤时的姿势，不得改变受伤时脊柱的位置。如果患者的损伤部位在颈部，更应小心处理和固定，可用毛巾裹着硬纸板包绕患者颈部。不要抬起患者的头、躯干或让其坐起来，用平担架或门板来抬患者。如果是长途运输，应取出患者口袋里的硬物，以防止压疮。

（3）处理伤口感染　如果患者有较大伤口感染可能，在条件允许的情况下，可口服广谱抗生素治疗。在处理脊髓损伤时，同时需要处理患者其他部位的损伤，以防止并发症。

4.截瘫患者须定期到医院复查

截瘫患者要定期去医院复查，以评估功能状况并及时调整后续康复计划。

（四）截瘫常见心理障碍的家庭识别和处理

1.截瘫患者常见心理障碍

（1）抑郁状态　因为截瘫的康复效果相对偏瘫更差，抑郁状态为截瘫患者最常见的情绪问题。具体表现：①不明原因的情绪低落；②对以前感兴趣的事不再感兴趣；③怎么也高兴不起来；④变得自信心不足和自卑；⑤经常责怪自己，甚至觉得自己有罪；⑥有轻生的想法或行为；⑦思维迟缓、注意力下降、学习和工作效率低下；⑧感觉脑子像一团糨糊，不愿意说话，也不愿意活动；⑨食欲减少或增加，并伴随体重相应的变化；⑩睡眠障碍，比如入睡困难、早醒；⑪性功能下降。

以上症状在近2周的大部分时间都存在，而且至少满足4条就可以认为处于抑郁状态，需要及时干预治疗。

（2）焦虑状态　截瘫患者的焦虑多源于损伤发生时的创伤情境，截瘫1年以上的患者焦虑水平仍高于一般人群。焦虑不随病程延长而下降。此外，部分患者的焦虑源于生活压力，具体表现为：

①认知方面：对事情经常放心不下，前思后想，担心未来。

②行为方面：表现为做事瞻前顾后、举棋不定、难以决断。

③生理方面：主要表现为头胀、头痛、头晕，部分患者会出现睡眠障碍、烦躁和思虑过多的表现，如眼袋较深、出现黑眼圈等。

（3）愤怒心理　常发生于长期居家康复却达不到理想效果的患者。具体表现为出现心理冲突，出现情绪急躁、无理取闹、反复无常，甚至不配合康复治疗，对家属发火责骂。

（4）自卑心理　由于生活不能自理、行动失去自由、大小便失禁，患者会自卑、自责，甚至丧失生活的信心。具体表现为不愿意见人，不愿意参加社会活动，喜欢独处。与其沟通交流可明显感受到患者的不自信，患者经常出现眼神躲避和言语低微。

（5）依赖心理　部分截瘫患者过分依赖别人的帮助和照料，具体表现为缺乏自立自强的信念、不努力适应新的生活、不愿意使用康复支具、康复训练的主动性不足。

（6）迫切心理　患者迫切希望自己缺损的机体功能在短时间内康复，急于求成，具体表现为对家人和自己提出过高要求、经常烦躁易怒、要求过度训练等。

2. 处理方法

（1）稳定患者情绪　对患者的行为（除危险性与破坏性行为外），要理解与忍让，家属应能理解患者因瘫痪的突然性、严重性和潜在的持久性带来的严重心理负荷。绝不能强行制止患者情绪的自然发展，而应先任其发泄与表现，然后适时适度地劝说与安慰、鼓励，使患者逐渐消除恐惧心理，稳定患者情绪。

（2）建立良好的亲属康复关系　在患者情绪稳定之后，亲属通过礼貌、诚恳、文雅的语言，乐观的情绪，热情的态度，来启发、开导、影响患者，取得患者信任。这是做好居家康复的先决条件。用亲情激励患者，耐心倾听其陈述和需要，用亲切的语言、周到的照料支持患者，使患者摆脱悲观、孤独的心理，面对现实，树立战胜疾病的信心。

（3）做好生活照护，减轻患者身心痛苦　截瘫后患者生活不能自理，给予患者耐心、周到的照护，积极进行家庭环境改造，解决其因肢体功能障碍带来的生活不便。尽量满足患者的合理需要，减轻其心理压力，尽量增加患者的舒适感，减少其痛苦，避免新的应激发生。

（4）争取亲朋好友和社会支持　因长期居家康复，离开了熟悉的工作、学习环境，给家庭带来了沉重的打击，患者担心自己因伤残而遭到亲人、朋友的嫌弃。特别是青年患者，他们担心自己的恋爱、婚姻受到影响而情绪低落。家属应鼓励患者的亲人、朋友、同事经常来探望、安慰、鼓励患者，除了满足其物质上的需要，更重要的是给予情感支持，多给予关心和照顾，从而消除其负性情绪，增强其自尊心和对生活的信心。

（5）心理疏导和支持　用乐观主义精神和一些身残志坚的典型事例激励和安慰患者，使其热爱生活，树立坚定信念，做生活的强者，克服自己的性格弱点，保持良好的心理状态。

（6）正确指导康复功能锻炼，增强患者康复信心　按摩瘫痪双下肢并做双下肢的被动活动，每日3次，每次30分钟，促进瘫痪下肢的血液循环，预防肌肉萎缩和关节僵硬。鼓励患者积极锻炼健康肢体，发挥其有效代偿作用，增强患者的康复信心。

第三章　骨折患者居家康复

一、骨折概述

外力导致骨的连续性中断称为骨折。因此从概念出发，骨折必须具备两个因素：一个是外力，另外一个是骨的连续性中断，二者缺一不可。

（一）发病因素

从骨折的定义可以将骨折分为不同的类型。根据外力的性质可以把骨折分成一般意义的骨折，以及骨本身病变导致骨承受外力的能力下降，从而在一个不大外力的作用下就产生骨折的所谓自发性骨折。实际上没有一个骨折是真正自发的，只是外力太小有时被忽略了。这种基于骨疾病发生的骨折也被称为病理性骨折。显然，一般意义的骨折与在疾病基础上发生的骨折的治疗和预后均有明显区别。比如一个肋骨肿瘤患者，可以在平时完全没有症状，但在突然打了一个喷嚏后发生肋骨骨折。这是打喷嚏时肋间肌突然强烈收缩，外力作用于病变的肋骨，肋骨本身已经不具备抗张能力，遂导致骨折。类似的情况还出现在骨本身的代谢性疾病包括骨质疏松的情况。根据骨本身的结构不同可以把骨折区分为长管状骨的骨折或是松质骨的压缩性骨折，根据骨折端的形态将骨折分为横断、螺旋、粉碎等类型骨折，根据骨折后的骨折端的稳定情况分为稳定性骨折和不稳定性骨折，根据骨折发生的机制分为一次暴力导致的骨折和慢性多次暴力作用而发生的骨的连续性逐渐中断的疲劳骨折。这些分类的目的除了阐明骨折的病理机制外，还是治疗骨折的临床需要。

1. 病因

（1）创伤　可造成创伤性骨折，按作用力不同可分为三种形式。

①直接暴力：暴力直接作用使着力部位发生骨折，如撞击、挤压、火器伤等，骨折特点为常合并周围软组织损伤。

②间接暴力：暴力通过纵向传导、杠杆作用、扭转作用或肌肉猛烈收缩，使远离外力作用点的骨发生骨折，如桡骨远端骨折（传导）、锁骨骨折（杠杆）、髌骨骨折（股四头肌收缩）。

③积累性劳损：长期、反复、轻微外力，直接或间接损伤造成特定部位骨折，又称疲劳性骨折，如行军骨折（第2、3跖骨骨折）、腓骨下1/3骨干骨折。此类骨折的特点是骨折和修复同时进行。

（2）骨骼疾病　病理性骨折，如骨肿瘤、骨结核、骨髓炎等，即使遭遇轻微的外力，或无外力的条件下，也可发生骨折。目前最常见的是骨质疏松造成病理性骨折。

2. 流行病学

中老年人群骨质疏松性骨折发病率较高，患者群体主要为60岁以上的老年患者。骨关节病是老年骨质疏松性骨折最为常见的疾病，故在临床过程中应该加强对中老年患者和骨质疏松性骨折疾病的治疗与预防力度，提醒中老年患者应积极做好健康体检。

骨盆骨折以男性中青年居多，绝大多数由高能量损伤所致，合并伤发生率较高，易发生休克。需要对高危人群加强安全教育和培训，从而有利于提高创伤救治水平和医疗质量，降低骨盆骨折的发生率，进一步减少伤残率和死亡率。

军事训练和体育竞赛致下肢应力性骨折的全年发病率为6.2%，新训人员多发，以胫腓骨和跖骨骨折为主，分别占骨折总数的49.6%和35.7%，长时间急行军及5km越野跑是主要致伤科目，超负荷或短时间内超强度训练是主要致伤因素。

3. 危险因素

绝经期后的女性、老年人、某些疾病的患者和有不良生活习惯者是骨折的高发人群，以下为常见引发骨折的危险因素。

（1）使用药物

①镇静催眠药：如苯巴比妥、地西泮（安定）可明显增加跌倒次数和骨折的危险。

②抗精神病药：抗精神病药、抗抑郁药可明显增加髋关节骨折危险。

③糖皮质激素、甲状腺素、肝素：长期应用可使患者骨密度降低，发生骨质疏松性骨折的危险性增加。

（2）某些疾病　库欣综合征患者发生骨折的危险较一般人高。部分自身免疫性疾病患者，由于炎症、活动能力低下和长期激素治疗，骨质大量丢失，亦属骨折的高危人群。另外，骨质疏松、先天性成骨缺陷、体重低于最低标准值的10%、糖尿病并发糖尿病足等，均可作为骨折的预测因子。

（3）生活习惯　Dawson的一项调查发现，饮酒人群的骨折发生率是非饮酒人群的2.6倍，发生髋关节骨折且于1年内的死亡率也增加。部分腭骨骨折与过量饮酒有关。低钙、低蛋白饮食，维生素D摄入不足均会降低骨密度。咖啡因、烟草、药物（如大麻、可卡因、鸦片制剂）也会降低骨密度。活动量不足亦属骨折危险因素。

(二)临床表现

大多数骨折一般只引起局部症状,严重骨折或多发性骨折可导致全身反应。

1. 常见症状

骨折的一般表现为局部疼痛、肿胀和功能障碍。骨折时,骨髓、骨膜和周围组织血管破裂出血,在骨折处形成血肿,以及软组织损伤所致水肿,使患肢严重肿胀,甚至出现张力性水疱和皮下瘀斑,由于血红蛋白的分解,患肢可呈紫色、青色或黄色。骨折局部出现剧烈疼痛,在移动患肢时疼痛加剧。局部肿胀和疼痛使患肢活动受限,如为完全性骨折,可使受伤肢体活动功能完全丧失。

2. 伴随症状

(1)发热 骨折后一般体温正常,出血量较大的骨折,血肿吸收时体温略有升高,但一般不超过38℃。开放性骨折体温升高时,应考虑感染的可能。

(2)休克 骨折所致休克的主要原因是出血,特别是骨盆骨折、股骨骨折和多发性骨折,出血量大者可达2000ml以上。严重的开放性骨折或并发重要器官损伤时亦可导致休克。

3. 骨折的特有体征

(1)畸形 骨折段移位可使患肢外形发生改变,主要表现为短缩、成角或旋转。

(2)异常活动 正常情况下肢体不能活动的部位,骨折后出现不正常的活动。

(3)骨擦音或骨擦感 骨折后,两骨折端相互摩擦时可产生骨擦音或骨擦感。

4. 对日常生活活动能力的影响

大多数骨折发生后会造成严重疼痛和活动受限,严重影响日常生活。部分病理性骨折因病程较久,疼痛相对不明显,但一旦发生也会严重影响患者的活动能力。此外,由于骨折愈合需要3~6个月甚至更长的时间,对患者功能障碍影响较大。发生在脊柱、颅骨等部位的骨折,还可造成神经功能受损,甚至引起截瘫或意识障碍。

二、 骨折康复概述

(一)骨折康复的定义

骨科康复是康复医学的一个分支,是指对特定部位的骨科相关伤病进行康复，以保全损伤部位最大功能为目的的康复干预方式。骨折康复的任务是进行骨折后功能障碍的预防、诊断评估和康复治疗；目的是预防、减轻或消除骨折各期功能障碍及其影响，帮助患者根据其实际需要与身体潜力，最大限度地恢复其生理、心理、职业和社会生活上的功能，改善其生存质量，提高其独立生活、学习和工作的能力。一般来说，骨折康复比神经康复疗效更好。

（二）骨折康复的各期康复目标和适应证、禁忌证

骨折康复目标在于保持骨折对位稳定良好，促进骨折愈合；防止和消除肢体肿胀；恢复关节活动；防止肌肉萎缩，增强肌力；恢复肢体的功能。骨折康复总体适应证为生命体征平稳 48 小时后，康复治疗不会加重病情。骨折康复总体禁忌证为生命体征不平稳或存在重要器官功能衰竭，可能因为康复治疗导致骨折不稳定或功能障碍加重的一切情况。骨折愈合分成早、中、晚三期，分别应用不同的康复技术进行康复。

早期阶段（骨折后 1~2 周内），康复的目的是促进血液循环、减轻肿胀、防止肌肉萎缩，功能训练以患肢肌肉主动等长收缩为主。

中期阶段（骨折 2 周至骨折的临床愈合），患肢肿胀已经消除，疼痛减轻，骨折处已有纤维联结。此时可逐步开始骨折上下关节的活动，逐渐增加活动强度和范围，并逐渐由被动活动转为主动活动，增加主动的关节屈伸活动，防止肌肉萎缩，避免关节僵硬，减少功能障碍。

晚期阶段（骨折逐渐达到临床愈合标准），促进关节活动范围和肌力的恢复，注意全身功能训练的协调性以及步态训练、耐力训练等康复治疗以达到完全恢复的目的。

各阶段训练重点不同，也有不同的适应证和禁忌证，下面分别从各种骨折康复技术的适应证和禁忌证阐述。

1. 肌力训练

（1）适应证　①失用性肌萎缩；②肌源性肌萎缩；③神经源性肌萎缩；④关节源性肌无力；⑤其他原因引起的肌肉功能障碍。

（2）禁忌证　①各种原因所致的关节不稳；②骨折未愈合且未行内固定处理；③全身情况差，病情不稳定或严重的心肺功能不全。

2. 肌肉耐力训练

肌肉耐力训练与肌力训练的不同之处是轻负荷量、多重复。在肌力训练中，如重复次数过多或持续时间过久，必然导致速度和肌力下降；而在肌肉耐力训练中，如不增加负荷，则不能较快产生肌肉耐力。因此，临床上肌力和耐力训练常结合起来进行。适应证与禁忌证同肌力训练。

3. 关节活动度训练

（1）适应证　①能引起关节挛缩僵硬的伤病，如骨折固定术后、关节脱位复位术后、骨关节炎；②肢体瘫痪；③周围神经损伤导致的关节活动受限。

（2）禁忌证　①骨折未愈合且未行内固定处理；②肌肉、肌腱、韧带损伤急性期；③深静脉血栓形成；④心血管疾病处于不稳定期；⑤关节旁的异位骨化；⑥软组织术后初期。

4. 关节松动术

（1）适应证　任何力学因素（非神经性）引起的关节功能障碍。

（2）禁忌证　关节活动已经过度、关节肿胀、炎症、肿瘤和未愈合的骨折。

5. 神经肌肉本体感觉促进法

该技术以最大阻力和牵张技术，通过近端较强肌肉力量的扩散作用促进远端较弱的肌肉力量，总体运动模式为螺旋和对角线。九种特有技术：节律性启动、节律性稳定、反复收缩、维持—放松、收缩—放松、维持—放松—主动运动、缓慢反转、缓慢反转—维持、缓慢反转—维持—放松。该技术的适应证较广，只要生命体征平稳均可进行；禁忌证与关节松动术相同。

（三）骨折康复治疗原理

骨折康复应遵循个性化的康复治疗方案，要根据患者伤情、骨折类型具体分析并制订治疗计划。骨折康复主要通过改善肌力和血液循环促进骨折部位的愈合，并通过训练和关节松动术重建关节活动度和生物力线，通过神经肌肉促进恢复骨折周围组织的神经控制和骨关节运动功能。特别需要注意的是，关节内骨折和骨干骨折的康复原则与方法是不同的，要注意患者的全身状态。骨折固定方法包括内固定和外固定，不同固定模式也会影响康复方案的制订。内固定分为坚强的内固定和非坚强的内固定。骨折复位固定后，康复就应开始进行，这样能取得较好效果，在康复阶段要特别注意不能影响对位固定。

（四）骨折康复疗效控制因素

1. 及早进行

尽早进行康复治疗不仅有利于减少并发症，也有利于缩短骨折的愈合过程，有利于取得更好的功能疗效。

2. 全身治疗与局部治疗相结合

人体是一个有机整体，骨折的治疗和康复不仅需要关注骨折局部，还应兼顾到全身各系统、各器官的康复，避免发生并发症。

3. 个体化原则

因人制宜，因病而异，正确指导，充分发挥患者的主观能动性。

4. 主动与被动运动相结合

主动治疗有利于肌力恢复，也有利于通过肌泵作用，促进血液循环，加速肿胀消退；被动治疗有助于维持和增加关节的活动度。因此，应在安全的前提下，二者有机结合。

5. 其他

正确认识骨折固定的原理及其可靠性，以骨折坚强的内固定、骨折良好的对线对位为前提。动态评价骨折肢体康复治疗的安全性。

三、 骨折居家康复方法

（一）骨折居家康复概述

1. 骨折居家康复时机

骨折愈合是一个连续不断的过程，一面清除坏死组织，一面再生、修复形成新的骨性结构，可以根据应力需要进行骨小梁重塑和改良。因此，骨折康复原则为边治疗边康复，抓住最佳的康复训练时机可以有效促进骨折愈合和功能重建。

（1）第一期居家康复（愈合期康复） 在医院进行复位固定后，骨折患者在没有其他并发症的情况下，即可进行居家康复，包括骨折愈合的前两期，即指从不能动到能动的这段时期。起始时间为骨折复位并进行固定牵引 2~3 天后，当骨折断端有稳定骨痂形成时，终止此时期训练，即可进入下一期训练。

①固定骨折部位远端或近端关节进行主动或被动训练，每天 2~3 次，每个活动轴位活动 10~20 次，比如前臂骨折固定后，可以活动手指关节、腕关节、肘关节（视频 51）。

视频 51

②在无明显疼痛的基础上，骨折同侧肢体肌肉可做静力收缩，每天 2~3 次，每次 5~10 分钟。静力收缩就是关节不发生屈伸，仅仅肌肉力量发生改变，肌肉长度和肢体位置都不发生改变（视频 52）。

③尽可能维持正常活动，不影响骨折固定的话尽早下床，负重行走，即使必须卧床的患者，也应进行深呼吸、咳嗽锻炼，训练腰背部肌肉，加强健侧肢体锻炼。需要注意的是，如果骨折没

视频 52

有固定好或肌肉力量达不到对抗重力，还是得先从床上训练开始，建议每周与康复科医生沟通康复方案。康复训练方案一定要根据骨折断端愈合情况制订。

④手法理疗包括按摩骨折肢体周围远近端组织，利于消肿止痛；有条件者

还可以用家用理疗设备进行局部热疗、中频电疗等。

⑤关节内骨折外固定视关节稳定程度，可每日取下关节外固定物，让骨折关节进行短时间、不负重的主动锻炼，如在床上进行膝关节的屈伸活动。每次训练后再予以固定，每天1~2次，可逐渐增加强度与次数（视频53）。

视频53

（2）第二期居家康复（恢复期康复）　主要是拆除外固定以后，关节活动度和肌肉力量充分恢复，或者骨折断端骨痂已形成并逐渐趋于稳定。起始时间一般为骨折后7周左右，待骨折断端形成坚强愈合即可进入下一期训练。

①关节活动度训练：包括患者主动运动、家属被动牵伸运动两种形式，目的是恢复骨折关节活动范围，使受累关节进行多方位的主动运动；加强理疗与按摩，可改善关节粘连、促进血液循环；对于较僵硬的关节，可加做关节功能牵引，即在受累关节远端按需要的方向（屈、伸等）用适度力量牵引。

②肌力训练：唯一有效方法是逐渐增加肌肉的抗阻工作量，引起肌肉适度疲劳。有条件的可用家用低中频脉冲电刺激。下肢骨折进行肌力训练要注意不能直接负重，待骨痂形成坚固后从部分负重逐步过渡为全负重，否则容易再次骨折。

待负重能力改善后，下肢骨折术后居家恢复期还应加强站立平衡训练和重力转移训练，由双侧重力转移过渡至单侧重力转移。可先进行双腿支撑的静态平衡训练，逐步过渡到单腿静态平衡和双腿交换的动态平衡训练（视频54）。

视频54

③作业疗法：随着关节活动度和肌力的恢复，应逐渐增加肢体动作的复杂性和精确性锻炼，恢复日常生活和工作能力。上肢侧重于精细动作锻炼，如穿衣、梳洗、写字；下肢侧重于负重锻炼，如下蹲、步行、上下楼梯等。

（3）第三期居家康复（功能期康复）　骨折达到临床愈合标准后仍然需要恢复关节和肌肉的功能。本期主要促进关节活动范围和肌力的恢复，注意全身功能训练的协调性，进行步态训练、耐力训练、心肺训练等康复治疗以达到完全康复的目的。训练方式主要以运动为主，从小运动量逐步增加强度，提升心肺功能和耐力，同时以负重行走等抗阻训练形式增强肌力，同时进行步态训练提升稳定性和灵活性。

①肌力训练：家属指导并督促患者使用弹力带、装有水的瓶子、哑铃等，根据患者的肌力和身体状况，在安全范围内进行骨折肢体各肌群的抗阻训练，从而促进肌力的恢复。

②关节活动度训练：对关节僵硬者，可配合热疗加手法松动，即关节松动术。家属先用热毛巾或家用红外线治疗仪对关节进行热敷后，一只手固定关

近端，另一只手握住关节远端，在适度牵引下，按其远端需要的运动方向松动关节，使组成关节的骨端能在关节囊和韧带等软组织的弹性范围内发生移动。注意力度以不发生疼痛为度。

③负重练习和步态训练：若上肢骨折，在不影响骨折固定和全身情况时，伤后即可尽早下地进行步行训练。若下肢骨折，需根据骨折类型、固定的方式和医生的随访决定何时开始负重练习，并遵循由不负重逐步过渡到部分负重、充分负重的原则进行负重训练。

在站立练习的基础上，依次做不负重、部分负重、充分负重的步行练习。持拐步行训练应从持双拐步行逐步过渡到健侧单拐、单手杖、脱拐步行。

2. 骨折居家康复的适应证、禁忌证

（1）适应证　各种类型的骨折，开放性和非开放性、关节内和关节外、稳定性和不稳定性骨折经过良好复位固定后即可开始。有条件住院康复的患者，建议在医院进行康复至骨痂形成后再居家康复；没有条件住院康复的患者，建议严格按照各期康复原则实施。

（2）禁忌证　骨折局部有炎症，或已发生或易发生病理性骨折者，以及关节内血肿、伤口局部有异物、骨折与脱位尚未妥善处理、生命体征不平稳或伴发重大器官功能衰竭均需暂缓康复治疗至以上情况痊愈。

3. 骨折居家康复方案与医院康复方案的选择原则

随着社会和医学的发展，人们对康复治疗的认识逐渐加深，康复需求日益增加。患者在医院康复治疗后回归家庭，由于缺乏延续性与正确的康复指导，患误用综合征和废用综合征的现象普遍存在。家庭观念中认为骨折后就得静养，常常造成关节挛缩、肌肉萎缩；而盲目活动也不可取，容易因训练不当造成新的骨折或并发症。建议骨折情况和全身情况尚不稳定时选择医院康复，待骨痂形成较为坚固且无其他并发症时，在康复科医生定期指导下进行居家康复。

（二）骨折居家康复方案

1. 上肢常见骨折居家康复

1）肱骨头骨折居家康复

（1）第一阶段（术后 0～4 周）　肩关节被动运动训练（视频55）。佩戴的颈腕吊带在功能锻炼时可摘下。

视频 55

①手指用力握拳，用力伸手指，各持续 5 秒，20 次/组，3 组/天。

②被动前屈上举训练，持续 10 秒，20 次/组，3 组/天。

③钟摆样训练，20 次/组，3 组/天。

④外旋训练，持续20秒，20次/组，1~2组/天。

训练间歇如有疼痛可用冰袋冷敷，6~10分/次。

（2）第二阶段（术后4~6周）　在第一阶段的基础上增加患侧肩关节被动内收、内旋训练（视频56）。

视频56

内收：用患侧手触摸对侧耳朵。

内旋：患侧手持一条长毛巾，放在背后，健侧手由肩部向上拉毛巾，持续数秒，20次/组，3组/天。

（3）第三阶段（术后6~12周）　肩关节主动运动训练（视频57）。X线片示骨折有明确愈合迹象后开始训练，增加三角肌和肩袖的肌力，训练前热敷肩关节20分钟。

视频57

①三角肌等长收缩训练：耸肩，20次/组，3组/天。

②主动前屈训练：用健侧前臂托起患侧前臂向上举过头顶，持续10秒，3次/组，3组/天。

③内旋、外旋范围训练：在门把手上系1根弹力带，利用弹力带的弹力作用练习，10次/组，3组/天。

④外展、外旋训练：双手抱头做外展、外旋锻炼，10次/组，3组/天。

（4）第四阶段（术后12周后）　以肩关节抗阻运动为主，增强肌力和耐力（视频58）。

视频58

①手指爬墙活动，2次/天，30分/次。

②利用木棍做上举、外展、前屈、后伸运动。

③主动训练。

内旋运动：患侧手放在背后，用健侧手握住患侧手用力向上触摸对侧肩胛骨。

外旋运动：用患侧手横过面部去触摸对侧耳朵、肩部，以拉开粘连，改善内收肌等肌肉的功能。

④两臂做划船动作或游泳动作。

⑤抗阻内旋和外旋训练。当肌力增强后，使用墙壁拉力器进行抗阻训练。

2）肱骨外上髁骨折居家康复

肱骨外上髁骨折是临床常见的儿童上肢骨折，多见于3~12岁儿童，占全部骨折的50%~70%。骨折经保守治疗或手术治疗后，常残留肘关节功能障碍，进而影响上肢功能，影响生活质量和发育。正确的早期康复训练能够改善肘关节运动功能，使患儿日常生活活动能力得到提高，并能够减少骨科并发症的发生。

（1）心理治疗　儿童自我控制能力差、配合差，骨折早期普遍存在对治疗的恐惧心理，因此心理治疗是第一位的。对早期训练中产生的疼痛应严格控制，尤其对肘关节屈曲时的疼痛应提前向患儿说明，争取家长和患儿的配合。

（2）运动疗法

①拆石膏前运动疗法主要以肌肉等长收缩和腕手功能训练为主（视频59）。

视频59

肌肉等长收缩：在石膏固定期间，行肱二头肌、肱三头肌等长收缩训练，每组 10 ~ 15 个，每次 5 组，每天 5 ~ 6 次；行桡侧和尺侧伸屈腕肌的等长收缩训练，每组 20 ~ 30 个，每次 5 组，每天 3 次；行指总伸肌、指总屈肌等长收缩，每组 20 ~ 30 个，每次 5 组，每天 5 ~ 6 次。

腕手功能训练：手腕向 4 个方向最大限度地主动活动，每天 3 ~ 4 次，每次 20 个。加强手骨间肌和内在肌的练习，采用皮筋抗阻、握拳抗阻等方法，每天 5 ~ 6 次，每次 20 个。

②拆石膏后运动疗法以肘关节主动或辅助活动为主（视频60）。

视频60

伸屈肘训练（主动训练）：患儿取端坐位，将患肘置于桌上，肩与桌面等高，嘱其用力屈伸肘关节至最大，每组 15 个，每次 2 ~ 3 组，每天 2 次。伸屈肘的比例为 1:2。

助动训练：患儿体位同主动训练，双手平握一木棒，用健侧上肢带动患肢伸屈肘关节，每次力求做到最大范围，并停留 1 分钟，每组 20 个，每次 3 组，每天做 3 ~ 4 次。

主动训练和助动训练的主要目的是提高肘关节屈伸肌肉的自身募集率，提高屈肘肌（肱二头肌）和伸肘肌（肱三头肌）的单位时间内的屈伸强度。主动训练同时提高臂丛神经对屈伸肌肉的支配能力，助动训练主要是用健侧来牵引与运动方向相反的挛缩的关节囊、肌肉、肌腱等。主动训练、助动训练主要是提高肘关节屈伸角度。主动训练对肌力的提高有明显作用，适当抗阻作用更明显。

训练前热疗和训练后冷敷的顺序很重要。训练前热疗主要是提高肘关节周围软组织的顺应性，此时训练尚未开始，组织间无滑动，挛缩和粘连部位未撕开，热疗法可以提高组织温度和增加一定的压迫作用，不会造成组织出血，避免了组织出血导致的骨化肌炎。训练后冷敷时，组织已经开始滑动，主动训练、助动训练使挛缩和粘连的部分撕开，毛细血管充血甚至出血，此时降低组织温度，可以使毛细血管收缩，减少组织充血和出血，同样降低和避免了组织出血导致的骨化肌炎。当前肘关节活动的被动手法主要为关节松动术，需要注意在儿童肱骨外上髁骨折的训练中不提倡使用。因为儿童组织娇嫩，即使是轻度手法也可能造成组织出血和水肿，极易造成骨化肌炎。热疗在运动疗法之前进行。家庭没有条件做蜡疗时，可用塑料薄膜和热毛巾分层包裹肘部，也可用家用红外线灯作用于肘部，每次 15 分钟左右，一定要特别注意不能烫伤儿童皮肤。训练后进行家庭冷敷，可在保鲜袋里加入 2∶1 的冰水混合物进行冷敷，保证其温度控制在 0～4℃，冷敷时间 15～20 分钟，在运动疗法之后进行。

3）尺骨鹰嘴骨折居家康复

（1）第一阶段（术后 1 周，视频 61）　肌力训练和腕、肩关节主动活动。原则：无痛范围内，不引起肘关节的肿胀，练至肌肉轻微酸胀疲劳感，根据自身的感觉，逐渐调整训练量。

视频 61

①抓球：6 秒/次，30～50 次/组，1～2 组/天。

②手指抓小球：6～10 秒/次，20～30 次/组，1～2 组/天。

③手指伸展训练：6～10 秒/次，20～30 次/组，1～2 组/天。

④腕关节牵拉：30～60 秒/次，5～10 次/组，1～2 组/天。

⑤前臂肌群肌力训练：6～10 秒/次，20～30 次/组，1～2 组/天。

⑥腕关节主动活动：20～30 次/组，5～10 组/天。

⑦肩关节主动活动：20～30 次/组，5～10 组/天。

⑧肩周肌群徒手抗阻肌力训练：20～30 次/组，5～10 组/天。

（2）第二阶段（术后 1 周至 1 个月，视频 62）　腕关节和肩关节的肌力训练与主动活动继续保持，可逐渐增加负荷。

视频 62

首先是肘关节屈曲、伸展、旋前、旋后肌群的等长收缩训练。等长收缩即在不引起关节运动的情况下进行的肌肉抗阻训练，6 秒/次，20～30 次/组，1 组/天。

肌力训练结束后开始被动肘关节活动度训练。肘关节的活动有 4 个方向（屈曲、伸直、旋前、旋后）。关节活动度的训练要循序渐进，逐渐增加角度，每天每个方向被动活动 3～5 次，在每个方向的最大位置保持 30 秒至 1 分钟，感觉轻微疼痛即可。

训练结束后，根据肿胀情况冷敷 10～20 分钟。如平时感到关节肿、痛、发热明显，可继续冷敷，每 2 小时 1 次。

（3）第三阶段（术后 1～3 个月，视频 63）　肌力训练可开始等张训练。等张训练即在恒定的阻力下进行关节的抗阻运动，主要训练肘关节屈曲和伸直肌群，20～30 次/组，5～10 组/天。训练阻力和强度都要根据患者的感受及时调整，注意避免训练过度。

视频 63

肌力训练后继续关节活动度的训练，可逐渐加大被动活动力度，循序渐进恢复肘关节活动度直至正常。

需要注意的是，关节角度的恢复因人而异，若每周持续进步则保持原有训练计划，若长时间无进步则需要及时去医院复诊。

（4）第四阶段（术后 3～6 个月，视频 64）　此时若肘关节 4 个方向的角度仍在持续进步但未至正常则继续训练，可适当加大力度。若关节角度和正常仍差距较大且停滞不前则及时去医院复诊。

视频 64

此阶段肌力训练可继续增加难度。肌力训练要选择合适的负荷，以能连续完成 15～20 次的负荷为训练标准。

①抗阻上推掌：15 次/组，1～2 组/天。

②抗阻肩后伸：15 次/组，1～2 组/天。

③抗阻支撑（可加不稳定平面）：15 次/组，1～2 组/天。

（5）第五阶段（后期，术后 6 个月后）　此阶段训练需要根据骨折愈合程度、关节角度恢复程度、关节肿胀程度、关节周围力量状况进行评估，然后再根据现状进行强化肌力、强化关节稳定训练，全面恢复日常各项活动，逐渐恢复体育运动等。

4）尺桡骨骨折居家康复

（1）第一阶段（术后 0～2 周，视频 65）　佩戴保护性支具进行训练。

视频 65

①手指用力握拳，用力伸手指，各持续 5 秒，20 次/组，3 组/天。

②被动前屈上举锻炼，持续 10 秒，20 次/组，3 组/天。

③主动做屈掌和伸腕关节活动，患肢做主动肌肉收缩活动，持续 10 秒，20 次/组，3 组/天。

（2）第二阶段（术后 2～8 周，视频 66）　在无痛状态下，肘关节和前臂达到最大限度主动/被动活动范围（在手术医生同意训练后方可实施）。

视频 66

①肩、肘关节的活动：术后 2～8 周肿胀消除后除继续以上训练外，逐渐开始肘关节活动。方法：将健手托住患肢腕部，做肘关节屈曲，上臂后伸，伸直肘关节，前臂屈。如合并桡骨小头骨折/脱位时，应同时避免肘关节伸直和旋后。

②弹力带下行肱三头肌力量训练，10～15 秒/次，10 次/组，3 组/天。

③可在关节屈伸的最大角度被动固定，15～20 分/次，2 次/天。

（3）第三阶段（术后 8 周至 6 个月，视频 67）　目标是达到最大的关节活动度，增加肌力和肌肉耐力，恢复正常活动。

视频 67

①进行主动、主动辅助、被动关节活动训练。

②增加前臂旋转活动和用手推墙动作。

③弹力带下进行屈肘、伸肘、前臂旋前及旋后肌肉力量训练。每组肌肉训

练 10 ~ 15 秒/次，10 次/组，3 组/天。

2. 脊柱骨折居家康复

1）术后康复注意事项

（1）手术创口愈合需 1 ~ 2 周，但要恢复到接近正常组织强度需要 6 周；骨折愈合需 3 个月，达到坚固程度需 6 个月。骨折未做植骨的，术后佩戴外固定支具 3 ~ 6 周；施行植骨者佩戴外固定支具 3 ~ 6 个月，再根据植骨内固定和外固定的强度进行适当的调整。

（2）脊柱固定术后的下床时间取决于下床后病变部位将承受的载荷。

$$颈椎术后 + 外固定 = 可以早期下床$$

$$胸腰椎术后 + 外固定 = 不可早下床$$

2）脊柱骨折未合并脊髓损伤的康复治疗

（1）第一阶段（卧床期） 建议此阶段在医院进行康复治疗，不要进行居家康复。此阶段训练方案尤其适合颈椎术后患者。

术后 2 小时是绝对卧床期，建议患者去枕平卧，头偏向一侧（颈椎手术除外），这样可以减少误吸和舌后坠的危险，增强脑部血流供应，防止清醒后发生头痛。患者以睡硬板床为佳，床垫不宜过厚，减少脊柱和伤口受压。适当的床上活动有助于防止深静脉血栓形成，患者四肢可做较大范围的活动但手术部位附近一定要制动，注意不可自己随意运动。患者可以在医务人员指导下进行以下床上运动（视频 68）：

视频 68

①轴线翻身：轴线翻身就是头肩部和腰、腿保持在一条线上翻身，同时同向翻动，不能有扭动。其意义在于保证整条脊髓在同一水平线上，防止脊髓扭曲受压。建议患者术后前两天可呼叫护士或家人为其翻身，待伤口引流管拔除后练习自己翻身。

②上肢活动：握拳、屈肘、抬高上臂。

③下肢活动：直腿抬高（抬高角度以患者自身耐受程度为限，建议抬高后腿部在空中停留 10 ~ 15 秒）、主动屈伸膝关节。

④足部活动：足跖屈背屈、踝部旋转。

上述活动建议每组 10 ~ 20 次，每天进行 2 ~ 3 组。

（2）第二阶段（床边活动期） 当患者床上活动自如、能自主翻身，伤口愈合良好、引流管已拔除，尿管拔除并恢复自主排尿时便可进入床边活动期。此阶段主要培养患者的床椅转移能力和支具的佩戴使用。

①支具佩戴（视频 69）：支具必须在床上佩戴，将支具松紧度调整好后可下床活动，上床后再将支具除去。支具佩戴应躺着戴躺着摘，持续 3 个月。佩戴支具要位置准确、松紧适度。支具与

视频 69

躯体紧密接触,过紧易出现压伤,过松则达不到目的。除去支具之前一定要去门诊复查,经医生检查后方可去除。

颈托:颈托是颈椎病辅助治疗器具,能制动和保护颈椎,减少神经的磨损,减轻椎间关节创伤性反应,并有利于组织水肿的消退和巩固疗效、防止复发。建议白天佩戴颈托,休息时除去。患者坐位、侧卧、站立时都需佩戴颈托,既不能过紧,避免呼吸困难和压疮形成;也不能过松,避免固定不牢。每天调整颈托的松紧度,以能张口饮食为度。平卧位时解除颈托,使颈部皮肤休息,但颈部两侧需给予棉垫固定。

胸椎支具:胸椎支具较大且坚硬,建议患者在护士或家人的帮助下佩戴。患者先取侧卧位,将支具后半部置于躯干后面;再取平卧位,将支具前半部置于颈胸腹部,使支具前后边缘在腋中线重叠,用固定带系紧。待患者坐直后调整支具的松紧度。取下方法:患者先取平卧位,按与佩戴程序相反的顺序取下。

腰围:患者取侧卧位,将一侧腰围垫至患者身下,待患者取平卧位时拉出,嘱患者深吸气后固定腰围。患者坐起后调整腰围的松紧度。

②床边活动居家训练(视频70)

视频70

上床方法:从左侧上床时身体在床左边,右手撑床,左手撑轮椅,双腿慢慢移到床上。

下床方法:从右侧下床时先将身体翻向右侧,右手撑轮椅,左手撑床,双腿慢慢移到床下。

床边活动:首次下床后应先在床边静坐3~5分钟,减轻体位突然变化造成的晕感,待晕感消失后手扶床挡在床边站立1~2分钟,如无眩晕感可手扶床挡在床边慢走。

(3)第三阶段(功能恢复期) 此阶段主要锻炼患者颈腰背部肌肉力量,减少失用性萎缩的发生,建议从术后1~2周开始锻炼。

①颈部肌肉居家锻炼方法:在第一、第二阶段训练的同时进行。

术后3个月:如X线片提示骨折已完全融合,则可行颈部功能锻炼,开始做颈部屈、伸、向左、向右活动,然后再做颈部旋转活动。功能锻炼要循序渐进。

前屈后伸:头缓慢向下,尽量使下颌贴近胸骨,用头部的重量牵引颈部,保持5秒,然后缓慢回位;头缓慢后仰,眼睛看向房顶,保持5秒,每组10次,每天3组。

左右伸展:头部缓慢偏向左侧,让左耳向左肩靠近,使右侧颈肩肌肉感到绷紧为止,保持5秒后,然后缓慢回位;头部慢慢偏向右侧,让右耳向右肩靠近,保持5秒,然后缓慢回位。每组10次,每天3组。

左右旋转：双肩放松，头部向左侧扭转，目光尽量看向身体后方，但是身体不能转动，保持 5 秒缓慢回位；头部向右侧扭转，目光尽量看向身体后方，但是身体不能转动，保持 5 秒，然后缓慢回位。每组 10 次，每天 3 组。

注意事项：出院后 3 个月内，起床活动时需佩戴颈托或穿戴支具避免颈部做屈伸、旋转等动作。颈托的解除需经过一段时间的适应，可先在睡觉时取下，以后逐渐改为间断使用，直至彻底解除。注意乘车安全，避免颈椎剧烈屈伸。如颈部出现剧烈疼痛或吞咽困难、梗塞感，可能为骨块移位或脱落，应立即回医院复查。

②腰背肌功能居家锻炼方法（适合胸、腰椎术后患者）：锻炼可预防肌肉萎缩，增强脊柱稳定性，建议术后 7 天开始。先用小燕飞训练，然后用五点支撑法，2 周后改为三点支撑法。每组 10 次，每天 3～4 组，循序渐进逐渐增加次数。腰椎有破坏性改变、感染性疾患、内固定植入、老年和心肺功能不全者不宜进行。

小燕飞训练（视频 71）：俯卧于床上，去枕，双手背后，用力挺胸抬头，使头胸离开床面；同时膝关节伸直，两大腿用力向后离开床面，持续 3～5 秒，然后放松休息 3～5 秒为一个周期。

视频 71

五点支撑法：仰卧在床上，去枕屈膝，双肘部和背部顶住床，腹部及臀部向上抬起，依靠头部、双肘部和双脚这五点支撑起整个身体的重量。

三点支撑法：在五点支撑法的基础上将双上肢抬离床面，此方法较难，建议根据自身承受能力进行。

注意事项：

第一，对于腰肌力量较弱或肥胖的患者来说，"小燕飞"可能比较费力，可以采用五点支撑法锻炼。患者可以根据自己的实际情况，选择适合自己的方法进行锻炼。

第二，腰背肌锻炼的次数和强度要因人而异，每天可练十余次至百余次，分 3～5 组完成。每天可逐渐增加锻炼量。

第三，锻炼时不要突然用力过猛，以防因锻炼腰肌而伤了腰。

第四，如锻炼后次日感到腰部酸痛、不适、发僵等，应适当减少锻炼的强度和频率，或停止锻炼，以免加重症状。

第五，如果已经有腰部酸痛、发僵、不适等症状时，应当停止锻炼或在医生指导下进行腰背肌锻炼；在腰腿痛急性发作时应当及时休息，停止练习。否则，可能使原有症状加重。

3）脊柱骨折合并脊髓损伤居家康复方法

脊柱骨折合并脊髓损伤，不建议早期进行居家康复，待病情稳定后方可进行居家康复，具体康复方案详见截瘫康复章节。

3. 常见下肢损伤居家康复

1）股骨头置换术后居家康复

（1）第一阶段　床上训练（此阶段建议在医院内由医生或治疗师指导下完成，视频72）。

视频72

①术后搬运患者时，患者双膝之间夹软垫并捆绑好，使髋关节于中立位外展10°～20°（中立位即患者仰卧位时，髋、膝关节均伸直，脚尖垂直向上的位置），防止搬运时髋关节脱位。

②术后当天晚上，患肢下加软垫，将患侧髋、膝关节置于稍屈曲、外展位；或者继续双膝之间夹垫子捆绑好，使髋关节外展。

③术后第1天，撤去下肢软垫，伸直患肢防止髋屈曲畸形。

④术后第1～3天训练方案：麻醉恢复后，鼓励患者做踝泵运动，具体方法为踝关节做最大背屈5秒，最大跖屈5秒，背屈、跖屈为一组，每天至少做100组；股四头肌等长收缩练习（患肢做大腿"绷紧"的动作）、臀肌等长收缩练习（患肢臀部做"绷紧"的动作），每次每块肌肉10秒，每组10次，每天3组。

⑤术后第4～7天训练方案：髋关节伸直练习，做术侧髋关节主动伸直动作，或髋下垫枕，充分伸展屈髋肌和关节囊前部，注意避免术侧髋关节置于内收内旋伸直位。

（2）第二阶段　体位转移训练（视频73）。

术后3天至1周，如果患者使用的是骨水泥固定型假体，是初次行髋关节置换术，术中没有植骨、骨折等情况，患者在术后第3天即可下地进行康复训练。

视频73

①站立训练：将步行器放在患者手术侧的腿旁，让患者向床边移动身体将手术腿移到床下，防止手术侧髋关节外旋；健腿顺势移到床下，将身体转正，扶步行器站立。

②坐位训练：每天训练4～6次，每次20分钟。注意坐位是髋关节最容易出现脱位的体位，坐位屈髋角度要小于90°。如果术中关节稳定性欠佳，早期应放弃坐位训练。

（3）第三阶段　步行训练（视频74）。

可先训练站立，可独立站稳后进行行走训练。如为重新翻修的髋关节置换患者，无论骨水泥型还是植骨型术后康复均参考第一次置换术后康复；植骨型需注意下床负重前复查X线，待有稳定骨痂生长后方可负重。负重需从小重量（自身体重的1/4）开始，在助行器辅助下进行，缓慢增加重量，直至完全负重。

术后第 7~8 天，用助行器辅助步行。让患者扶助行器练习行走，注意纠正患者的步行姿势。转身时，如果向患侧转，应先让患肢向外迈一步，后移动助行器，再跟上健肢；如果向健侧转，应先让健肢向外迈一步，后移动助行器，再跟上患肢。

术后第 9~10 天，使用双四脚拐辅助步行时，应先向前移动患侧拐，使健肢跟上，再移动健侧拐，最后患肢跟上。

术后第 11~12 天，使用单四脚拐辅助步行时，患侧上肢持四脚拐，避免患肢过度负重。

术后第 13~14 天，进行上下楼梯训练，上楼时健肢先上，患肢后上，拐随后或同时跟进；下楼时拐先下，患肢随后，健肢最后。

2）全髋关节置换术后居家康复

训练方法同股骨头置换术后，需要注意以下事项：

①患者坐位、站立或平卧时均应避免交叉腿和膝（跷二郎腿、盘腿），避免跪姿，防止髋关节脱位发生。

②平卧时双大腿之间一定要放软垫，以保持双腿分开。侧卧时双腿间应夹软垫，避免过度内旋造成脱位，尽量向术侧翻身，此习惯最少应维持 3 个月。

③当坐、站或卧位时，膝盖和脚尖不能转向内侧，应保持膝盖和脚尖直对天花板或朝向外侧。

④坐位时双足应分开 35cm 左右，不要坐太矮的椅子或太软的沙发，如需要可用枕头垫高坐。双膝的位置最好在髋关节以下水平。

⑤选择一个牢固、直背、有扶手的椅子，有利于站起或坐下。从坐到站立时，应先向椅子边缘滑动，然后拄拐站起。

⑥如厕时使用加高坐便器，使如厕时膝关节的位置保持在髋关节以下水平，禁止蹲便。

⑦站立或坐时身体向前倾斜幅度不能超过 90°，即避免弯腰动作过大，弯腰时双手最好不要超过膝关节。

⑧术后 3~6 个月内不要下蹲拾物。

⑨平时要避免和控制各种感染，患髋有情况随时就诊。

3）膝关节置换术后居家康复

（1）第一阶段（术后 1~3 天，视频 75）　此阶段以促进血液循环，防止血栓形成和防止组织粘连为目的。

①股四头肌等长收缩训练：5~10 秒/次，每天不少于

视频 75

100 次。

②直腿抬高训练：5～10 秒/次，每组 10 次，每天 3 组。

③踝泵运动：每次 5 秒，每天不少于 500 次。

④转动踝关节训练：由内向外转动踝关节，每天 3～4 次，每次重复 5 遍。

⑤膝关节伸直训练：在脚跟下放置一个小垫子保持脚跟不与床面接触。努力绷紧大腿肌肉并伸直膝关节，每次保持 5～10 秒，每组 10 次，每天 3 组。

（2）第二阶段（术后 4～14 天，视频 76）　此阶段重点在于恢复膝关节活动度（0°～120°），其次为肌力恢复锻炼。

视频 76

①在床上屈伸膝关节训练：保持脚在床上滑动，尽量屈曲膝关节，在最大屈曲位保持 5～10 秒，然后伸直膝关节。

②坐位膝关节屈伸训练：坐在床边或椅子上，小腿垂下。用健侧脚跟放在手术侧的脚背处，慢慢地尽量屈曲膝关节，在最大屈曲位时保持 5～10 秒。

③下蹲训练：尽量下蹲，同时脚跟不要离地，坚持 5～10 秒后慢慢站起。

④行走训练：借助助行器或双拐行走，迈出患肢注意伸直膝关节使脚跟先着地，随后整个脚落在地板上，然后前足蹬地弯曲膝关节和踝关节迈出下一步。

（3）第三阶段（术后 2～6 周，此阶段患者已经出院，此为出院后的居家康复计划，视频 77）　继续第二阶段的训练并增加以下训练内容：

视频 77

①股四头肌训练：直腿抬高训练；股内侧肌训练，在腘窝处放一个直径 15cm 的软枕，直腿下压，持续 10 秒，放松，每组 10 次，每天 3 组。

②腘绳肌训练：仰卧位或坐位，患侧屈膝，足跟固定在床上，用力向下蹬床，每次持续 10～15 秒，每组 10 次，每天 3 组。

此阶段的主要目的是增强肌肉力量，保持已获得的膝关节活动度。特别需要注意以下几点：

①避免跌倒。

②避免过多地负重，并且避免在负重的情况下反复屈伸膝关节。

③避免进行剧烈的竞技体育运动。

④保持体重，避免骨质疏松。

⑤避免剧烈跳跃、急转急停。

4）前交叉韧带损伤重建术后居家康复

膝关节前交叉韧带损伤是常见的运动伤之一，若损伤严重或断裂，须行韧带重建术，术后要在康复医生和治疗师指导下进行功能康复锻炼，以尽快恢复功能。

（1）术后第 1 天（视频 78） 减少疼痛和肿胀。患肢抬高，关节周围加冰袋间断冷敷，每次 30 分钟，间隔 2 小时。股四头肌和腘绳肌的训练方法同膝关节置换术后。

视频 78

（2）术后第 2 天至 2 周（视频 79） 使膝关节能够完全伸直甚至过伸；最大限度地减轻肿胀、疼痛；维持股四头肌的主动控制，能够主动达到屈膝 90°。

活动与第 1 天相同，可以坐起、站立、非负重下地走，行走时患侧只能脚尖点地，拄双拐。尽量减少行走，以防止关节肿胀（3 天内患膝周围加冰袋，可以缓解疼痛、减轻肿胀）。进行被动、主动屈膝训练，从完全伸直到屈曲 90°。

视频 79

膝关节被动伸直训练：患者平卧，脚跟垫高，使膝关节完全伸直（需佩戴伸膝支具）。

膝关节最后 5°伸直训练：在腘窝处放一软枕（直径 15cm），直腿下压，持续 10 秒，放松，每组 10 次，每天 3 组。

进行股四头肌静力收缩和直腿抬高训练（直腿抬高需佩戴伸膝支具），必要时进行髌骨活动度训练（由内向外推动髌骨）。

（3）术后 2～6 周（视频 80） 使膝关节屈曲达到 135°，减少膝关节肿胀，增加肌肉力量。患者可以在床上、床下活动。

股四头肌训练：静力收缩、直腿抬高、注意需要加强股内侧肌肌力训练，训练方法见膝关节最后 5°伸直训练。若膝关节可完全伸直，可不佩戴伸膝支具进行训练；如果伸不直，伸膝训练需要佩戴支具。

视频 80

腘绳肌训练：如膝关节能够完全伸直，可平卧屈髋 90°，利用小腿的重力来进行弯曲。若膝关节不能完全伸直，在强化股四头肌肌力训练的同时，在床上取俯卧位，在患侧脚踝处加一个重量适当的沙袋，患侧腿做向上弯曲膝盖的动作，屈曲应至终末端，在终末端用力维持 6 秒，然后缓慢伸直。每组 15 次，每天 3 组。主动肌、拮抗肌同时训练，不会出现肌肉不协调情况。

膝关节最后 5°伸直训练：腘窝下加一个软枕，直腿下压。

（4）术后 6～9 周（视频 81） 使膝关节能够达到正常的伸屈度（伸直 0°，屈曲 150°）。

自由行走：注意训练时间不要过久，过久会造成膝关节疼痛。

视频 81

腘绳肌抗阻训练：俯卧位，健侧腿伸直，弹力带一端固定在健侧踝关节处，另一端固定在患侧足弓处，主动屈膝，每次 5～10 秒，每组 10 次，每天 3 组。

（5）术后 9～12 周（视频 82）　进一步完善膝关节的活动度和增加肌肉力量。

视频 82

负重行走时可在患侧脚踝处加一个 0.5～1kg 的沙袋。

直腿抬高早期仅需对抗自身大腿的重力，待能独立完成后可在脚踝处佩戴 0.5～1kg 的沙袋。

快速行走步速为 120 步/分。

平步跑是指在水平的或坡度极小的马路上跑步，也可自由骑自行车训练。

（6）术后 12 周后　完全恢复膝关节正常的活动度，进一步增加肌肉力量、活动度、柔韧性。

进行各种日常活动，完全负重行走，进行小腿训练（下蹲、脚尖站立），上下台阶。

（7）术后 6 个月以上　可以进行竞技性的活动，适度保护膝关节。

5）髌骨骨折居家康复

（1）早期康复（术后 1～2 周，视频 83）　建议在医院进行，此阶段不适合居家康复。

视频 83

①抬高患肢：术后肢体置于垫枕上，抬高患肢 20°～30°，促进静脉回流，消除肿胀。

②股四头肌等长收缩训练。

③踝泵运动。

④髌骨活动：如无禁忌，可上下左右推动髌骨，特别是从髌骨上方向下推拉髌骨，防止髌骨与关节面粘连，每次 15～20 分钟，每日 2～3 次。

⑤膝屈伸活动训练：术后第 2 天可在治疗师指导下进行膝关节屈伸活动练习。治疗师用手托住患者膝部后方，嘱患者放松，靠小腿重力屈曲膝关节，再嘱其慢慢伸直，3～5 次即可，关节活动范围 >50°。3～4 天后逐渐增大屈膝角度。

⑥患腿负重训练：在患腿骨折愈合良好情况下可下地进行部分负重站立。站立时双腿稍稍张开与肩同宽，进行左右重心转移，患腿逐渐增加负重量。

（2）中期康复（术后 3～6 周，视频 84）　此阶段可以进行居家康复。

视频 84

①关节活动度训练：继续保持之前的关节活动度训练，以恢复膝关节正常的屈伸活动度。

②股四头肌肌力训练：坐于凳子上，两腿稍分开与肩同宽，在患侧腿靠近脚踝处加个重量适当的沙袋，做伸直小腿的动作，伸直小腿后维持 6 秒，然后

控制该腿慢慢放下，每组 15 次，每天 3 组。

③腘绳肌肌力训练：在床上取俯卧位，在患侧脚踝处加一个重量适当的沙袋，患侧腿做向上弯曲膝盖的动作，屈曲应至终末端，在终末端用力维持 6 秒，然后缓慢伸直，每组 15 次，每天 3 组。

④步行训练：注意按照正确步态行走，行走时先在站立位将身体重心移至健侧腿，随后患侧腿向前迈出一步，身体重心随之转移至患侧腿，确定身体站稳后再迈出健侧腿。注意左右脚的放置位置，注意步幅和步频不要引起疼痛。

⑤上下楼梯训练：选择有扶手的楼梯，上楼梯时先迈出健侧腿踏上台阶，患腿保持屈膝，然后健侧腿伸直迈出患侧腿；下楼梯时先迈出患侧腿，健侧腿屈膝在后，然后健侧腿承重，伸直患侧腿迈下楼梯。上下楼梯时注意眼睛向前看，并且保持腰部挺直。

（3）后期康复（视频 85）　逐步恢复膝关节功能。

①慢跑训练：后期膝关节活动度恢复正常，可进行慢跑训练增强下肢耐力，每天可慢跑 20 ~ 30 分钟。

②本体感觉训练：在患侧腿恢复负重能力情况良好的前提下，可让患者把患侧腿放在平衡垫上单腿负重保持稳定。

视频 85

③股四头肌、腘绳肌肌力训练：训练方式如上，其抗阻应达到正常标准，强化下肢肌力。

4. 软组织损伤居家康复

1）肩袖损伤术后居家康复

注意事项：所有肌肉力量训练均需无痛，肩袖修复术后必须保证 4 周内无关节主动活动，在不做训练时肩关节必须以支具固定。

（1）第一阶段（术后 0 ~ 6 周，最大限度保护期，视频 86）　此阶段给予外固定支架固定肩关节。本阶段的主要康复目的是保护手术修复部位，减轻疼痛和炎症反应，逐渐增加肩关节活动度。此阶段训练可参照肱骨头骨折第一阶段训练方案。

视频 86

注意事项：肩关节在训练之外需支具外展休息位悬吊制动，禁止主动活动术侧肩关节，避免超出医生规定的活动范围。

（2）第二阶段（术后 6 ~ 8 周，中度保护期，视频 87）　本阶段的主要康复目的是继续第一阶段的训练，改善关节活动度，减轻术后疼痛并开始轻柔的肩袖肌群和三角肌的主动活动。活动内容以前屈和外旋为主，避免主动抬高手臂。此阶段训练可参考肱骨头骨折第二阶段训练方案。

视频 87

（3）第三阶段（术后 8 ~ 12 周，早期功能锻炼和肌力增强期，视频 88）　此阶段患肢的外展支架已拆除，可恢复全范围的肩关节活动度，但所有的训练应保持在肩关节平面以下。此阶段训练参考肱骨头骨折第三阶段训练方案。

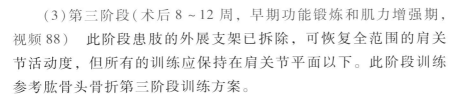

视频 88

（4）第四阶段（术后 12 周以后，后期肌力强化期，视频 89）本阶段的康复目标是解决残余活动度问题，使肌力和柔韧性达到正常水平，尤其是注意后方关节囊的牵伸训练。关节囊和韧带的柔韧性和稳定性恢复后才可尝试过头运动。术后 12 周就可以进行抗阻训练，抗阻训练和牵伸训练一直要持续至术后 1 年，使肌力达到最大，获得最佳的疗效。通过肩臂动作练习肩关节的活动。此阶段训练参考肱骨头骨折第四阶段训练方案。

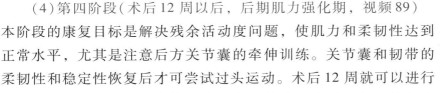

视频 89

2）踝关节韧带创伤居家康复

踝关节韧带创伤主要有踝关节的旋后损伤（踝关节的外侧韧带损伤）、踝关节的旋前损伤（踝关节内侧三角韧带损伤）、踝关节的外旋损伤（胫腓下联合韧带损伤）。

康复初期采取休息、冷敷、加压包扎和患肢抬高等方法来止痛、抗炎、消除肿胀。

（1）康复早期阶段　恢复踝关节的活动度（视频 90）。

①毛巾牵拉训练：坐位，将患侧腿伸直，用毛巾经前脚掌环绕足底，双手握住毛巾并用力拉，使踝关节背伸（勾脚），并维持姿势不动。注意保持膝关节伸直。练习时，每次坚持 15 ~ 30 秒，每组 3 次，每天 3 组。

视频 90

②踝关节主动活动度训练：仰卧或坐卧位，将患侧腿伸直，脚尖指向天花板（向上），踝背伸（勾脚）使脚尖向上指向鼻尖，接着用力跖屈（绷脚背）指向远处，再向内指向对侧脚，然后向外远离对侧脚，最后脚尖由内—下—外—上画一个圆。注意指向各个方向时都要尽量用力伸，并且只动脚踝不动腿。练习时，每组在各个方向重复 10 次，每天 3 组。

（2）康复后期阶段　肌肉的力量训练（视频 91）。

①站立位腓肠肌拉伸训练：站立位，面对墙壁，手臂抬高与肩同宽，身体前倾，手掌撑住墙，健侧腿在前呈弓步，患侧腿在后绷直，脚跟不离地，将患侧脚跟轻轻向外旋，同时身体前倾压向墙壁，感觉小腿后方有牵拉感，维持姿势不动。注意保持患侧腿膝关节伸直。练习时，每次坚持 15 ~ 30 秒，每组 3 次，每天 3 组。

视频 91

②站立位比目鱼肌拉伸训练：站立位，面对墙壁，手臂抬高与胸同高，双膝关节略微屈曲，健侧腿在前呈弓步，患侧腿在后，脚跟不离地。身体前倾压向墙壁，感觉小腿后方有牵拉感，维持姿势不动。练习时，每次坚持15～30秒，每组3次，每天3组。

③踝关节背伸抗阻训练：坐位，面向床腿或门框，将患侧腿伸直。准备弹力带或橡皮筋，经过脚背绕成环，远端固定在床腿或门框上拉直，踝用力背伸（勾脚）将弹力带或橡皮筋拉紧，然后缓慢放松踝关节。练习时，每次10～15秒，每组10次，每天3组。

④踝关节跖屈抗阻训练：坐位，把患侧腿伸直，弹力带或橡皮筋经过前脚掌绕成环，双手抓住两端拉直，踝用力跖屈（绷脚背）将弹力带或橡皮筋拉紧，然后缓慢放松踝关节。练习时，每次10～15秒，每组10次，每天3组。

⑤踝关节抗阻内翻训练：坐位，把患侧腿伸直并叠放在健侧腿上方，弹力带或橡皮筋绕过健侧脚，双手抓紧两端拉直，患侧脚的前脚掌踩住弹力带或橡皮筋，患侧脚用力向下向对侧拉紧弹力带或橡皮筋，然后缓慢放松踝关节。练习时，每次10～15秒，每组10次，每天3组。

3）跟腱断裂重建术后居家康复

（1）早期（术后0～4周）　跖屈30°石膏固定期（视频92）。

①手术当天：建议医院康复指导。麻醉消退后，开始活动足趾；如疼痛不明显，可尝试收缩股四头肌。

视频92

②术后1天：建议医院康复指导。

活动足趾：用力、缓慢、尽可能大范围地活动足趾。但绝对不可引起踝关节活动。每次5秒，每小时50次，对于促进循环、消退肿胀、防止深静脉血栓形成具有重要意义。

股四头肌（大腿前侧肌群）等长训练：在不增加疼痛的前提下尽可能多做该训练（大于每天500次）。

③术后2天：继续以上训练。可扶双拐脚不着地行走，但只限于如厕等必要的日常活动。开始尝试直腿抬高训练，每次5～10秒，每组10次，每天2～3组（有可能因支具过重无法完成）。

根据损伤和手术特点，为使跟腱愈合牢固，支具一般需戴3～4周。固定期间未经医生许可只能进行上述训练，盲目活动很可能造成损伤。

（2）中期（术后4～12周）　活动度和肌力训练期（视频93）。

开始活动度训练、强化腿部肌力训练、负重训练，逐步恢复正常步态行走。

视频93

①术后 4 周：根据情况由医生决定开始进行以下关节活动度训练。

侧抬腿训练：每组 30 次，每天 2~4 组，组间休息 30 秒。

踝关节活动度训练：主动屈伸踝关节，即缓慢、用力、最大限度地绷脚尖和勾脚尖（在无痛或微痛范围内。因早期组织愈合尚不够坚固，过度牵拉可能造成不良后果）。每次 10~15 分钟，每天 2 次。练习前热水泡脚 20~30 分钟，以提高组织温度、改善延展性，加强练习效果。

腿部肌力训练方法同膝关节置换术后肌肉力量训练，以恢复固定期萎缩的大腿肌肉。

②术后 5 周：可扶单拐脚着地行走，加强各项肌力练习。

滚筒练习：选一实心圆筒（如酒瓶、易拉罐等），泡脚后坐于椅子上，屈膝，患脚踏在圆筒上踩住圆筒来回滚动，逐渐加力并增大活动度，反复练习 20 分钟，每天 1~2 次。

③术后 6 周：逐渐脱掉跟腱靴。

根据自身情况，逐层撤掉垫在跟腱靴内的鞋垫，开始扶拐行走，大约每周撤掉一层，3~4 周内撤完，过渡至穿平底鞋行走。

开始前后、侧向跨步练习。

（3）后期（术后 3 个月后）　强化关节活动度至灵活性与健侧相同；强化肌力，改善关节稳定性；恢复日常生活并逐步恢复运动能力。

固定自行车练习，无负荷至轻负荷，跟腱处不得有明显牵拉感，每次 30 分钟，每天 1~2 次。

可开始游泳，但绝对要避免滑倒。

此期间缝合的肌腱尚不足够坚固，故训练应循序渐进，不可勉强或盲目冒进。且应强化肌力以保证踝关节在运动中的稳定，并应注意安全，绝对要避免再次摔倒。

逐渐恢复运动或剧烈活动，强化肌力，开始跑跳练习；术后 3 个月后可以开始由慢走过渡至快走练习；循序渐进，根据自身练习情况逐渐进行快走—慢跑—快跑—跳；术后 10~12 个月开始恢复正常强度运动。

5. 骨折居家心理康复

骨折多见于儿童和老年人，中青年人也时有发生。患者常为一个部位骨折，少数为多发性骨折。骨折后最主要的症状是疼痛，在骨折部位会有明显疼痛的感觉，骨折部位不再能耐受肢体的负重，失去了运动功能。经及时恰当处理，多数患者能恢复原来的功能，少数患者可遗留有不同程度的后遗症。根据损伤原因和损伤部位的差异，骨折和合并伤带来的影响有较大差距，有些可能危及生命，有些可能相对较轻。对骨折疼痛的耐受、对预后的担忧、对影响美观的担心以及躯体受损这些情况使骨折患者容易产生焦虑、抑郁情绪。骨折患者经过积极康复治疗，可能完全恢复正常功能。面对骨折患者的不良情绪，家属多与患者沟通交流，鼓励、陪伴患者，能取得较好的效果。对于长期不愈合或伴发严重并发症的骨折，患者因对疗效感到失望，心理障碍程度不断加重，这时需要寻求医院的专业治疗干预和心理指导。

6. 骨折居家中医康复

（1）中药疗法

①初期：以活血化瘀、消肿止痛为主，可用当归12g、地鳖虫6g、乳香3g、没药3g、丹参6g、骨碎补12g、延胡索6g、苏木10g、续断10g、桑枝12g、桃仁6g，煎汤口服；也可用消炎止痛膏、云南白药膏外涂。

②中期：以接骨续筋为主，可口服桃红四物丸、接骨丹，也可用接骨七厘散外敷。

③后期：以壮筋骨、养气血、补肝肾为主，可口服六味地黄丸、八珍丸，也可用万应膏、舒筋活络止痛贴贴敷。如果是关节附近的骨折，为防止关节强直、筋脉拘挛，可用宽筋藤30g、钩藤30g、金银花藤30g、王不留行30g、刘寄奴15g、防风15g、大黄15g、荆芥10g，煎汤外洗患处；也可以用红花油局部涂擦。

（2）推拿疗法 骨折术后运用适当的推拿疗法可以松解粘连、减轻拘挛、缓解疼痛、改善关节活动度等，每日1~2次。在骨折术后早期可以使用摩法这种摩擦类手法，手法宜轻柔，顺经络方向或沿淋巴回流方向，可以缓解肢体肿胀。在骨折术后中后期可以选择运用推法、擦法、振动法、抖法、按法、拿法、弹拨等手法松解粘连、减轻拘挛、缓解疼痛，并可运用运动关节类手法的摇法、拔伸法等松解关节粘连、改善关节活动度。在对关节功能障碍进行推拿治疗时，应先运用适当手法对软组织进行松解，然后运用运动关节类手法对关节粘连进行松解。推拿疗法切忌粗暴，在确定骨折内固定稳定牢固、骨质状况良好时方可运用运动关节类手法。注意推拿时手法适当，不要造成局部损伤。

（3）艾灸疗法 可选择大杼、关元、足三里、绝骨、太溪等穴位用艾条进行雀啄灸或回旋灸，也可在骨折局部没有红、肿、热、痛的情况下进行温和灸，以不发生烫伤或疼痛为度。每日1次或隔日1次，每次每穴10~15分钟，10次为1个疗程，中间休息2日可再进行下一疗程。

（4）拔罐疗法 在软组织肿胀或关节肿胀处可进行刺血拔罐，可以祛瘀消肿、缓解疼痛，尤其适合长期骨折不愈合的情况。施术部位常规消毒后，用三棱针、注射针点刺皮肤至出血，然后拔罐，留罐10~15分钟后起罐，用消毒棉签擦去血迹和渗出物。隔日1次，一般治疗1~3次即可消除局部淤血肿胀。

（5）传统运动疗法 骨折未愈合时不建议做动功，可以以大小周天静态气功为主进行训练，也可将意念集中在关元或骨折部位进行运气治疗。待骨折完全康复后，可做太极拳、八段锦、五禽戏等传统运动疗法增加肌力、强化本体感觉和平衡协调功能，避免再次跌倒骨折。

（6）饮食疗法　经常饮用牛奶、豆浆、矿泉水，多食蛋黄、豆类、橘子、菠菜、萝卜等食品，一定要配合日晒，可以较快增加骨骼密度和强度。骨折期间可做一些容易消化和吸收的补钙食品：

芝麻桃仁糊：黑芝麻 250g、核桃仁 250g，研为细末，温开水冲服，每日 2 次，每次 25g。

黄芪虾皮汤：黄芪 20g、虾皮 50g，加适量水煨炖，加入调味品，每日可服用 1 次。

排骨黄豆汤：排骨 300g、黄豆 30g，加适量水小火煨炖，注意要将排骨炖软，加入调味品和少量醋，每日可服用 1 次。

7. 骨折常用康复辅具介绍

骨折因康复效果相对较好，大多仅为短期几个月的运动障碍，因此一般不需要进行家庭环境改造，只需要在骨折无法行走阶段佩戴支具并加以保护。下面是常用的辅具：

（1）石膏、绷带　可以固定骨折部位，减轻疼痛，促进骨折愈合。

（2）腰围、胸围　可以贴合腰胸部位，保护受伤的脊柱，减轻压力和疼痛。

（3）外固定支架　使骨折部位保持稳定，有利于骨折的愈合。通常适用于骨折比较严重、需要进行手术治疗的患者。

（4）压力衣　通过适当的压力和挤压来促进骨折的愈合和肌肉的恢复，帮助患者恢复肢体的功能和活动能力。

（5）关节活动支具　如膝关节支具、手腕支具和踝关节支具等，根据骨折康复需要进行选择，可保护和维持关节活动度，减少关节压力负荷。

（6）轮椅　协助患者下床外出活动使用，建议根据患者病情进行适配。

（7）拐杖　双拐：下肢骨折患者在骨痂形成期后开始离床下地锻炼应扶双拐，不负重或部分负重行走。扶拐行走时，患肢应保持中立位，步幅不宜过大，速度不宜过快，每分钟不超过 25 步。单拐：在下肢骨折临床愈合期后，可由双拐改为单拐进行行走功能锻炼（视频 94）。

视频 94

（8）助行器　患者通过双侧扶手支撑，将力量分散，减少下肢负重，实现行走，且不容易跌倒。

第四章 脑瘫患者居家康复

一、 脑瘫概述

脑瘫是一组持续存在的中枢性运动和姿势发育障碍、活动受限症候群，是发育中的胎儿或婴幼儿脑部非进行性损伤所致。脑瘫的运动障碍常伴有感觉、知觉、认知、交流和行为障碍以及癫痫和继发性肌肉、骨骼等问题。脑瘫是一种发育障碍性疾病，会影响患儿终生的发育轨迹及其家庭生活。因此，必须从促进功能发育和支持家庭康复服务的视野来考虑干预措施。

脑瘫的分型如下：

（1）痉挛型四肢瘫 以锥体系受损为主，包括皮质运动区损伤，表现为四肢肌张力增高，上肢背伸、内收、内旋，拇指内收，躯干前屈，下肢内收、内旋、交叉、膝关节屈曲、剪刀步、尖足、足内外翻，拱背坐，腱反射亢进、踝阵挛、锥体束征以及肌张力检查时呈折刀征等。

（2）痉挛型双瘫 症状同痉挛型四肢瘫，主要表现为双下肢痉挛及功能障碍重于双上肢。

（3）痉挛型偏瘫 症状同痉挛型四肢瘫，表现在一侧肢体。

（4）不随意运动型 以锥体外系受损为主，主要包括：①舞蹈；②手足徐动；③舞蹈-手足徐动；④肌张力障碍。该型肌张力可高可低，可随年龄改变。

（5）共济失调型 以小脑受损为主，可累及锥体系、锥体外系。主要特点为因运动感觉和平衡感觉障碍造成不协调运动。

（6）Worster-Drought综合征 是一种以先天性假性延髓（球上）轻瘫为特征的脑瘫，表现为嘴唇、舌头和软腭的选择性肌力减低，吞咽困难，发音困难，流涎和下颌抽搐。

（7）混合型 具有两型以上的特点。

（一）发病因素

1. 病因

脑瘫的病因包括内因和外因。

内因：主要是遗传因素。脑瘫不是遗传性疾病，但有遗传易感性。这主要是指在相同情况下，某些小儿易患脑瘫，而另一些则不。这就解释了临床上小儿患脑瘫的个体差异问题和在一个家庭中出现多个脑瘫患儿的事实。

外因：根据引起脑瘫的因素出现时期的不同而分为出生前因素、围产期因素和出生后因素。

出生前因素主要是染色体异常、子宫内感染等引起脑的发育和形成异常，但原因不明者多。此外，胎儿营养剥夺（先兆流产、妊娠高血压、胎盘和脐带异常等），以及母亲中毒（重金属中毒、一氧化碳中毒、苯中毒、各种药物中毒和接触毒物）或接触射线等也是造成胎儿脑损伤或缺陷的重要因素。

围产期因素主要是胎儿和新生儿窒息所造成的缺氧缺血性脑病，高胆红素血症造成的胆红素脑病，以及未成熟儿呼吸功能障碍所致的缺氧性脑损伤。颅内出血、低血糖和脑脊髓膜炎等也是重要原因。异常分娩所造成的胎儿或新生儿窒息在临床上占有重要地位。在脑瘫的病因中，围产期因素相当重要。诸如缺氧（窒息）、未成熟儿、分娩异常和黄疸等是预防脑瘫时必须面对的主要问题。除分娩障碍引起的损伤外，出生前因素会使围产期因素出现频率更高。有报告指出，出生前因素在脑瘫病因中占大部分，出生前因素与围产期因素的联合是引起脑瘫的最大原因。

出生后因素主要为脑炎、脑膜炎、中毒（特别是铅中毒）、意外事件（溺水等）和外伤所致的脑损伤等。

2. 流行病学

21世纪以来高收入国家早产儿（妊娠至分娩＜37周）与低体重儿（出生体重＜2500g）生存率增高，由于产科管理和脑瘫防治措施的不断进步，脑瘫患病率呈下降趋势；但中低收入国家脑瘫患病率未出现明显下降趋势，且高于高收入国家。我国脑瘫发病率及患病率在中低收入国家中居于偏低水平，但仍高于高收入国家。据统计，2010年1月1日—12月31日出生的儿童中脑瘫发病率为2.48‰，2005年1月1日—2010年12月31日出生的儿童中脑瘫患病率为2.46‰。脑瘫患病率存在性别差异，男性（2.64‰）高于女性（2.25‰）。各省（区、市）脑瘫发病率及患病率存在差异，12省（区、市）比较，河南省脑瘫发病率最高，为3.86‰；而北京脑瘫发病率最低，为0.92‰；青海省患病率最高，为5.40‰；而山东省患病率最低，为1.04‰。该差异与我国是多民族人口大国，地域辽阔，自然生态环境、文化及生活习惯、经济发展水平、区域医疗卫生条件以及脑瘫防治措施与能力等因素存在不同程度差异相关，因此应依据各地不同特征实施有效的防治与康复措施。

3. 主要危险因素

脑瘫的发病与母亲孕期、分娩过程中和新生儿出生后多个环节的高危因素有关。

（1）产前因素 早产（尤其是胎龄 <28 周、出生体重低于 1000g 的极度未成熟儿）、多胎、子宫内感染（绒毛膜羊膜炎、各类病毒和细菌感染）、胎儿不良环境暴露（母亲酗酒、吸烟、吸毒，接触射线、毒物，高热）等。

（2）产时因素 母亲出现并发症以及产程中的突发事件，如胎盘早剥、脐带脱垂、羊水栓塞等，这些情况会引发胎儿宫内窘迫、新生儿窒息，进而导致严重的围产期脑损伤。

早产儿脑损伤的发生与产时和产前因素均有关。与脑瘫相关的足月儿产时脑损伤主要为重度缺氧缺血性脑病，常造成脑灰白质广泛损伤，特别是分水岭区损伤、深部灰质（丘脑、基底核区）损伤。

（3）产后因素 是新生儿出生后所患疾病导致的各种脑损伤和急性脑病，如中枢神经系统感染、低血糖脑病、胆红素脑病，还有严重的脑实质出血、脑梗死、代谢性脑病等。

（4）发育畸形 存在发育畸形，尤其是中枢神经系统结构畸形时，可能造成分娩过程异常、新生儿缺氧窒息，其发生脑病的概率是不伴出生缺陷新生儿的 3 倍，成为这些患儿后期发展为脑瘫的病因。

（5）遗传因素 近年研究发现，在部分脑瘫患儿的发病中，有亲缘性、家族聚集的发病倾向，即在同一家系中重复出现脑瘫患者。越来越多的研究证实了儿童脑瘫与遗传的关系，并具有复杂性，即脑瘫是多种高危因素与遗传学交互作用的结果，基因变异有可能是早产、多胎、宫内发育迟缓、先天畸形等产前高危因素的原因，最终结局是脑瘫。

（二）临床表现

1. 常见症状

脑瘫的临床表现多种多样，由于类型、受损部位的不同而表现各异，但一般均有下列表现：

（1）运动发育落后，主动运动减少 运动发育落后表现在粗大运动和（或）精细运动两方面。正常小儿 3 个月俯卧位时能抬头；4～5 个月时能主动伸手拿物，安静时能在眼前玩弄双手；6～7 个月时会独坐；8～10 个月时会爬；1 岁时能独自站立；1 岁至 1 岁半时能行走。脑瘫患儿在上述年龄阶段一般都不能达到正常小儿水平。脑瘫患儿在新生儿期常表现为动作减少，吸吮能力和觅食反应差。正常小儿在 1 岁以内尚未形成右利或左利手，而偏瘫型脑瘫则表现为经常用一侧手取物，另一侧活动减少，且手常呈握拳状。

（2）肌张力异常 脑瘫患儿在不同月龄时肌张力表现有所不同，痉挛型脑瘫在新生儿期除个别严重的可表现为肌张力增高外，大多数表现为肌张力低下。

正常6个月以内的小儿肌张力由高逐渐下降，而痉挛型脑瘫患儿6个月后肌张力依然高。

（3）姿势反射异常（视频95） 脑瘫患儿姿势多种多样，与肌张力异常和原始反射延缓消失有关。痉挛型脑瘫患儿腱反射活跃或亢进，有时可引出踝阵挛。脑瘫患儿还常表现为原始反射延缓消失、保护性反射减弱或延迟出现。

视频95

①拥抱反射：正常小儿出生后即出现，6个月时消失；痉挛型脑瘫患儿此反射活跃。肌张力极度增高时，此反射也可能引不出。

②交叉伸展反射：小儿仰卧位，按住一侧膝部使下肢伸直，并刺激此侧足底，会出现另侧下肢伸展动作。此反射出生后即出现，正常情况下1个月后消失，若2个月后仍存在支持脑瘫诊断。

③不对称颈紧张反射：正常情况下出生后1个月内该反射明显，4~5个月后消失；脑瘫患儿持续时间明显延长，此反射的存在阻碍了患儿翻身动作的发育。

④握持反射：正常情况下该反射2~3个月后逐渐消失，脑瘫患儿持续时间长，手经常呈握拳状。

需要注意的是，脑瘫患儿除上述三种典型表现外，在早期还有以下一些表现：①过度激惹，持续哭叫，入睡困难；大约30%脑瘫患儿在出生后3个月以内有类似严重"肠绞痛"的表现，会突然剧烈哭叫。②喂养困难，吸吮和吞咽不协调，频繁吐沫，持续体重不增。③非常"敏感"或"激动"（但如果在饥饿时出现则意义不大），对突然出现的音响或体位改变很"敏感"，似惊吓状。④护理困难，穿衣时难将其手臂插入袖中，换尿布时难将其大腿分开，洗澡时不易将其拳头掰开。但以上某种情况也可在正常小儿中出现，不能根据其中一两项就诊断为脑瘫，需要去医院进行专业测评后诊断。若存在多种异常，且有脑瘫高危因素，就高度考虑有脑瘫可能。

2. 伴随症状

（1）智力障碍 在脑瘫患儿中，除运动障碍和姿势障碍外，约1/4患儿智力水平在正常范围内，1/4患儿伴有重度智力障碍，其余大部分患儿智力障碍为轻度或中度。智力障碍在混合型脑瘫患儿中多见，而在痉挛型脑瘫患儿中少见，手足徐动型和共济失调型的患儿智力障碍最少。半数以上的脑瘫患儿会出现不同程度的言语障碍和听觉障碍。脑瘫患儿可因智力障碍出现语言发育晚，表现为发音障碍，发音不准确、不流畅，说话速度过快、过慢。患儿早期吸吮或吞咽出现障碍，常会合并语言发育障碍。有些还会伴有听觉障碍，从高音到低音存在不同情况。脑瘫患儿还可伴有视觉障碍，内斜视、外斜视等眼球协调障碍较常见，还可伴有屈光不正、眼球震颤、凝视困难等症状。脑瘫患儿伴随症状较多，除上述症状外，还可出现牙齿发育不良、情绪行为障碍、感觉异常、平衡能力差、认知和行为障碍等。

（2）癫痫 有25%～35%的脑瘫患儿会伴有癫痫发作，特别是出生后出现颅内出血、感染或中毒性脑病而导致的脑瘫，多数伴有癫痫。癫痫发作可在婴儿初期就出现，随着年龄增加发作可能更加频繁。癫痫频繁发作可影响患儿智力发育，癫痫持续状态甚至会出现生命危险。

3. 对日常生活活动能力的影响

脑瘫患儿会出现运动障碍、智力障碍、视听觉障碍、言语障碍和情感障碍等，严重影响患儿的学习与生活。

运动障碍：患儿自我控制能力差，严重的患儿双手不会抓东西，双脚不会行走，有的患儿不会翻身、坐立、站立，甚至不会正常的咀嚼和吞咽。

智力障碍：由于脑部损伤，患儿智力受到影响，多数患儿智力发育不健全。

视听觉障碍、言语障碍：患儿会出现语言表达困难、发音不清或口吃等症状，斜视和对声音的节奏辨别也较为困难。

情感障碍：有的患儿固执、任性、孤僻等，情绪波动较大，甚至出现自闭、强迫、自伤、侵袭等行为。

二、 脑瘫康复概述

脑瘫康复以解决患儿运动障碍和伴随症状导致的功能障碍为主，所用康复技术主要包括物理因子疗法、作业疗法、言语治疗、矫形器治疗、文体治疗等。脑瘫康复治疗遵循早发现、早诊断、早治疗的重要原则。

（一）脑瘫康复治疗的目的和方法

脑瘫康复治疗的目的是促进患儿脑发育和神经髓鞘形成，发展正常姿势反射和抗重力肌的肌力、肌张力，促进正常运动功能的形成和发育，防止异常姿势反射和异常姿势及肌张力的发展，预防由姿势及运动异常引起的继发性损害，如关节挛缩、肌肉萎缩、肢体变形等。

（二）脑瘫康复治疗的适应证和禁忌证

适应证：根据《中国脑性瘫痪康复指南（2022）》脑瘫分型，脑瘫分为：①痉挛型四肢瘫，以锥体系受损为主；②不随意运动型，以锥体外系受损为主，不随意运动增多，表现为手足徐动、舞蹈样动作、肌张力不全、震颤；③共济失调型，以小脑受损为主；④肌张力低下型，是其他类型的过渡型；⑤混合型等。以上几种脑瘫分型，只要生命体征平稳，都可进行康复治疗。

禁忌证：癫痫发作期，发热、生命体征不稳定、重要器官功能不全或康复治疗会加重其病损的情况下。

（三）脑瘫康复治疗原理

婴幼儿脑处于发育最旺盛的时期，脑的可塑性最强，代偿能力最强，接受治疗后效果较好。因此，婴幼儿期比成人后康复效果更好。发现脑瘫后，如能进行早期干预和治疗将十分有助于患儿康复。从经验上来说，在病情相同情况下，经过康复治疗的患儿比起未治疗的患儿效果好，且越早治疗效果越好。

（四）脑瘫康复疗效控制因素

康复治疗对于脑瘫患儿十分重要，但脑瘫患儿的康复效果受多种因素影响，其中尤为重要的是患儿自身的状态。

1. 身体素质

抵抗力弱、体弱多病的患儿大多数难以按康复计划进行训练，因此易出现病情反复或者康复效果时好时坏的情况。对待这类患儿，家长不仅要注意增加营养，训练也要注意适度原则，每次训练时间不可过长，一般 10 分钟左右就要让患儿休息适当时间。长期坚持训练，加上日常增加营养和日晒，患儿的体质就会慢慢好起来。对这样的患儿，家长千万不要急于求成。对合并有癫痫及其他疾病的患儿，家长除要注意上述问题之外，在康复训练的同时，还要针对其他问题同时进行治疗才能逐渐改善患儿体质。

2. 智力

在脑瘫康复过程中，患儿智力高低对康复治疗效果起着重要的作用。不同智力情况的患儿，接受同样的康复训练，会收到不同的效果。脑瘫患儿中的 40%～60% 有不同程度的智力障碍和言语障碍。所以，在训练时家长必须注意语言引导，刺激患儿大脑诱发出现大脑反馈机制，逐渐引导出简单的反射通路，并逐渐将有意识支配运动训练为无意识支配的动作。在日常生活和康复训练中，也要重视患儿智力障碍的康复，当认知提升后会极大提升康复效果。

3. 性格

大多数脑瘫患儿具有一定的个性。患儿的性格对于康复治疗效果至关重要。患儿的个性越强，越难接受长时间的功能训练。所以家长不仅要注意引导患儿性格成长，还要根据患儿的性格特点，选择适合的训练方法。这一点十分关键。经验表明，即便是病情较重、年龄较大的患儿，只要能够主动配合功能训练，同样能够取得比较理想的康复效果。

4. 病情

患儿病情是一个复杂的综合临床表现，必须进行全面评估才能对病情严重程度得出正确结论。临床上一般以患儿表现出的功能受限程度和累及范围作为了解患儿病情轻重的主要依据。如痉挛型脑瘫，痉挛重的患儿，病情就重；姿势越异常，病情就越重（用反力，如角弓反张）。从功能上看，不会翻身、不会爬、不会坐的患儿，病情就重。从肢型上看，患儿上肢受限轻、下肢受限重（双重瘫），病情就轻；四肢受限都重者，病情就重。

5. 年龄

患儿年龄越小，康复预后越好。在国外要求脑瘫患儿出生 6 个月就要进行康复训练；在我国，多数家长认为等孩子年龄大一些能配合后再治疗，而忽视了孩子年龄小、脑细胞正处在发育时期，这个时期是治疗的最佳时期。这个时期不仅能及时抑制异常姿势，减少不正常用力，而且通过全面的康复训练，从运动到智力、言语都能取得很好的康复效果。

三、 脑瘫居家康复方法

（一）脑瘫居家康复概述

随着医疗技术的发展，脑瘫的诊断和治疗正在朝着低龄化和精准化发展，早期发现和治疗成了现代脑瘫治疗的主流。如果早期能对脑瘫患儿进行全面评估与治疗，将会对患儿的运动和智力功能的改善产生较大影响。这一时期患儿脑发育处于旺盛时期，脑可塑性比较高，所以对于治疗师和家长来讲，应该十分注意这段时间患儿的衣食住行，并从日常生活活动中加以引导和干预。患儿除了训练，大量时间是在家庭中度过的，患儿成长阶段也十分需要家庭养育。因此家长学会在家中对患儿进行康复训练治疗是十分重要的，开展良好的家庭康复训练不仅节约费用，还增加亲子互动。

我国人口众多，残疾人总数比较多，相对来说治疗师现有数量无法满足我国所有残疾人的康复需求。此外，很多患儿需要母乳喂养与启蒙教育，因此脑瘫患儿在家庭中进行日常康复训练十分有必要推广。

1. 脑瘫居家康复时机

脑瘫康复遵循的原则是早发现、早治疗。脑瘫患儿的居家康复，提倡从医院康复开始就同时进行居家训练予以配合和巩固。脑瘫家庭需要掌握康复理念才能巩固康复效果。因此特别强调对脑瘫患儿家庭进行康复教育，家庭康复教育水平直接影响患儿预后。脑瘫康复应先到医院接受专业规范的诊断、评估、治疗和指导，同时家长从医生和康复治疗师那里学习一些正确的居家康复训练方法，在家里继续对患儿进行康复训练以维持康复效果。

2. 脑瘫居家康复的适应证

脑瘫患儿的主要症状是运动障碍、言语障碍、日常生活活动能力障碍。居家康复方法主要有头部训练，翻身、坐位、立位、重心转移、步行、言语、日常生活活动能力训练等。除脑瘫患儿生命体征不稳定、处于癫痫发作期或存在其他严重并发症外，其余情况均为居家康复的适应证。

3. 脑瘫居家康复方案与医院康复方案的选择原则

脑瘫患儿需要长期康复，在居家康复与医院康复方案选择方面需要遵循一些原则。

（1）患儿情况较重时，只能以医院康复为主，居家康复为辅。病情轻微时可以居家康复为主，医院康复为辅。

（2）如果患儿在家庭中不能配合家长训练，或家长无法完成训练，建议以医院康复为主，居家康复为辅。为了引导患儿逐渐接受居家训练，即使在医院训练，也需要家长配合患儿的兴趣与医生合作完成训练。训练结合游戏进行，在康复训练中贯穿游戏，使治疗活动更有趣味，提高脑瘫患儿康复训练的兴趣和主动性，可有效避免患儿的抵触心理。游戏设计介于训练与真实生活之间，有利于患儿把所学技能转移应用到实际生活中去。

（3）居家训练和医院训练的时间要合理，训练形式要多样，才能让患儿很好地坚持。训练患儿时要尽量吸引其注意力，避免强迫。每个动作训练时间要合理，时间太短效果不好，时间太长患儿会厌倦。训练时应遵循示范、等待、鼓励交替进行的原则。

（4）创造安静舒适的环境进行训练。训练和指导患儿时，家庭和医院都应创造一个安静舒适的环境，有利于患儿集中注意力。部分家长在居家训练时常表现得很急迫，希望患儿迅速进步。家长一定要保持耐性，不能发生争吵或打骂行为，遇到患儿反抗或有消极情绪的时候应暂时回避。

（5）关注患儿心理健康，患儿长期与同龄儿童隔绝会影响其心理健康。应鼓励患儿与外界接触，鼓励和引导患儿与其他健康儿童一起玩，让患儿学习与他人相处，逐渐融入社会。很多脑瘫患儿喜欢到医院康复是因为医院会有很多同样病情的小朋友一起玩。

（6）注重综合康复。患儿往往有多种障碍，不仅需要早发现、早干预，还需要家长注意在家庭中尽量做到综合康复训练。如果家长能力不足，就只能以医院康复为主。

（7）注重日常生活训练。居家康复比医院康复更有利于与患儿日常生活活动紧密结合。应通过行为干预、日常生活活动能力训练、心理护理、家长教育等综合措施提高和巩固康复效果。

（8）集中式医院康复与居家康复相结合有利于脑瘫患儿在熟悉的家庭环境中得到经济、易行、有效的治疗，只要正确实施，居家康复的脑瘫患儿能够康复得更快。

（二）脑瘫居家康复方案

1. 脑瘫运动障碍居家康复

在日常脑瘫运动康复训练中，必须遵循如下原则，才能事半功倍。

（1）遵循运动发育程序，按照从头向尾和从中间向周围的顺序进行训练。从控制头开始，接着训练控制躯干和上肢的支持性，最后训练下肢的支持力量，即抬头→竖头、平衡→翻身→坐位、平衡→站立、平衡→行走。此外，训练大肌群后再逐步增加小肌群训练，因为肢体运动程序是由肢体近端向远端发展，即上、下肢→手、足→指、趾。

（2）控制异常姿势反射，诱导正确姿势出现并强化。在日常训练中，因某一动作诱发患儿的异常姿势出现和紧张度增高时，应尽量避免此类动作。相反，若某一动作或姿势引起患儿肌紧张降低或正确运动模式出现时，应在训练中多次反复强化此类动作。

（3）注重患儿整体训练，而非侧重治疗单个肢体肌肉或关节。

（4）适当提供触觉和本体感觉输入，如刷擦、拍打、挤压、冷温等刺激。

（5）脑瘫康复需要循序渐进，各种运动训练必须先让患儿适应再逐渐增加强度、难度和训练量。初始时一个动作可以分解成数个简单动作，同时训练要注意多样性，使患儿有新鲜感，以提高其长期训练的积极性。

下面为各种类型脑瘫运动障碍的训练方法：

（1）粗大运动障碍居家康复（视频96）　粗大运动居家训练由家长按照运动发育正常顺序操作实施。发育的正常顺序是抬头、手支撑、翻身、腹爬、坐、四位跪爬、扶站、独站、独走。训练时家长按照以上顺序进行，循序渐进，逐步提高患儿粗大运动。

视频96

（2）头颈部运动障碍居家康复（视频97）

①颈部无力导致的头后仰训练：患儿取仰卧位，家长双手扶住患儿肩部或握其双手，使患儿肩关节稍微屈曲内收，缓慢将患儿拉起至45°时停留片刻，以语言或玩具诱导患儿头颈部主动屈曲。

视频97

②颈部肌肉紧张导致头后仰训练：患儿取仰卧位，家长托住患儿枕部或枕下，使患儿呈圆弧形卧位，以玩具诱导患儿向前下方追视，完成头部屈曲，起到牵拉颈后部肌肉的作用。

③俯卧位抬头训练：患儿取俯卧位，家长帮助患儿肘关节在胸前支撑，以玩具或语言引逗患儿抬头，在此过程中，家长可在肩关节处加压，以食指托起下颌，帮助患儿俯卧位抬头；或者家里有巴氏球的，家长扶其双上肢以稳定肩关节，控制巴氏球向前下方移动，从而诱导患儿主动抬头。

④中立位竖头训练：患儿取坐位，颈部处于中立位，家长双手由患儿肩部进行缓慢持续加压，使颈部深层肌肉产生被动张力，从而稳定头颈部；或者患儿坐于巴氏球上，家长扶其双上肢上举使头颈位于直立状态，以玩具或镜子诱导患儿自主用力将头颈部保持在中立位。

（3）翻身障碍居家康复（视频98）

视频98

①由下肢带动翻身训练：患儿仰卧，四肢自然放松。家长位于患儿双脚下方，双手交叉，握住患儿的双踝关节，辅助患儿用双下肢带动身体转为侧卧位；患儿俯卧，双上肢伸向头的前方，家长双手握住患儿双踝关节，辅助患儿用双下肢带动身体转为仰卧位。

②由上肢带动翻身训练：患儿仰卧，四肢自然放松，家长位于患儿头顶上方，诱使其头转向要翻转的一侧，双手分别握住患儿腕关节和肩部，辅助患儿用上肢带动身体转为侧卧位或俯卧位。

③用玩具吸引翻身训练：患儿仰卧，家长用颜色鲜艳、可发声或发光的玩具吸引患儿转头、伸手抓玩具，诱导其翻身。

（4）独坐障碍居家康复（视频99）　在脑瘫患儿生长发育过程中，从俯卧位转换为坐位需要较好的上肢和肩胛带负重的控制，为良好坐位做准备。

视频99

①患儿坐于大球上，家长位于患儿前方或后方，控制患儿的双肩（骨盆、膝、足）向左右、前后移动，促进坐位矫正反应和坐位躯干控制的发育，注意保护患儿，防止倾倒。

②患儿用手抓足，半盘坐。家长位于患儿身后，轻轻摇动患儿的两侧臀部，使之产生肌紧张，然后用一只手向前推患儿躯干，使之回旋。

③患儿伸腿坐于球上，家长跪在患儿的前方，双手扶持患儿下肢，向患儿前方拉球，诱导患儿出现重心前移、躯干后倾，患儿继而出现躯干的伸展，可促进躯干的充分伸展，控制躯干的过度前倾。

④令患儿俯卧在滚筒上，双手交替支撑，做向前向后爬行的动作，增加肩胛带的自主控制，提高上肢的稳定性及分离动作。

（5）爬行障碍居家康复（视频100）

①两手支撑的完成：两肘支撑和抬头是两手支撑的前提。两手支撑，胸离床，颈椎和腰椎进一步伸展，重心向后移至腹部是

视频100

腹爬的前提。

②四肢爬位的实现：用两手和两膝将身体支起，重心进一步向后移至膝部，并可用一侧上肢支撑上身体重，用另一侧下肢支持上身体重，这是解放一侧上肢或下肢实现前进运动的前提。

③立直和平衡反射的进一步完善：保持头部正中、目视前方、躯干立直是四肢爬位的前提，平衡反射是重心移动（前后左右）维持四肢爬位平衡的前提，如无这两个前提，即使能用手膝位起立，也不能实现爬行运动。

④侧卧位单肘支撑的完成：侧卧位时身体接地面积减少，而单肘支撑下身体重时，接地面积进一步减少，这需要有完善的平衡功能才能完成。这种姿势如能完成，说明平衡功能已发育成熟，是四肢爬运动即将开始的重要标志。

⑤从腹爬位到四肢爬位再到腹爬位姿势变化的能力：姿势变化的调节能力对灵活爬行是很重要的，一个会爬的儿童可随意进行四肢爬、腹爬或高爬。规范的爬行运动必须是一侧上肢和对侧下肢同时伸屈，双侧四肢交互运动才能完成的。交互模式发育不完善，爬行也就不能完善。

（6）跪位障碍居家康复（视频101）

①双膝立位训练：患儿双膝靠拢，大腿与小腿成直角，髋关节充分伸展，躯干与大腿成一直线。开始时如患儿不会自己主动伸展髋部，需要家长用手扶持。经过一段时间后，可以逐渐撤去家长扶持，此时可以让患儿自己跪在桌前（椅前）玩耍，对患儿来说仍然有支持作用。最后，要求患儿在没有任何支持下能独立直跪，且直跪时间应逐渐延长，使髋部更多地受到躯干重力作用的负荷，逐渐提高患儿髋部的控制能力。

视频101

直跪的家庭训练方法很多，家长可以根据家里的设施，因地制宜进行设计。家长坐在沙发上，患儿直跪于家长双腿之间，家长用一条腿给患儿上肢及胸部以支持，另一条腿可控制患儿的髋部。如患儿不能主动伸展髋部，可用此腿顶住髋部让其伸展；如患儿已能自我控制髋部伸展，家长就不必用腿去顶。总之，给患儿的支持越少越好，直至不需要任何支持，患儿可完成独立直跪。

②单膝立位训练：单膝立位是在双膝立位的基础上，在一条腿跪地的同时抬起另一条腿并使其足底着地。先在家长帮助下进行，然后通过不断练习和逐渐减少各种帮助，使患儿独立完成单膝立位的动作。部分患儿由于髋关节过于屈曲，在单膝立位练习时可能会出现身体前倾和膝立位不稳，训练中要有意识地让患儿尽量挺胸抬头，并配合双肘关节伸展、外旋和上肢高抬等动作，以加强患儿伸髋的动作。

③单、双膝立位转换：主要训练患儿在单、双膝立位两套动作转换过程中适应身体重心变化并保持身体动态平衡的能力。单、双膝立位的转换对于大多

数患儿来说都有一定的训练难度，需要家长的扶持和帮助。训练中可以根据患儿的具体情况，在患儿面前放一些栏杆、椅子等物品，辅助其练习。

（7）站立障碍居家康复（视频102）

视频102

①扶站训练：患儿取立位，家长于患儿身后，根据患儿的站立控制能力，控制其骨盆两侧，让患儿尽可能站立，协助其稳定站立，然后逐步减少辅助力度和降低辅助位置，直到患儿可独立站立。

②立位姿势控制训练：患儿分足站立，双手可以扶着固定的物体保持平衡。或者家长于患儿身后用双手扶持患儿骨盆，可让患儿尝试单脚站立以锻炼平衡能力，还可以让患儿缓慢向前、向后移动以保持身体平衡。

③骨盆控制训练：家长在患儿背后，用双手扶住患儿骨盆两侧，让患儿尽可能站立，使骨盆保持在中立位，然后诱导患儿进行骨盆的旋转训练，并施加适当的阻力，令髋部做抗阻运动，提高髋关节控制能力。

④姿势转换训练：是由坐位到立位以及立位到坐位的转换，家长在训练中给予扶助，在训练中先让患儿学会屈髋来实现弯腰、屈膝和身体重心转移。

从坐位到立位转换训练：在初期练习时，家长可扶持患儿让其学会在坐起时先使身体前倾和重心前移，鼓励患儿借助上肢、下肢的支持和协同动作，来达到身体重心上移和维持身体的平衡。

从立位到坐位转换训练：初期患儿由于难以维持身体的稳定，可用双手扶栏杆，然后逐渐改用单手扶持，最终实现独自落座。对于下肢痉挛较严重的患儿，髋、膝关节屈曲困难难以控制身体重心移动，可先让患儿练习坐到相对较高的椅子上，然后逐渐降低椅子的高度来训练控制身体重心的能力。

（8）行走障碍居家康复（视频103）

①对于偏瘫型患儿，如果患侧肌张力较高，在行走时，家长可以用手牵住其患侧手。这样做一方面可被动地使患儿患侧上肢得到充分伸展，另一方面也避免了在行走中患儿患侧上肢肌张力增高。反之，患侧肌张力较低或接近正常时，家长牵拉患儿健手行走要比牵拉患手行走更有利于康复，这样患儿的患侧在行走中可逐步学会正常的行走姿态。如在迈步时自然出现的旋转、向前摆动患侧手臂等。

视频103

②患儿在步行时，家长需站在患儿前方，用双手牵住其双手（注意保持患儿双肘关节伸直）辅助患儿慢慢把双脚放平后再走。若患儿已有了一定的行走能力，也可以让其双手借助手推车、椅子等较稳固的物件行走。扶手的高度应以患儿体干略微前倾、双肘伸直为准。

③若患儿站立时存在膝关节过伸，家长辅助患儿行走的方法与上述方法类

似，只是家长双手或患儿借助的其他物件扶手的高度应略微低一些，以便患儿在行走时，髋关节、膝关节能维持较小的屈曲位。

(9)精细动作障碍居家康复

在家庭环境中可以针对患儿手部能力弱的特点来改善手部灵活性，可以利用患儿的兴趣爱好设计小游戏来提高其手部能力。下面为两个常用小游戏。

①视物伸手训练：用鲜艳的玩具逗引患儿，在其眼前15～20cm处摇动，可引患儿注视，然后用玩具轻触患儿手背，诱其伸手。如无伸手动作，家长可用手扶着其肘部帮助其将手伸向玩具，反复多次进行(3～4个月时进行)。

②手指抓物训练：拉头巾训练。患儿清醒时，用头巾轻轻盖在其脸上，让患儿用手将头巾拉下，引起患儿大笑，反复多次进行。细柄玩具抓握训练。用细柄玩具接触患儿手部或腕部，让其抓握。

2. 脑瘫言语障碍居家康复

(1)呼吸功能居家训练(视频104) 呼出的气流才能形成言语。对于呼吸力弱的患儿，必须进行呼吸训练。

视频104

①吹羽毛、风车、口琴、气球等，所吹之物由轻至重，由小到大。

②如果患儿呼气时间短且弱，可使患儿取卧位，由家长帮助其做双臂外展、扩胸运动的同时进行呼吸运动。

③在患儿吸气末轻压腹部以延长呼气时间，增加呼气的力量。

(2)下颌运动居家训练(视频105) 脑瘫患儿口唇难以正常地开闭，因而也就无法构音，家长可以用以下方法刺激下颌及口唇周围的肌群，使之收缩达到口唇闭合的目的。对智力较好的患儿，可以用语言指示其做张口、闭口、噘嘴、露齿、咧嘴、圆唇、鼓腮、吮颊、微笑的动作，反复进行，直到熟练为止。

视频105

①压舌板刺激法：当患儿张口不闭合时，可用压舌板伸入患儿口腔内稍加压力，当向外拉压舌板时，患儿会出现闭唇动作，防止压舌板被拉出。

②冰块刺激法：可用冰块在口唇或口唇周围进行摩擦，用冷刺激促进口唇闭合、张开的连续动作。

③毛刷法：用软毛刷在口唇及口唇周围快速地以每秒5次的速度刺激局部皮肤、黏膜，也可以起到闭唇的作用。

④拍打下颌法：用手拍打下颌及下颌关节附近的皮肤，可促进口唇闭合。家长可一只手放在患儿的头部上方，另一只手放在患儿下颌处，用力帮助患儿的下颌运动，促进下颌上抬，促进口唇闭合动作。

双唇的训练对发声十分重要，一定要坚持下去。口唇与下颌的协调运动会为发音打下初步的基础，父母不要因为和患儿讲话得不到回答而丧失信心，不管患儿懂还是不懂，家庭成员要利用各种机会去跟患儿说话。

（3）唇运动居家训练　嘱咐患儿双唇紧闭夹住压舌板，向外拉压舌板，患儿必须紧闭双唇以防压舌板被拉出，每天3次。

（4）舌运动居家训练（视频106）　可以先让患儿用舌舔吃棒棒糖、甜饼等；嘱咐患儿张口，将舌头尽量外伸出口腔；上下左右摆动舌头后用舌尖舔上下唇，向上向后按压硬腭部；用压舌板在舌部按摩；用纱布轻轻地把持伸出的舌做上下左右运动；用吸管吸杯子里的饮料。

视频106

（5）发音居家训练　①在做唇、舌、下颌等训练后让患儿尽量长时间地保持这些动作。②轻声引出目的音，按照单元音—双元音—单音节—多音节能力顺序进行训练。③循序渐进，逐渐由单一的字母过渡到单词和句子的训练。

3. 脑瘫认知障碍居家康复

1）注意力居家训练

注意力训练是一切认知训练的基础，要对注意的各个成分进行从易到难的分级训练。基本训练包括反应时训练，注意的稳定性、选择性、转移性及分配性训练。内辅助训练调动患儿自身因素，让其学会自己控制注意障碍的一些方法。适应性调整包括作业调整和环境调整。

下面通过一些简单易懂的例子，更好地理解这一训练过程：

（1）反应时训练　可以通过简单的"红绿灯"游戏来进行。家长可以随机切换红绿两种颜色的信号灯，患儿需要在看到绿灯时快速按下一个按钮或做出某个动作，红灯则需要停止动作。这种训练有助于提高患儿对刺激的快速反应能力。

（2）注意的稳定性训练　可以让患儿参与"钓鱼游戏"，在一定时间内，患儿需要集中注意力，用钓竿钓起尽可能多的"鱼"。这种游戏要求患儿保持持续的注意力，不受外界干扰。

（3）注意的选择性训练　可以设计一个"找出隐藏物品"的游戏，家长在一堆相似的物品中藏起一个小玩具，然后让患儿在限定时间内找出这个特定的物品。这有助于患儿学会在众多干扰项中识别和关注目标对象。

（4）注意的转移性训练　可以通过"多任务切换"游戏来实现。例如，家长可以让患儿同时玩积木和画画，然后不时地要求患儿在两者之间切换，比如先搭好一个积木塔，然后立即画一个与塔相关的画。

（5）注意的分配性训练　可以让患儿参与"双任务挑战"，比如一边听音乐一边做数学题。这种训练要求患儿学会同时处理多个任务，合理分配自己的注意力。

（6）内辅助训练　鼓励患儿使用自我提示的方法，比如在进行某项任务前，先对自己说"我要专心"，或者在任务进行中，通过自我提问"我现在在做什么"来维持注意力。

（7）适应性调整　家长可以根据患儿的具体情况，调整作业难度和环境设置。例如，如果患儿容易分心，可以减少房间内的装饰物，或者在患儿做作业时提供一个安静的环境。

通过这些具体的例子，了解到注意力居家训练可以融入患儿的日常生活中，通过游戏和日常活动来提升患儿的注意力水平。

2）记忆力居家训练

记忆力居家训练是一种帮助患儿改善或补偿记忆障碍的方法。下面通过一些简单例子来解释这些训练方法。

（1）内辅助训练

①复述：当想要记住某个电话号码时，可以教患儿反复念诵这个号码，通过多次重复来加深记忆。

②视意象：教患儿想象把钥匙放在一个特定的图像上，比如想象钥匙挂在一幅画的边缘，这样当患儿想起那幅画时，就能记起钥匙的位置。

③语义细加工：教患儿将信息与已知知识联系起来。比如学习新单词时，将其与故事或情景相联系，更容易记住单词。

④首词记忆术：教患儿将一系列要记忆的词汇的第一个字组合成一个新的词或短语，以帮助记忆整个内容。例如，要记住"苹果、香蕉、橙子"，可以记为"苹香橙"。

（2）外辅助方法

①储存类工具：教患儿使用笔记本记录每天的待办事项，或者使用手机的备忘录功能来帮助记忆。

②提示类工具：教患儿设置闹钟提醒自己吃药时间，或者使用日历标记重要的日期和事件。

③口头或视觉提示：可以通过提醒患儿即将到来的事件或任务来帮助记忆。

（3）环境调整

①简化环境：保持家中环境整洁，减少不必要的杂物，这样可以让患儿更容易找到物品，减轻记忆负担。

②使用标志：在冰箱上贴一个物品清单，或者在门口挂一个提醒出门带钥匙的牌子，这些都是通过环境提示来帮助记忆的方法。

通过这些例子，可以了解到记忆力居家训练是如何通过不同的方式帮助患儿提高记忆力的。无论是通过内在的努力、借助外部工具，还是通过调整环境，都可以有效地改善记忆能力。

3）计算力居家训练

计算力居家训练是一种专门针对计算能力受损的康复训练方法，训练方案建立在正确的诊断和分型基础上。下面通过简单例子来解释这些训练方法。

针对额叶型失算要提升患儿的控制策略，比如患儿可以通过制订详细的日常计划来改善注意力障碍。患儿每天列出需要完成的任务，并按计划执行，这样可以减少注意力分散的现象。

针对空间型失算要改善患儿的空间认知，可进行以下训练：

（1）划销任务　在一张纸上随机写出一些字母或数字，患儿需要找出并划掉所有的特定字母或数字。这有助于训练其对空间的注意力和识别能力。

（2）图形复制　让患儿模仿画出简单的图形，如三角形、正方形，这有助于其理解和识别空间结构。

（3）视觉搜查任务　让患儿在一张复杂的图片中找出所有的特定物体，比如找出所有的猫或所有的车，这有助于训练其对细节的观察能力。

（4）均分线段任务　让患儿将一条线段等分成几部分，这有助于其理解空间比例和分割。

（5）画钟任务　让患儿画出一个时钟，并标出特定的时间，这有助于其理解时间的表示和空间的对称性。

（6）阅读记号标注任务　可以通过在文本中添加高亮或下画线来帮助其更好地理解和记忆文本内容。

（7）空间关系训练　让患儿将不同形状的积木放入相应的孔中，如将三角形的积木放入三角形的孔中。再结合实际生活场景，让患儿进行空间感知训练，如将盘子放在桌子上，再将杯子放在盘子旁边。

（8）计算训练

①数字概念：通过简单的数字识别和排序练习，帮助患儿理解数字的基本属性。

②计算负荷：逐步增加计算任务的难度，比如从简单的加减法到更复杂的乘除法。

③算术事实：训练患儿记忆基本的乘法表和其他算术事实。

④算术法则：通过练习理解并应用基本的算术法则，比如加法交换律、结合律等。

⑤心算：训练患儿进行不借助工具的快速计算。

⑥估算：训练患儿进行快速的近似计算，比如估算一个数的平方根或一个

数的倍数。

（9）日常生活活动能力训练　通过模拟购物、预算管理等日常活动，训练患儿在实际生活中应用计算技能。

通过这些例子，可以了解到计算力居家训练是如何通过不同的方法帮助患儿改善计算能力的。无论是通过视觉任务、图形识别，还是通过日常生活中的实际应用，都可以有效地提高计算力。

4）思维力居家训练

（1）分析、判断、推理训练

①分析：比如患儿面前有一个苹果，可以让其描述苹果的颜色、形状、可能的味道等。例如："这个苹果是红色的，圆形的，通常味道是甜的。"

②判断：接着可以让患儿判断苹果是否成熟。例如："如果苹果是红色的，那么它可能已经成熟了。"

③推理：进一步，可以让患儿推理如果苹果成熟了，它可能适合做什么样的食物。例如："成熟的苹果可能适合做苹果派。"

（2）合理安排脑力活动时间　可以设定每天的某个时间段为脑力活动时间。比如，每天下午3点到4点，患儿可以进行思维训练或参与脑力游戏。例如：每天下午3点到4点，患儿可以玩数独或拼图游戏。

（3）围绕物品或动物进行思维训练

①物品相关训练：让患儿围绕一个物品尽可能多地说出相关的内容。例如："闹钟有什么特征，会做哪些事?"患儿可能会回答："闹钟可以响铃，可以提醒时间到了。"

②动物相关训练：可以让患儿描述动物的行为和特征。例如："狗通常忠诚，会看家，喜欢玩耍。"

（4）通过阅读、听力和观看训练提升理解力

①阅读训练：让患儿阅读绘本，并帮助其理解其中的内容。例如："今天报纸上说，明天天气会很好，适合外出。"

②听力训练：让患儿听收音机，并讨论听到的内容。例如："收音机里说，最近有一场音乐会，我们要不要一起去听?"

③观看训练：让患儿观看电视，并帮助其理解电视节目的内容。例如："电视节目里介绍了一种新的游戏，我们可以一起尝试做做看。"

患儿可以在日常生活中逐步提升思维能力，增强对周围环境的理解和反应能力。

5）感知觉居家训练

感知觉居家训练是一种帮助患儿提高对自身和周围环境感知能力的方法。

通过一些具体的训练活动，可以增强患儿对空间、物体和身体部位的认知。下面通过一些简单易懂的例子来解释这些训练方法。

（1）躯体构图障碍训练

①识别自体和客体的身体各部位：比如让患儿闭上眼睛，触摸自己的手臂、腿、头等部位，并说出其触摸的部位。例如："你摸到的是手臂还是腿？"

②身体的左右概念：可以让患儿通过触摸来区分身体的左右侧。例如："你的左手在哪里？你的右脚在哪里？"

（2）单侧忽略训练

①视觉扫描训练：让患儿在一张纸上画满不同形状和颜色的点，然后让其用眼睛追踪并指出所有的点。例如："请用眼睛追踪并指出所有的红色圆点。"

②感觉觉醒训练：让患儿闭眼触摸不同材质的物品，比如木头、金属、布料，并描述其感觉。例如："你摸到的是木头还是金属？"

（3）失认症训练

①图形汉字匹配：展示一些图形和汉字，让患儿将图形与相应的汉字匹配。例如："这个圆形应该对应哪个汉字？"

②图形的相似匹配：展示一些相似的图形，让患儿找出最相似的一对。例如："这些三角形哪两个更相似？"

③声图匹配：播放一些声音，让患儿将声音与相应的图形匹配。例如："这个声音是猫叫还是狗叫？"

④图形指认：展示一些图形，让患儿说出图形的名称或描述其特征。例如："这个图形是什么？它有什么特征？"

（4）失用症训练

①故事图片排序：给患儿一系列描述故事发展的图片，让其按照正确的顺序排列。例如："这里有 5 张图片，描述了小猫从家到公园的故事。请你按照正确的顺序排列它们。"

②增加故事情节的复杂性：随着患儿的进步，可以增加故事的复杂性，比如增加更多的角色或情节转折。例如："这次的故事中有小猫、小狗和小鸟，它们一起在森林里冒险。你需要按照故事发展的顺序排列这些图片。"

通过这些具体的例子，可以在家中给患儿进行有效的感知觉训练，逐步提高其对自身和周围环境的感知能力。

（5）感知觉训练

可以通过刺激视觉、刺激听觉以及刺激触觉的方法训练智力发育迟缓的患儿。

①刺激视觉：想要改善患儿智力发育迟缓的情况，需要不停地培养观察以

及辨别能力，可以让患儿观察身边的东西，寻找出视觉的对象，比如在和患儿玩游戏的时候可以对他说："发现了一只红色的乌龟，你知道他的嘴巴是什么颜色吗？"这样就可以让患儿发现乌龟，然后观察乌龟嘴巴的颜色。

②刺激听觉：平时还需要多带患儿接触自然界的声音，听到以后父母可以告诉患儿听到的是什么声音，比如蟋蟀的鸣叫声、哗哗的流水声、汽车的喇叭声以及青蛙的叫声等，这些都可以刺激患儿的听觉。

③刺激触觉：可以让患儿的两手掌心相托放在背后，把一些小的物品放到患儿掌心中，让患儿摸一摸东西的形状，然后说出手中是什么，再将东西拿到前面让患儿查看自己说得对不对。

4. 脑瘫日常生活活动能力居家康复

（1）进食居家训练　脑瘫患儿独立完成进食十分重要。当别人喂食时，不但会失去进食的主动性、趣味性，也会增加依赖性。进食活动包括饮水、吃固体或半固体食物等。

①饮水：饮水时，家长辅助从温水壶里向水杯倒水，脑瘫患儿可双手抓握水杯把手（或双手半握拳捧住杯体），双肘关节屈曲至嘴边将水送入口中吞咽。对于双手抓握功能较差的脑瘫患儿，可以使用吸管饮水。

②进食：进食固体或半固体食物时，家长辅助将食物盛入合适的碗里放在桌上，对于抓握较差的脑瘫患儿，可以用绷带固定手抓握勺子，家长一只手辅助脑瘫患儿前臂旋前、旋后，另一只手环转腕关节将食物舀起送入口中，反复练习，提高其进食能力。对于能力稍好的脑瘫患儿，可以选取简单改装的筷子，如用两根筷子顶部以橡皮筋各缠绕两圈固定的方式夹取食物进食。

（2）穿脱衣居家训练　脑瘫患儿坐在有靠背的椅子或小方凳上，双脚平放在地上，衣物尽量选择宽松版。

①穿开衫：将上衣内侧朝外，衣领朝上（靠近身体一侧）放在膝盖上，用较灵活的一只手（健手或功能较好的手）抓住衣领，另一只手穿进同侧的袖口，较灵活的手将衣服拉上肩，再将领子绕过头顶放到另外一个肩上，然后将此手穿进袖子。

②脱开衫：双手抓住两侧衣襟，双上肢前屈再后伸，将两侧衣肩脱下，双手伸至身体后方，一只手抓住另一只袖口用力脱下，换一只手同样动作将开衫脱下。

③穿套头衫：将套头衫的背面朝上，衣领朝下放在膝盖上，双手将衣服后背卷起直到露出袖口，一只手穿到相应的袖口，拉上衣袖直到露出前臂，另一侧同样的动作，然后将领子和衣服下缘拉在一起，将头套入领口，将衣襟拉下即可。

④脱套头衫：抓住套头衫的后领，低头将衣服从头上脱出，用一只手将另一侧上肢脱出衣袖，同样将另一侧上肢脱出另一只衣袖。

⑤穿裤子：患儿坐在凳子上，双手抓住一侧小腿使其交叉放在另一侧大腿上（或一侧下肢屈曲），把一侧裤腿穿到脚踝以上或膝盖以上，然后交叉腿放下，另一侧同上。穿好后站起，独站不稳的患儿可单手扶物，用一只手将裤子拉起至腰部。对不能独坐凳子的脑瘫患儿可以在床上进行训练。

⑥脱裤子：脱裤子的步骤与穿裤子步骤相反进行即可。

（3）梳洗居家训练

①洗脸训练：打开水龙头放好水，患儿双手捧水洗脸后，将小毛巾放进盆里冲洗，两手抓住毛巾拧出多余水分，将毛巾打开平放在手上擦脸。

②刷牙训练：打开水龙头给牙杯盛上水备用，一只手握住牙膏体，一只手打开盖子，把牙膏挤在牙刷上，将牙刷放入口中，上下交替刷牙。

③梳头训练：患儿在前方有镜子的地方坐下，如果患儿抓握困难，可以加粗梳子把柄，家长演示梳头发动作使脑瘫患儿模仿，或者辅助患儿上肢举过头顶做来回环转动作梳理头发。

（4）如厕居家训练　患儿独立行走或用助行器进入厕所到坐便器侧面，一只手扶坐便器，另一只手慢慢将裤子从臀部脱到大腿下，转身坐到坐便器上，大小便结束后拿厕纸完成清洁，慢慢站起将裤子拉到臀部上及腰，转到坐便器一边够到冲水装置，小心走出厕所。

（5）日常生活移动居家训练　根据患儿日常生活活动的需求和家庭居住条件，配备一些简单的辅助器材，为患儿设计其能够移动的环境。如下床、从床边移动到训练场所、餐厅和厕所等。尽量让患儿借助辅具，或扶着家具、栏杆等扶走、跪行，甚至可以爬行到目的地。

5. 脑瘫居家中医康复

（1）穴位点按疗法　穴位点按通过疏通经络、调理气血、开窍益智达到康复目的。临床可根据脑瘫的不同类型选用不同的穴位刺激方法。痉挛型主要用头部穴位点按，其他型可加用体部穴位点按。

①头部疗法（视频107）：选择顶颞前斜线（前神聪穴与悬厘穴连线）、顶中线（百会穴与前顶穴连线）、顶旁1线（通天穴向后引一条长1.5寸的线）、顶旁2线（正营穴与承灵穴连线），伴智力低下者加四神聪，言语障碍者加颞前线（颔厌穴与悬厘穴连线），

视频107

共济失调者加枕下旁线（玉枕穴向下引一条长2寸的线）。每条穴线推按10~15分钟（四神聪共4个穴位，每穴点按5分钟）。推按或点按穴位时可嘱患儿活动患侧肢体（重症患儿可做被动活动），以提高疗效。隔日1次，10次为1个疗程，中间休息2日再进行下一疗程。

②体部疗法：主要针对手足徐动型、弛缓型和共济失调型脑瘫。穴位选择

水沟、百会、大椎、气海、肩髃、曲池、手三里、外关、合谷、环跳、阳陵泉、足三里、解溪等。语言不利加哑门、风府，吞咽困难加廉泉，认知障碍加四神聪、印堂。每穴点按10~15分钟，每日1次，10次为1个疗程，中间休息2日再进行下一疗程。

（2）艾灸疗法　艾灸可以益气养血、温经通络，提高患儿的整体抗病能力，缩短康复疗程。弛缓型患儿多取百会、神阙、关元，痉挛型患儿多取膻中、腰阳关、八髎，共济失调型患儿多取会阴与涌泉，手足徐动型患儿多取曲池、合谷、足三里、涌泉，伴发癫痫患儿多取百会、鸠尾、申脉、照海。每次每穴用艾条做温和灸5~10分钟，每日1次，10次为1个疗程，中间休息2日再进行下一疗程。特别注意对于伴发感觉障碍或智力障碍、言语障碍的患儿，严防烫伤，建议家长将自己的手指放在患儿艾灸部位及时调整艾灸距离。如果患儿发热或艾灸部位有破损，不可艾灸。如灸后患儿出现不适，建议中断艾灸观察一段时间后再实施，最好能让中医对患儿进行辨证指导。

（3）推拿疗法（视频108）　脑瘫推拿以开窍益智、强筋健骨为原则。肝肾亏损者辅以滋肾养肝，心脾两虚者辅以健脾和胃、益气养血，痰瘀阻滞者佐以化痰祛瘀、通经活络。每日1次，每次30~50分钟为宜。

视频108

①整体调理：刺激能"总督一身之阳"的督脉和与调整脏腑功能密切相关的足太阳膀胱经。患儿取俯卧位，操作者立于其右侧，用摩法沿督脉走行方向（由下到上）摩整个脊柱3~5遍；由上到下按揉足太阳膀胱经3~5遍；由下到上捏脊3~5遍；擦肾俞、命门和八髎穴，以热为度。

②重点刺激：选择性刺激脊神经后根体表投影部位。患儿仍取俯卧位，根据脊神经解剖学原理，确定脑瘫患儿单瘫、双瘫、三肢瘫、四肢瘫或偏瘫、截瘫的脊神经后根体表投影点（痉挛型患儿常表现出条索状或结节样的病理反应物，其他型患儿表现出局部松弛或双侧肌张力不一致，反应点常出现在心俞、肺俞、脾俞、胃俞、肾俞等背部腧穴所在的位置），用指按法或掌按法刺激，并用全掌按揉法作用于其周围肌张力增高的肌群，时间约5分钟。

③对症处理：针对患儿比较突出的症状给予对症支持治疗。如针对瘫痪肢体局部，运用手法刺激最大限度地恢复肌肉张力及关节活动能力，即用轻柔的擦法作用于患肢，同时配合相应关节的被动运动，每侧5分钟；依次按揉瘫痪肢体，上肢以肩井、肩髃、肩髎、臂臑、极泉、曲池、手三里、外关、合谷等穴为主，下肢以环跳、阳陵泉、足三里、血海、丰隆、委中、承山、三阴交、昆仑、悬钟、涌泉等穴为主，每穴时间约5分钟；自上而下用轻柔的拿法作用于瘫痪肢体3~5遍，操作时间为3分钟；用适度的摇法、拔伸法作用于瘫痪肢

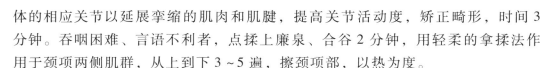

体的相应关节以延展挛缩的肌肉和肌腱，提高关节活动度，矫正畸形，时间 3 分钟。吞咽困难、言语不利者，点揉上廉泉、合谷 2 分钟，用轻柔的拿揉法作用于颈项两侧肌群，从上到下 3 ~ 5 遍，擦颈项部，以热为度。

（4）中药外敷法

①热敷法：热敷神阙和腰背部可以提高患儿机体的整体抗病能力，促进早日康复；热敷瘫痪肢体局部可以温经通络，促进肢体的功能恢复。神阙和腰背部提倡干热敷，即将药物研成细末置于布袋，放入微波炉加热或将药物放入锅内炒热后置于布袋内，趁热将布袋敷于神阙或腰背部，每天 2 次，每次 10 ~ 15 分钟；常用健脾益肾和温经通络类药物，如吴茱萸、伸筋草、透骨草、川椒、川芎、威灵仙等。瘫痪肢体局部可用湿热敷，即将药物置于布袋，扎紧袋口，放入砂锅内，加入适量清水，煮沸数分钟，趁热将毛巾浸透后绞干，折成方形或长条形敷于患部；常用温经通络类药物，如红花、桂枝、苏木、木瓜、伸筋草、路路通、海桐皮、透骨草、当归、川椒等，每天 1 次，每次 15 ~ 20 分钟。

②熏洗法：将药物煎煮后，用来泡脚或者熏洗，或用药液擦洗全身，可起到温经通络、散寒除湿的作用。常用防风、荆芥、川芎、当归、黄柏、苍术、牡丹皮、川椒、苦参等药物，每日 1 次，每次 15 ~ 20 分钟，或以患儿全身微汗出为度。

③膏摩法：在推拿治疗的基础上，加用中药膏剂，或单用具有治疗作用的膏摩剂涂擦患儿相关穴位，如腰阳关、命门、至阳、大椎、膻中、中脘、气海、涌泉等穴，以期将药物的治疗作用通过透皮吸收，起到补益肝肾、温经通络、促进患儿生长发育的作用。常用的有六味地黄膏、温经通络膏等。如果没有六味地黄膏，也可以购买六味地黄丸熬煮成膏使用。

（三）脑瘫居家康复注意事项

1. 训练不当的表现和纠正方案

（1）足下垂　足下垂是原始反射未消失且正常反射未建立、不正确用力和挛缩三种原因造成的。

纠正方案（视频 109）：

①踝关节挛缩问题通过按摩解除，每天早上两侧踝关节各被动活动 50 次以上，每次持续半分钟，使踝关节背屈至少 90°。

视频 109

②腓肠肌紧张和足底屈肌紧张不正确用力问题，可以通过对腓肠肌及足底屈肌进行牵拉来解决，即支撑蹲。在双脚前脚掌下放一根木棍，或是蹲在 30°斜坡上，牵拉足底屈肌和跟腱，每次蹲 10 分钟，每天 3 次。或是家长一只手握住患儿踝关节，一只手握住患儿脚掌，向上用力，使踝关节角度小于 90°，然后固定牵拉 3 ~ 5 分钟。

③对于反射问题，家长可用手法刺激引发患儿踝关节主动背屈，每次每侧50下。

（2）足内翻、足外翻

①足内翻的纠正方案（视频110）：一是用手、小毛刷、冰块等由下至上地刺激患儿小腿外侧皮肤，如此可诱发其主动足外翻动作的出现。二是用手法刺激患儿脚外侧，引发足外翻。三是在足外侧放一木板，让足内侧充分着地，刺激内侧用力；必要时，练习单腿站立，足外侧放一斜板。如果患儿一只脚内翻、另一只脚外翻，在患儿的外翻脚内侧放一木板，在内翻脚外侧放一块木板。如果双侧足内翻，可在双脚外侧各放一块板，使双脚内侧用力，纠正内翻。

视频110

②足外翻的纠正方案（视频111）：如果一侧足外翻，可在足内侧垫一块木板，让足外侧充分着地，刺激外侧用力；必要时单腿站立，足内侧放一木板。如果两侧足外翻，可做一块中间高、两边低的木板，让患儿双脚踩在木板上，使双足外侧充分用力，纠正足外翻。如果足外翻的患儿外侧不用力，足大踇趾常向内勾起，或是向第二个脚趾下重叠，这时可以利用纱布把大踇趾轻轻缠绕起来垫高，使大踇趾正常用力，这样有利于足外翻的改善。

视频111

（3）膝关节过伸　膝关节过伸的原因：膝关节本身有骨性变化，导致膝关节位置不正常；在负重情况下，膝关节控制能力较差，表现为膝关节本体感觉消失，关节周围韧带松弛，股四头肌及腘绳肌肌力较弱或收缩不成正常比例；足底屈肌挛缩或肌张力较高；按摩不正确、用力过度，造成损伤。

膝关节过伸纠正方案（视频112）：

①提高股四头肌肌力训练：坐位向站立位转移，练习时家长双手控制患儿双膝关节，使其不要过伸；或患儿坐在椅子或床边，双手握在椅子或床边上，把腿踢直，持续3～6秒放下，如果完成轻松，可在患儿脚踝上施加适当的阻力。

视频112

②提高腘绳肌肌力训练：患儿呈俯卧位，家长用一只手固定其大腿，用另一只手握住患儿脚踝处，帮助患儿做屈伸腿动作。在患儿独立完成这一动作时，可能会出现用力屈腿时臀部翘起，家长可用双手固定其臀部，并视情况在小腿上施加适当阻力。

③提高足背屈肌肌力训练：足底屈肌挛缩或张力高，导致膝关节过伸，对此类患儿来说这一训练很重要。患儿取坐位或仰卧位，家长用一只手握住患儿踝关节，另一只手握住足底上1/3处，做足背屈90°或以上牵拉；或是患儿俯卧位膝关节屈曲90°时，家长一只手固定踝关节，另一只手握住足的上1/3处向下

用力牵拉；或者在患儿双脚掌前放一木板，让患儿支撑蹲10分钟左右；或是让患儿在一个30°斜坡上坚持蹲10分钟，每天3次，这个方法可对腓肠肌及骶曲肌进行牵拉。

④膝关节控制能力训练：一是用丝袜或松紧带固定膝关节，控制膝关节过伸。二是让患儿双手放在家长双肩上，家长把双手放在患儿膝关节外侧控制膝关节，让患儿直立躯干慢慢向下蹲，再慢慢站立。注意患儿站立时，膝关节要控制在正中位，千万不要有过伸现象，下蹲的幅度应根据患儿对膝关节的控制能力来定。三是让患儿站立或蹲起时，家长要注意用语言控制双膝关节过伸。四是在患儿行走时控制，家长在患儿后面，用手制约患儿膝关节屈曲，在语言刺激下控制膝关节过伸。

（4）膝关节屈曲　膝关节屈曲的原因包括患儿本身的骨性变化；长时间不运动或是关节长期处于某一固定位置，造成膝关节挛缩；膝关节控制能力差，股四头肌肌力差；足底屈肌及腓肠肌不正常用力，肌张力高。

膝关节屈曲纠正方案（视频113）：

①患儿仰卧位，家长用一只手握住患儿膝关节，另一只手握住踝关节做牵拉被动活动，使膝关节充分伸直，持续几秒后，屈髋屈膝，再牵拉，每次牵拉50次。注意用力不要过快过猛，力度不可太大，以免造成膝关节过伸。

视频113

②患儿站立位，家长用双手扶住患儿臀部固定，家长双膝对准患儿双膝关节（患儿双膝并拢），家长在后面固定患儿脚后跟，使患儿双膝关节尽力伸直、尽力直腰。注意用力要适当。

③患儿取站立位，家长站在其后面，患儿双脚双膝并拢，家长用双手固定患儿双膝使膝关节伸直，然后患儿向前向下弯腰双手摸自己脚尖，对腘绳肌进行牵拉。在这个过程中，必要时，家长扶住患儿臀部向前用力，使膝关节充分伸直。

（5）腰背肌肌力差造成的腰不能伸直　腰背肌肌力弱的训练方法（视频114）：让患儿平躺，双腿屈曲，家长用双手固定患儿双脚之后，让患儿努力抬高臀部，骨盆上抬。以躯干、骨盆、大腿在一条直线上为宜，如果过分上抬就会出现腰背肌的代偿，也就是经常见到的"打挺"现象。

视频114

2. 预防脑瘫患儿训练中发生意外

（1）疲劳度适中，训练强度不能太低，也不能太高　训练强度太低，患儿的运动潜力得不到充分发挥，训练效果不好。训练强度过高，治疗时间过长，患儿严重疲劳，康复训练效果不好。而且过度疲劳会导致免疫力低下，可能会出现合并感染，使康复训练中断。

（2）要预防骨折和韧带拉伤　脑瘫患儿多有肌张力增高、上肢或下肢活动困难、关节活动受限，如果康复训练过程中用力过快过大，超出了关节活动的正常范围，就可能出现韧带拉伤或骨折。康复训练时应该在关节的最大活动范围之内进行被动运动，不能超范围训练。松解肌腱和韧带也应遵循循序渐进的原则，不能操之过急。

（3）保证营养　脑瘫患儿因为肌张力增高，营养消耗比健康儿童多，体重往往比健康儿童偏轻。加之康复训练过程中消耗能量更大，所以保证患儿的营养至关重要。应提供均衡的易吸收的营养配餐，才能提高康复训练的效果。

饮食方面要注意营养搭配合理，防止吃得太少或太多，要分次让患儿进食。餐具最好用不易破损的塑料制品，不要让患儿用尖锐的刀叉进食，如果患儿视力不好，可把餐桌放在明亮的地方，食物要切小点，让患儿一口吃下去，不要让患儿吃黏性食物。

3. 脑瘫患儿突发不良事件的家庭急救

（1）癫痫（视频115）　脑瘫伴随癫痫的患儿，在治疗过程中可能出现癫痫急性发作。癫痫发作时家长应在其身边陪伴，将患儿轻轻放于地板，使其呈侧卧位，给予患儿头部支持，保持头部

视频115

和身体力线排列一致（可使用毛巾、衣物、小枕头或双手来完成）。保持患儿口腔内没有异物，不要把手指或其他东西放进患儿口腔。把患儿脖子、胸部和腹部周围的衣物松开，且不要限制患儿的活动，尽可能把患儿抱离家具和尖锐物品。绝大多数癫痫发作在1～2分钟后就会自行停止，如果发作持续时间超过5分钟，应及时送医。

（2）窒息（视频116）　患儿因为吞咽障碍或进食不当，有时会突发窒息。发生后立即用以下方法急救：

①推压腹部法：将患儿仰卧于桌子上，家长用一只手放在其腹部脐与剑突之间，紧贴腹部向上适当加压；另一只手柔和地放在胸壁上，向上和向胸腔内适当加压，以增加腹腔和胸腔内压力，反复多次，可使异物咳出。

视频116

②倒立拍背法：适用于婴幼儿，家长倒提其两腿，使头向下垂，同时轻拍其背部，通过异物的自身重力和呛咳时胸腔内气体的冲力，迫使异物向外咳出。如患儿体型较大，可托举背部，使其处于头低位。

③海姆立克急救法：家长站在患儿身后，双臂环抱其腰腹部，一只手握拳，拳心向内按压患儿的肚脐和肋骨之间的部位；另一只手成掌捂按在拳头之上，双手急速用力向里向上挤压，反复实施，直至患儿吐出阻塞物。

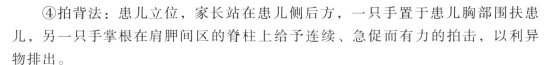

④拍背法：患儿立位，家长站在患儿侧后方，一只手置于患儿胸部围扶患儿，另一只手掌根在肩胛间区的脊柱上给予连续、急促而有力的拍击，以利异物排出。

（3）坠床或跌倒　患儿不慎坠床或跌倒，家长须马上到达并立即查看患儿的意识状态及呼吸情况。皮肤出现瘀斑者进行局部冷敷，情况危急时立即拨打"120"及时就医。

（4）骨折或韧带损伤　脑瘫患儿在训练中要预防骨折和韧带损伤。脑瘫患儿有肌张力增高、上下肢活动障碍、关节活动受限，家长在训练中用力过快过大，超出活动范围就容易导致骨折及韧带损伤。处理方法为给予局部冷敷、制动，如果疼痛较剧烈且不能缓解，须及时送医。

4. 脑瘫患儿定期到医院复查的重要性

定期复查是为了检查患儿经过一段时间康复治疗的效果，由医生做出评价和总结，再根据情况制订下一步的康复训练计划或调整康复方案，做到科学、准确、安全、健康地康复治疗。定期去医院复查对患儿康复是有益的，建议家长积极配合，定期复查。

（四）脑瘫家庭常见心理障碍的识别和处理

脑瘫一般在患儿1岁左右才能完全确诊。在等待确诊的过程中，不少父母面临着极大的精神心理压力，惴惴不安，担忧惶恐。同时，育儿过程中患儿的缓慢发展变化，与其他儿童的比较，也使父母焦虑不安、自责难过。当疾病确诊后，父母担忧患儿未来的预后、生活，会产生焦虑，同时照料患儿日常生活，打破了家庭生活原有的平衡，加重经济负担，也影响着夫妻、亲子的关系。

一般来说，患儿父母的焦虑抑郁情绪以及患儿的抑郁、自卑、情绪波动是常见的脑瘫家庭心理障碍，识别方法和应对方法可参考偏瘫、截瘫相关章节内容。脑瘫患儿家长需要首先做好自身心理建设，才能长期陪伴患儿进行有效康复训练。对于脑瘫患儿，家长要以宽容接纳的态度去尽可能鼓励和支持患儿，给予其爱与关怀，并对患儿存在的自卑情绪及时加以引导干预，但不能因为同情或内疚而过度照料患儿，否则会影响康复效果。

（五）脑瘫居家护理

1. 生活护理

针对痉挛型脑瘫患儿，尤其是伸展性痉挛者，可选择屈曲抱姿；针对双下肢内收肌张力较高者，需注意下肢外展，将其双下肢分开，骑跨在家长的髋部，使患儿头部枕在家长的肩部。对于手足徐动型患儿，禁止其随意运动，将其双手合起，并拢双下肢，屈曲关节，最大限度靠近胸脯，家长将其抱在胸前。另外，对肌张力较低的患儿，怀抱时将其双下肢屈曲，并使头部下垂，为其提供依靠；对于下肢肌张力较高的患儿，在其睡眠期间打开双下肢，并将软枕放置于其双下肢中间，避免双下肢过紧造成内收肌肌力升高。对手足徐动型患儿，帮助其采取侧卧位，屈曲双上肢，并使其抱在一起，再屈曲双下肢。另外，对于偏瘫患儿，可采取仰卧位或患侧在上的侧卧位，避免患侧长时间受压后造成肢体麻木或循环障碍。

2. 饮食护理

良好的营养状况作为脑瘫患儿康复的基础，需引起家长重视。制订合理的饮食计划，保证每日营养摄入均衡，并以高蛋白、高热量、高维生素、易消化食物为主，同时鼓励患儿多饮水。针对独立进食较困难者，指导饮食锻炼，体位选择时应抑制全身肌张力升高，防止不必要的不自主运动。针对头、颈、躯干、手控制能力较差的患儿，可由母亲怀抱进行喂食，采取半坐位，头部微向前屈曲，置于母亲肩部，并由母亲前臂进行承托，患儿双手向前，保证身体对称，为顺利进食提供保障。针对新生儿，可进行吮吸锻炼，并提供味觉及温度觉刺激，加强口腔管理，培养进食兴趣。喂食期间应保证患儿头部处于中线，防止头向后仰造成异物吸入。值得注意的是，当患儿牙齿紧咬时，不可强行喂食。除此之外，选择汤匙进食，尤其是边缘平浅、匙柄较长且粗的汤匙，较容易拿握。针对拿握能力较差者，可将汤匙套在患儿手上，指导患儿正确拿握汤匙的方法，帮助其进食：首先控制其肩部，外旋前臂，同时将大拇指根部向外旋转，将食物送至口中。另外，家长监督患儿开展进食及饮水锻炼，逐渐培养其独立进食的习惯。

3. 皮肤护理

脑瘫患儿通常因为躯体活动受限，长时间保持同一姿势，可使皮肤完整性受损，甚至导致皮肤磨损受压，进一步增加压疮发生风险。家长应保持患儿床铺柔软，定期打扫，维持床单干燥、平整。家长应掌握正确使用一次性尿布的方法，便后及时帮助患儿清洗会阴部与臀部，保证干燥，可予以按摩，定期帮助其翻身。患儿着装应宽松，并选择舒适柔软的布料，防止皮肤刺激造成肌紧张，甚至引起不对称姿势。定期对患儿进行皮肤评价，并检查局部皮肤是否存在色素沉着、红斑或表皮破损现象，身体受压或骨突位置是否存在红肿破损现象，一旦发现后及时处理。帮助患儿调整卧位姿势。若卧位姿势不良可造成肌力强化以及异常姿势，甚至导致异常的反射活动；而良好的卧位姿势可改善患儿痉挛状态，促进伸展肘关节以及上肢运动的发育。另外，俯卧位可保证患儿身体各部位保持对称，但应注意避免呼吸道堵塞及窒息的发生。

4. 言语训练

（1）语言理解训练　指出某个物品，并做出手势，进行发音，帮助患儿培养理解能力。

（2）语音训练　通过各类感觉、听觉刺激帮助患儿纠正发音。

（3）语句训练　指导患儿说出单个词语，等待其熟练掌握后，连词成句，并耐心讲解句子的意思，遵循由简至难的原则，逐渐增加词汇的复杂程度，并以实用性语句为主。

另外，还可选择录音机、图片、玩具等形式实施教、说、听的训练，同时选择手语、表情成为日常生活的交流方式，促进患儿在欢乐的生活环境中获得充分的语言信息，以此增强其言语能力。培养患儿的模仿能力，与其保持有效交流，并保证自身发音准确，选择合适的语调与音量，同时放慢语速，交流期间可采取表情与动作，激发患儿兴趣，提升其信任感。

5. 智力训练

家长选择引导式教育、鼓动式教育、整体性教育以及参与性教育对患儿开展智力训练。其中引导式教育属于集体游戏式康复措施，组织患儿在轻松愉快环境下做游戏，采取感觉交流以及认识交流形式，增加患儿日常生活中的刺激，逐步培养学习与生活能力。另外，合理安排患儿每日学习情况，要求其尽可能独立完成，帮助其树立独立意识，培养其独立生活能力。对于患儿的进步给予一定鼓励，使其感受家庭温暖，同时保持愉快情绪。家长参与患儿护理可起到监督作用，并为患儿提供循序渐进的指导，帮助其养成独立生活的习惯。研究表明，以家庭为中心的引导式教育不仅能改善患儿肌力，还可降低家长的压力，并增强其疾病管理能力。

6. 安全管理

当患儿独处在具备风险因素环境内，易发生撞伤、坠床等不良事件。家长应密切观察患儿，根据其运动能力及周围环境，尽可能减少风险因素。为了保证患儿生活环境以及活动空间的安全性，可移开有棱角以及锋利物品，防止患儿接触伤害性物品，避免受伤。家长看护时还需密切关注患儿的情绪变化，若出现不良情绪时，应尽早加强安全管理，并提供心理辅导，限制其动作幅度，指导其开展肢体协调运动。

7. 心理护理

脑瘫属于终身性疾患，不仅导致患者出现体能上的障碍，还可影响其性格发育，使其极易产生自卑感、较强的依赖性，性情孤僻，甚至失去对治疗的信心。必要时对患者心理状态进行评估，鼓励其定期参加社区集体活动，并在活动室内播放轻柔愉快的音乐。活动期间，鼓励患者积极参与，相互比赛或模仿；活动结束时，针对表现较好者给予表扬。除此之外，家属指导患者吃饭、如厕以及行走前，要在给予安慰的同时调动患者的积极性，鼓励其勇敢面对疾病，采取温柔耐心的态度与患者沟通；对儿童患者，可通过沙盘游戏实施心理干预，引导患儿自己动手制作沙盘，制作完成后针对沙盘作品进行交流，鼓励其抒发内心感受，同时家属认真倾听其内心想法，并尽可能回答患儿疑问。

（六）脑瘫患者轮椅选择

脑瘫患者的控制能力和协调性较差，头及颈部软弱无力，使用轮椅时，身体会向前溜滑，头部无法控制。因此要重点考虑轮椅的摆位功能，依照患者的需要加装支撑装置，如定制坐垫，加装头枕、外展挡板、分腿板、安全带等；也可选择靠背和座椅同时倾躺的轮椅。

需要根据患者年龄、体形，选择尺寸适配的轮椅，有针对性地为其选择马鞍形坐垫、胸带和各种颈托、头托、脚带，还需要配置可拆卸的轮椅桌。对残障情况严重的患者，要在靠背两侧加装软性的躯体支撑块，选用特殊形状的固定脚踏板。必要时采用计算机设计制作的一体化模塑坐靠垫（坐姿保持器）。这种完全个性化的轮椅是脑瘫患者及其家人在日常生活中的好帮手。

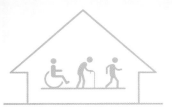

第五章　孤独症患者居家康复

一、孤独症概述

孤独症又称自闭症，是一种起病于婴幼儿时期，以社会交往障碍、交流障碍、兴趣局限与行为刻板重复为主要临床特征的疾病，是广泛性发展障碍中最为常见的一个亚型，多数患儿伴有不同程度的精神发育迟滞。

（一）发病因素

1. 病因

孤独症谱系障碍属于神经系统发育障碍，发病机制尚不明确，目前更多倾向于将其归结为与遗传因素及胎儿宫内环境因素有关。研究发现此类疾病病因明确者仅占少数，仍有75%~80%的患者病因不明。此外，孤独症存在家庭聚集现象，患者同胞患病率为4.5%，较其他人群而言高出25倍，男性发病率是女性的4.2倍。

2. 流行病学

孤独症谱系障碍的发病率在20世纪80年代为万分之五。在美国2021年的统计数据中，每44个儿童就有1个被诊断为孤独症；中国最新的调查数据显示，54个儿童中有1个是孤独症。

3. 主要危险因素

主要危险因素包括基因和胎儿期不良的内外环境。如环境污染增多、辐射、遗传变异等，生活节奏的加快、社会压力的增多、孕期精神紧张，都影响到孕期内外环境，导致发病率的逐年增加。

此外，现代医学对疾病分类的精细化与诊断标准的变化，家长就医意识的增强，都是孤独症检出率增加的重要原因。在20世纪80年代，只有症状严重的儿童才被确诊为孤独症。现在被诊断为未分类的广泛性发展障碍、阿斯伯格综合征等较轻类型孤独症谱系障碍，在当时并不被认为是孤独症。

（二）临床表现

1. 核心症状

在广泛性发展障碍大范畴下，属于孤独症谱系障碍的有孤独症障碍、阿斯伯格综合征、未分类的广泛性发展障碍、儿童瓦解性精神障碍以及雷特综合征。目前孤独症缺乏特定的生理检查手段，诊断标准源于家长报告和评估者观察到的行为和表现。按照《精神疾病诊断与统计手册》（第5版）的诊断标准，孤独症谱系障碍儿童症状的核心表现为社交互动功能缺失、沟通功能缺失与重复刻板的行为模式。

社交互动功能缺失：包括缺失眼神接触、面部表情、手势、姿态等。这些方面的异常导致孤独症患儿难以读取和理解别人的感情、体验和观点。

沟通功能缺失：说话迟或不说话，且没有以手势弥补的意图；尽管能说话，但不能开始或保持一场谈话；重复或刻板地使用语言；缺乏自发的想象或假装游戏。

重复刻板的行为模式：执着于某些行为模式，强迫性的、无实际功能的程序或仪式，重复性怪癖或自我刺激行为。

2. 伴随症状

（1）感知觉障碍　孤独症患儿除三个最典型的临床表现之外，通常还伴有感觉系统、知觉等方面的问题，尤其是听觉和触觉的敏感很常见。这些感觉障碍对自身感官造成的干扰，使患儿表现出对某些物品特别爱好或恐惧，容易有各种怪异的行为。经常看到患儿用手捂住耳朵；脱掉衣服赤身裸体，寻求触觉的刺激；喜欢闻、咬、舔物品，严重偏食。

（2）感觉统合失调和认知障碍　约90%的孤独症患儿都有感觉统合（简称感统）失调和认知障碍。感统失调常见的表现有：前庭功能受损，平衡能力差；触觉防御异常，触觉过分敏感或迟钝；本体感觉差，不能准确感知自身身体部位，整个肢体不协调。

（3）智力障碍　20世纪80年代，70%～75%的孤独症患儿都伴有智力障碍。现在由于诊断标准的变化，把阿斯伯格综合征包括进来，具有平均智力水平的孤独症患儿数量就增加了，智力障碍的发生率为40%左右。

（4）运动障碍　约79%的孤独症患儿在平衡、步态、姿势稳定性、关节柔韧性和速度等非核心症状方面存在问题，从而降低了其日常运动水平和执行能力。这些缺陷使得孤独症患儿身体活动减少，体质健康水平下降。与此同时，由于缺乏身体活动，加剧孤独症患儿运动能力缺陷和患病程度，对情绪、社交和行为发展等产生长期显著的影响。

（5）心理问题　一般而言，孤独症患儿存在焦虑、孤独、冲动、易受暗示、固执、易怒、情绪不稳定、意志薄弱、自卑、缺少主动性、体验不深刻、人际关系敏感、情感障碍等心理问题。孤独症谱系障碍的情绪问题，包括各种形式的焦虑和抑郁、攻击、多动、自伤等表现。一半以上的孤独症患儿到了青春期会出现各种焦虑表现，很多焦虑源自社交方面的困顿。部分患儿甚至会患抑郁症、强迫症、狂躁抑郁双相障碍、注意力缺陷及多动症、对立违抗性障碍等。

（6）其他躯体状况　大约25%的孤独症患儿会出现癫痫症状，9%会有抽动或短暂的非自主动作，甚至50%～70%的孤独症患儿有睡眠问题，如梦游、入睡困难、易惊醒。腹痛、胃食管反流、腹泻、便秘、胀气等问题也常见于孤独症谱系障碍患儿。

3. 早期识别

细心的家长能够在患儿婴儿时期注意到这些表现，及早进行诊疗：

（1）目光的接触　患儿不与人对视，也不追随别人的目光。患儿2～3个月的时候就可以发现看他时他不看人的现象。患儿即使有时候看人，也只是像看一件物品一样，盯着人脸的局部特征。

（2）声音的敏感　听力正常，却对大的声音刺激没有眨眼、皱眉、身体惊动、活动停止、哭泣等反应，呼唤名字没有应答。

（3）身体接触的反应　患儿不喜欢身体接触，当其被抱起的时候，身体会出现僵硬挺直等拒绝的反应。

（4）表情的异常　患儿面部表情单一，4个月后仍然缺乏正常婴儿的社会性微笑，缺乏喜悦表情，也不会大笑，经常回避养育者和周围人的目光。

（5）倒退的出现　已经出现的功能又消失的情况，比如已有的目光对视，已经出现的语言或表情、反应过一段时间却又消失了，这些都是孤独症的信号。

4. 对日常生活活动能力的影响

患儿在听觉、触觉、嗅觉等方面异常敏感，在日常生活中经常受到强烈刺激，这导致情绪不稳。此外，患儿注意力也容易受到各种刺激干扰而分散，引发情绪障碍和心理障碍，并严重影响到学习、生活适应能力。孤独症患者的能力会随着年龄产生变化，某些孤独症患者最终可以独立生活，但仍有很多患者存在严重的认知残疾和行为障碍，需要终身照顾。对于孤独症谱系障碍患者来说，沟通障碍和心理障碍影响最大，往往影响其交往和就业。

二、 孤独症康复概述

孤独症康复是采取一切有效措施，尽量减少疾病影响，帮助孤独症患者提升生活和社会适应能力，最终能够融入社会。康复手段是医学治疗与教育训练相结合，医院康复和居家康复协同，共同研究、制订康复计划，促进患者生理、心理健康的发展和社会功能提升，提高其生活质量。康复方法包括医学方法、教育训练、家庭社会参与等一切有效措施。

（一）孤独症康复治疗的目的和方法

1. 孤独症康复治疗的目的

尽量减少疾病造成的功能障碍对患儿发展的影响，促进其躯体功能的发展，提高运动能力、认知能力、言语能力；促进其情绪、个性、品质等心理素质发展和社会功能恢复；促进人际适应，增加社会适应性行为，帮助其消除家庭、学校、社区等社会参与障碍。

2. 孤独症康复治疗的方法

目前孤独症谱系障碍的治疗是以非药物为主的综合康复治疗。由于孤独症患儿的中枢神经、言语功能、感统与认知、运动平衡、精细运动、情绪等多方面受损，建议在康复训练中，融入心理认知、运动疗法、行为疗法和中医康复治疗，加强对家庭整体心理干预和教育指导。婴幼儿、儿童脑可塑性强，一旦发现尽早开始治疗效果更好。一般来说，6 岁以下开始康复治疗的患儿相对 6 岁以上的康复治疗效果更好。康复治疗方法有多种，根据不同患儿功能障碍情况予以实施。

（1）行为训练 寻找每个孤独症患儿可能的兴趣点，引导患儿主动配合。

ABA（应用行为分析）疗法：理念是对患儿学习过程中的良性行为进行强化。按照患儿的基础水平和年龄特征，把要教授的各种技能，包括言语、身体运动、精细动作等分解成可执行的行为单元，对每一个行为单元进行训练直到患儿掌握，最后把已掌握的行为单元串联起来形成连续复杂的行为。这种方法贯穿于所有康复训练项目中。

米勒行为疗法：利用孤独症患儿的驱动力、强制力、强化物，将不良行为转化为有用的、可互动的交流，以此建立患儿的适应能力和沟通能力。诱发患儿主动沟通，鼓励患儿积极的变化。教会患儿恰当地在其他领域推广应用所掌握的能力，使之能不断平稳过渡提升，并利用过渡环节来学习象征能力。

（2）言语训练　言语训练是对孤独症患儿的构音、言语等障碍进行康复训练。对构音和嗓音障碍，可以采用压舌板等辅助器材来协助孤独症患儿进行矫正。通过吹泡泡、吹蜡烛等方法增加患儿的肺活量；可运用口舌操、口舌运动，增加患儿口舌的灵活性及协调性。通过言语训练，帮助患儿掌握正确的发音位置，增强发音能力。

家长陪伴患儿感受语言的快乐，增强其对语言的理解和运用能力。对患儿的状态和动作进行语言描述，当患儿在开心转圈时，对患儿说"转圈圈""开心"，帮助患儿理解自己的动作和情绪状态，帮助患儿进行语词的扩充。鼓励患儿用语言进行表达或复述，可以游戏的方式练习讲笑话、朗诵儿歌、说绕口令、快速讲话等，为其创造不同难度的语言运用环境，从而提高其言语功能。

（3）运动训练　运动训练包括粗大动作训练和精细动作训练两方面。

粗大动作训练：需要按照动作发展的顺序，从头到脚、从上到下、从身体中轴到身体外侧、由近及远、由粗到细地逐步康复。对运动发育严重迟缓的孤独症谱系障碍患儿，在早期康复活动中要加强对其头部动作、翻身、坐、爬、站、走等基本活动能力的康复。对具备基本运动能力，但某方面能力发展不足的患儿，比如走路或跑步姿势不正确，可以有针对性地开展相关训练。

精细动作训练：主要是手功能、口腔运动训练等。手功能训练可采用趣味性的游戏，如投物、穿珠、玩橡皮泥、折纸、剪纸、绘画；实用性的训练包括扣纽扣、捡豆子、写字等。写字可以从描红开始，由此循序渐进地掌握书写能力。可以根据任务分析的原理，描红样本由大到小、由易到难、由简单到复杂、由整字提示到偏旁提示等，据此逐级减少视觉提示，最终使患儿能独立完成汉字书写任务。口腔运动训练需要唇、舌、吞咽以及呼吸功能配合，这和言语功能康复中的构音功能康复是一致的，有利于孤独症患儿发音、表达、进食。

（4）感统训练　由于患儿对很多感知觉刺激过分敏感，需要引导其对感觉刺激做适当反应而非过度的训练，包括触觉、前庭和本体感觉功能训练。触觉训练分为静态触觉刺激训练及动态触觉刺激训练。前者包括对触觉刺激位置及其面积大小、刺激强度、维持时间、刺激间距离，以及刺激物软硬、粗糙光滑等物理属性的感知训练；后者包括对刺激方向变化、强度变化、频率变化以及连续性等的感知训练。触觉训练常采用触摸、按压、滚压、揉搓、划拨、点击、震动等方法，也可以借助一些感觉统合训练器材进行训练，常用的器材有大龙球（光滑粗面）、滚筒、球池等。

前庭功能训练采用旋转、滚动、摇摆、起落震荡、骤起急停等方法进行。常用的感觉统合训练器材有浪桥、滚筒、滑梯、平衡木、平衡台等。本体感觉功能训练包括各种运动方式以及肢体内或肢体间的动作协调性训练。

感统训练主要通过游戏方式，采用触觉球、滑板、吊缆、蹦床、平衡木、玩具组合等来增强孤独症谱系障碍患儿的触觉、前庭、本体感觉的发展，提高其身体协调、动作计划、创造性、手眼协调等能力。

（5）认知训练　根据患儿的基本认知状况，设计个性化的训练项目，在认知治疗中穿插行为治疗，从基础认知训练开始到综合认知训练。基础认知主要包括注意训练、图形认知、颜色认知、数字认知、同类匹配、观察能力、记忆能力和比较排序等。训练要充分利用生活中的素材，选择与患儿生活密切相关的内容，帮助其增加生活经验，提高其生活能力，进而提升其认知水平。

结构化教学从孤独症患儿的基本认知、兴趣爱好和需求出发，通过调整环境来提高患儿的自我管理能力，包括作息时间结构化、生活环境结构化、视觉信息结构化等，即让患儿把日常生活当作结构化训练。

作业疗法：有针对性地对孤独症患儿的注意、记忆、思维等障碍进行专项或综合康复训练。作业疗法主要通过视觉、听觉、触觉等刺激活动，促进孤独症患儿做出反应，或者进行思维、推理、运算等方面训练。

（6）心理治疗　沙盘游戏对于孤独症谱系障碍患儿是十分适合的意象心理治疗。其特点为充分尊重患儿的意愿，使患儿在安全环境中表达内心的真实意愿，帮助患儿逐渐缓解恐惧及焦虑情绪并启发其与外界连接。沙盘游戏让患儿在自由安全的空间内，利用沙子、水及玩具等模型，发挥自身想象力，制作沙盘场景，展现其内心深处的想法，使其情感借助沙盘表达出来，引导其发挥想象力，激发其自我治愈潜能。

（7）中医康复治疗　对患儿头部穴位的针灸与按摩，可改善脑部血液循环，促进新陈代谢，利于大脑功能的发挥和完善。耳穴压豆通过耳穴调理脏腑功能。全身推拿和艾灸，可以疏通经络，调理气、血、津液，改善脾胃运化功能和肾脏的藏精固本功能。小儿推拿过程中与患儿身体直接的接触，能够改善其依恋关系，促进患儿社会交往的发展。

（二）孤独症康复的适应证与禁忌证

凡是生命体征平稳、康复治疗可以改善其功能障碍的均为适应证；凡是存在生命体征不平稳或重要器官功能衰竭，康复治疗可能加重其功能障碍的均为禁忌证。

孤独症康复主要适用于年幼患儿，效果比较显著。6岁前是进行治疗的关键期，3岁前是治疗最有成效的黄金期。一旦确诊，尽早进行康复治疗，将最大限度地改善言语、社交、认知、感觉和行为问题，患儿回归社会的可能性也越大。目前很多孤独症患儿都是在三四岁后才确诊，错过了黄金的干预阶段。

因此只要是疑似孤独症或是具有孤独症的某些表现、发育水平落后于同龄儿童，就需要及时进行康复治疗干预，不能观望等待。

孤独症康复禁忌证主要包括癫痫和精神障碍等这些影响孤独症康复实施的情况。此外，高年龄的孤独症患儿如果幼年没有经过有效康复干预，基础能力不佳，七八岁后再进行康复训练，往往很难在能力方面获得提升。部分高年龄患儿存在十分激烈的对抗行为，甚至在康复训练中自伤、伤人，这种情况需要客观评价其精神状况后再制订适合的训练计划。进入青春期后，孤独症患者常会出现激烈的情绪、行为问题，出现冲动攻击性行为，很容易伤害到自己或他人，此时再进行康复训练难度较大，很难取得成效。需要辅助精神科药物治疗，待异常情绪、行为得到控制后再进行相应的康复训练。其他如出现癫痫的情况，也需要等疾病状况稳定以后，才能进行康复训练。

（三）孤独症康复治疗原理

孤独症患儿的症状与脑功能失调有关。脑具有根据需要发生变化的可塑性。通过运动、言语、认知、心理、行为治疗以及中医康复治疗不断改善患儿情绪和心理状态，教会其逐渐形成与社会需求一致的正常反应及沟通模式，提升其生活自理和行为能力，改善其体质及性格，重建并巩固其正确行为模式，达到帮助其回归社会的目的。康复训练方法需根据孤独症患儿特点进行有针对性的设计才能有效实施，注重启发患儿内在需求和外在行为一致性，消除问题行为和塑造社会适应性行为。

（四）孤独症康复疗效控制因素

1. 介入时间

多个儿童孤独症研究和临床观察结果表明：早期识别患儿症状，早期诊断和早期系统治疗可以最大限度地帮助患儿重塑大脑功能，改善孤独症症状，增强患儿独立学习、生活的能力。目前孤独症的最早确诊年龄是1岁半。早期确诊干预不仅帮助家长理解、适应养育中的各种困难，也帮助患儿理解和适应自己的独特性。

2. 核心症状

每个孤独症患者有着不同的症状表现，其核心症状严重程度影响康复疗效。孤独症是一个症状谱系，一端是重度的孤独症患者，他们存在极度严重的孤独症核心症状，这部分患者的依从性和改变十分困难；另一端是仅有轻度孤独症核心症状的患者，他们有着较大的改善空间，可以通过康复和训练完全回归社会；还有许多中间状态的孤独症患者，他们得到适宜的训练，将有效改善核心症状，极大提升其生活能力。

3. 智力障碍

由于每个孤独症患儿的特点和症状不同，认知能力、言语能力、运动能力等发展水平不同，因此他们各有差异，不尽相同。一些孤独症患儿认知功能水平较高，有语言表达能力，也有社交意愿，但在社交技能尤其是涉及社会情感的沟通方面存在普通人难以理解的障碍，这一障碍将会影响他们与他人的相处。随着孤独症患儿年龄的增长，社会交往范围的扩大，其负面影响会明显增大。而严重的孤独症患儿可能连社会交往的意愿都明显缺乏，长期沉浸于重复刻板的自我刺激行为中。

孤独症常常与智力障碍共病，患儿智力水平差异影响康复训练疗效。高功能的孤独症患儿智力正常，他们能较好理解和执行康复训练任务，预后较好。对于智商正常的孤独症患儿而言，康复训练有极大可能帮助他们最终回归社会。功能较低的孤独症患儿，一般存在不同程度的智力障碍，其智力障碍程度分为轻度、中度、重度或极重度智力障碍，患儿需要更多时间学习、理解、重复，造成进步较慢，父母应保持更多的耐心与理解。

4. 患儿配合

孤独症患儿常常因为内部或外部各种因素而容易情绪波动和情绪不稳，他们需要家人更多的耐心和陪伴，帮助他们度过和消化痛苦情绪。长期持续的情绪支持也让家人感到困难。若是家人失去耐心、情绪崩溃，或者不管不顾，便不能帮助孤独症患儿处理情绪，从家人身上学习耐受和消化情绪的能力。相反，如果家人能够提供理解和陪伴，并能支持他们的感受，他们终将会从家人的反馈中有所收获。患儿对治疗的依从性很重要，即使是病情比较重的患儿，如果其愿意接受治疗并主动配合的话，也可以取得满意的康复效果。反之，即使病情较轻，如果对治疗极度抗拒，也难以达到理想的康复效果。

康复和训练过程中，需要寻找孤独症患儿可能的兴趣点，以引导的方式让患儿能比较主动地进行配合学习。帮助孤独症患儿体验到与人交往的愉快感，提高他们在社会交往中的主动性和自制能力。康复训练是个长期的过程，患儿充满兴趣地进行尝试、学习，效果远比强迫之下的"填鸭式"学习维持得更为长久。

5. 家庭支持

孤独症患儿的成长康复与转归需要家庭成员共同持续努力。如果家庭成员都能够坦然接受患儿的疾病，相互提供情绪支持和生活帮助，共同学习养育孤独症患儿的知识，困难时寻求专业人员的心理救助，患儿也将得到最好的支持，康复效果将比家庭支持不足的患儿更好。在养育和康复过程中，孤独症患儿的

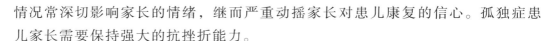

情况常深切影响家长的情绪，继而严重动摇家长对患儿康复的信心。孤独症患儿家长需要保持强大的抗挫折能力。

家长需要参与孤独症患儿的评估、提供孤独症患儿在家表现的资料、参与孤独症患儿康复计划的制订并在家庭中实施康复计划。家长需要学会用简短清晰的指令或问题与孤独症患儿沟通。训练时，要让患儿先有机会使用已经习得的知识与技能，之后慢慢引入新的知识和技能。此做法是为了给患儿创造成功的机会，使孤独症患儿在旧知识的学习中保持自信心，同时又能学习新的挑战性技能，保持学习的动力。

家长还需要对患儿表现出家长所期待的技能以及为此所做出的努力给予奖励，提高患儿的学习动力。此外，运用自然奖励物让孤独症患儿的行为在行为的自然后果中获得奖励。如患儿说"开门"，门就打开了，就是自然奖励物。经常用自然奖励物，孤独症患儿适应自然环境的能力会不断提升。

6. 与医疗、教育机构的协作程度

孤独症患儿的良好发展，需要患儿及其家长与医疗康复机构和教育机构协作。孤独症患儿的训练，医疗和教育机构的训练是重要部分，家庭训练则更为重要。家长需要主动向康复治疗师和老师学习及掌握各种知识技巧，匹配患儿不同学习训练阶段的医疗和教育内容，主动与治疗师、医生、老师配合，完成患儿在相应阶段的康复训练和学习内容，充分利用各种资源，促进患儿的发展与进步。

7. 个体化方案

通过对孤独症患儿各方面评估结果的梳理，可以全面了解孤独症患儿在社会沟通交往、情绪行为、认知能力、感知运动能力、生活自理、社会适应等方面的表现，同时还可以了解到孤独症患儿的身体结构与功能、孤独症患儿康复环境的信息。在此基础上，可以归纳了解孤独症患儿的优势能力与弱势能力，了解孤独症患儿各方面能力最能改善的地方，帮助制订较为科学合理的康复计划。根据患儿的能力、特点，选择个性化训练内容，进行有针对性的康复训练。

每个患儿具有独特的行为模式和兴趣爱好，制订个性化训练比较适合患儿，也更容易被接受，从而使患儿在训练中保持情绪的稳定。

三、 孤独症居家康复方法

（一）孤独症居家康复概述

孤独症患儿常需要持续多年的系统医疗康复治疗和特殊教育训练。在漫长的康复过程中，家庭与医疗机构、教育机构合力，是孤独症康复的最佳方式。父母陪伴患儿最为长久，提升和促进父母的训练能力，将增加患儿进行康复的时间和疗效，患儿更容易在新情境中运用所学技能，并且能够较长时间地保持。孤独症居家康复是指利用医疗教育之外的家庭时间，在家人帮助下，采用科学的方式和方法，促进孤独症患儿迁移和拓展所获得的各种技能以适应生活。居家康复有利于提升孤独症患儿的情绪适应功能、生活自理能力、认知运动功能和人际适应功能，提高患儿参与居家、社交、游戏等多方面的机会和质量。

中国残联统计显示，孤独症康复医疗资源已无法满足国内逐年增长的孤独症患儿的需求。所以，孤独症患儿的部分康复工作需要采取居家康复的形式，让家长作为主要干预者。家长在所有与患儿共处的时间内，都可以进行干预，并将这些干预措施嵌入患儿每天的生活中。居家康复存在方式便捷、时间方便长久的优点，并且能够降低康复治疗与训练的总体费用。而且，孤独症患儿在康复训练中所获得的关键技能，也需要在居家康复的家庭环境和自然情境中进行迁延和进一步拓展应用。

1. 孤独症居家康复时机

有效的居家康复，越早开始越好。建议一旦确诊孤独症就开始进行居家康复训练。家长需要系统学习孤独症的专业知识，了解患儿在医院康复训练中的内容及关键技能，在治疗师和老师指导下，将康复训练在日常生活中延伸、应用。孤独症患儿每周到医院两次或三次进行系统的康复治疗和教育训练，其余时间均可采用居家康复模式。

2. 孤独症居家康复的适应证和禁忌证

（1）孤独症居家康复的适应证　孤独症患儿的功能康复，包括情感障碍、运动、认知、言语和社交功能的康复。家长可以利用日常生活中与患儿接触的各种机会，根据患儿的症状与特点，进行居家康复训练，促进患儿功能状态和情绪调节功能的改善。居家康复可以创造性地利用生活中的各种资源，设计契合患儿需求的干预活动或游戏，激发患儿的兴趣和注意。通过互动沟通，逐渐发展患儿与外部世界的联系，促进其社交技能的提高。一般来说，只要患儿病情可以居家，就可以进行居家康复。

（2）孤独症居家康复的禁忌证

①存在需要治疗的躯体疾病：孤独症患儿有特殊的生物基础，患儿脑神经结构及功能与感知觉器官结构和功能存在某些缺陷，往往出现智力发展不均衡、对感觉刺激过度敏感等。孤独症患儿症状特点差异巨大，有些患儿伴随其他严重的大脑器质性和功能性损害，只能在医院医生、治疗师指导下开展适宜的医疗康复，而不适合家长擅自进行居家康复。此外，在患儿生命体征不稳定或伴

发重大疾病的情况下，也不能进行居家康复训练。

②父母负面情绪状态下切勿进行居家康复：父母的负面情绪是孤独症患儿居家康复中面临的常见问题之一，过度照料和严厉粗暴对待较为常见。一方面，孤独症患儿让家长感到进展缓慢，无法快速改变而无助无望、难过、悲伤、哭泣，甚至产生抑郁情绪；另一方面，照顾患儿带来的精力和情绪消耗，疲于应对患儿各种需要，失去自我空间，都使他们易产生对患儿的愤怒、责备、攻击情绪。这样的情绪之后，他们倍感自责、痛苦，于是出现补偿性给予，加倍溺爱和过度照顾，使患儿丧失学习的机会和自理生活的能力。负面情绪下家长也容易依照对待正常儿童的要求，对孤独症患儿进行非科学的干预，导致居家康复效果不好。有时候可能因为家长的焦虑和急于求成，患儿的状况不断反复，甚至停滞不前或退步如初；有时候可能因为父母的情绪对患儿施加的压力，引起患儿的恐惧和抵触。也有些家长认为这种病治不好而放弃治疗，使患儿失去宝贵的干预时机。

所以，在康复治疗中，既要关注患儿，也需要关注家长的心理状态。如果家长频繁出现情绪不稳定或者持续焦虑时，需要了解其焦虑、担心的问题，帮助其缓解压力，共同寻找解决的方法。如有负面情绪，建议家长寻求其他家人、朋友或专业心理咨询的帮助，鼓励自己面对困难并真正承担责任帮助患儿进步，减少和避免负面情绪对患儿产生潜在的影响。

3. 孤独症居家康复方案与医院康复方案的选择原则

孤独症居家康复训练是在医院指导下，迁移和延伸医院康复机构训练内容到生活场景的一种训练模式。遵循医院康复方案指导、个性化制订、适应家庭、循序渐进的原则。

（1）医院康复方案指导　遵循医院康复方案指导，增进医疗康复的效果。居家康复需要家长跟进患儿训练内容和要求，学习孤独症知识和临床训练经验，避免因自行增加不适当的训练内容及学习要求，与医院康复模式相悖，让患儿无所适从。

（2）个性化制订　孤独症患儿的症状轻重、能力差异很大。居家康复方案也须遵循患儿的症状特点、能力基础、优势劣势、家庭支持和现有资源等方面，制订适应患儿的个性化方案。

（3）适应家庭　孤独症患儿的家庭基本状况、经济水平、养育类型、父母提供照料的时间和精力差异很大，居家康复适应患儿康复训练的同时，适应各自家庭状况十分重要。有的家庭是四代同堂大家庭，有的家庭是核心家庭；有的家庭父母要工作，有的家庭可以有一方父母专门照料患儿；有的家庭开放，善于寻找各种社会信息资源，有的家庭保守，按部就班。制订居家康复方案时，需要考量家庭是否有能力承担居家康复训练内容，并与治疗师共同制订最适宜的方式。

（4）循序渐进　患儿是成长变化的，居家康复也是一个逐渐摸索、调整、成熟、变化更新的过程。在居家康复时，根据康复治疗师的要求，家长一定要循序渐进，从小步骤、小环节开始进行康复训练。这样除了迁移、延伸孤独症患儿所需功能外，也将促进家长与患儿的情感交流，使患儿逐渐完成由简单到复杂的沟通交流，也增强家长的信心和成就感。

（二）孤独症居家康复方案

1. 自我训练方案

孤独症患儿的自我训练，主要适合智力和生活自理能力较好的患儿，大部分患儿仍然需要在家长的陪伴和引导下完成。自我训练活动主要是患儿自我照顾和管理，患儿对自己的学习、生活等进行合理安排与规划，使自己保持良好的生活状态，以及更好地融入周围环境。

根据家庭生活条件，从患儿幼年就开始自理能力训练。适合向患儿提出要求的时机如下：在起床、穿衣、洗漱、如厕、吃饭、出门、坐公共汽车等活动开始前，告诉患儿步骤，使患儿的行为贴近及符合规范就是训练的内容。还可利用患儿兴趣，设计活动提升患儿居家康复的主动性，如通过吹泡泡和呼吸训练开展言语康复，通过听故事和阅读图画书鼓励患儿复述及表达，通过鼓励患儿翻身、坐下、爬行、站立和走动提升患儿运动能力。家长可以为患儿提供绘画、捏橡皮泥、折纸、剪纸的材料，创造投物训练、穿珠、捡豆子的机会，促进其触觉的发展，提高身体协调、动作计划、创造性、手眼协调等能力。在孤独症行为疗法中，尤其注重对良性自我训练的奖励和强化，患儿做对时要及时给予鼓励和肯定，以强化正确行为。

家长写下自己与患儿每天的日常事务，如从起床时间到就寝时间的一些普通活动，但是避免对患儿或自己正在做的事情进行评论。由于认知水平受限，孤独症患儿学习生活自理技能的难度大于同龄儿童，要及时进行专门的训练。有些训练要持续到他们入学后，甚至到成年时都仍然需要。在开展这些专门训练时，基本上也是利用行为学原理，结合认知教学，通过反复练习来获得技能。以"如厕"为例，家长可以展示儿童上厕所情况的图画，通过认知教学向患儿解释图画中的儿童在做什么，让患儿明白如厕是怎么回事，然后每天定时带患儿上厕所。上厕所前，先告诉他"上厕所的时间到了"，鼓励他明确并记住如厕的时间点。然后带他去厕所，询问他"我们去哪里上厕所呢"，并鼓励他回答，对正确回答及时进行强化。此过程重在提醒患儿养成按时如厕的习惯，并逐步形成主动行为。在如厕过程中，可以通过示范、提示、行为演练等方法帮助患儿掌握如厕环节。例如，先用一个洋娃娃、玩具马桶来解释和示范上厕所的步骤，引导患儿完成替洋娃娃拉下裤子、坐在马桶上、擦屁股、提上裤子、洗手等系列过程。之后由患儿自己演练该过程，直至熟练掌握。当患儿真正需要大小便时，使用提示法帮助其逐步独立完成如厕过程。提示的程度按以下顺序：开始时家长和患儿一起去；之后患儿在前，家长在后，口头提示；再后来家长只需站在门外观察，等孩子需要时才提示；最后由患儿自己如厕。

对不能很好地进行自我管理的孤独症患儿，则不适合自我训练。家长一方面等待时机，另一方面寻求治疗师的专业支持，逐步学习行为矫正技术来帮助患儿塑造良好行为，结合患儿状况给予恰当示范、提示，纠正以建立和巩固良好行为，并逐渐形成良性习惯。

2. 家庭训练方案

（1）情感障碍居家康复　孤独症患儿情绪能力有缺陷，在识别情绪、理解情绪和表达情绪上都存在困难。患儿常用大哭、尖叫、发脾气、不易安抚等方式，严重时用攻击、破坏、自伤等行为来表达他们的情绪，情绪平稳才能配合康复训练，因此情绪的逐渐平稳十分重要。

孤独症患儿在固定和重复的环境中会感到安全，而在变化的环境里容易感到焦虑、害怕、恐慌，容易诱发患儿抵触、拒绝、哭闹行为，甚至打咬自己。患儿情绪不稳定时，通常让其回到感觉安全的环境中或得到熟悉照料者的安抚就能慢慢平息情绪起伏。如遇不可避免的环境变化或照料者变化，需要提前帮助患儿适应、接纳并及时抚慰患儿情绪。患儿家长稳定的情绪、平静的姿态也将为孤独症患儿提供强大的情绪支持，因此家长应努力提高自身情绪稳定性。

对认知能力较高的患儿，家长可以通过讲绘本故事和教会其识别情绪、控制情绪，逐步引导患儿认识与察觉情绪行为，学习积极的情绪调控方法。

（2）社交障碍居家康复　通过居家社交活动帮助孤独症患儿掌握必需的社交技能，建立与家长及同伴之间良好的人际关系，可以通过模仿游戏或互动游戏的方式展开社交，使患儿融入同龄人。

社交模仿：游戏中的互相模仿十分适合孤独症患儿交朋友。在患儿日常活动时，成人模仿他的发声、手势和身体动作，夸大正在对他进行模仿的事实，鼓励患儿在日常活动中积极沟通。如果家长能够充满活力地参与患儿的日常活动，患儿将会更愿意分享活动，增强他的社交参与兴趣。

模仿患儿正确的动作行为或语言，包括握手、拥抱、投球、照镜子或学语声，避免模仿吃玩具或攻击类不良行为等。如果患儿表现出家长不希望的行为，可以模仿其表情，并将行为修正得恰当一些。比如患儿通过挥手来表示兴奋，家长可以模仿患儿兴奋的表情——而用拍手来表示兴奋，或者把双手放在头上并说"耶，我做到了"。训练中注意尽量不用语言要求患儿改变他的行为，只是向其展示一个更恰当的行为模板。

交互引导：增强患儿的社交参与和互动能力，首先家长要学会患儿当前的沟通方式，尝试用语言表达。把患儿作为引导者，避免对患儿游戏进行直接引导或试图教其如何"正确地"游戏。当患儿接受父母参与后，把患儿的一切行为都视为有意义的并做出反应。当患儿发出抗议的声音，可理解为阻止家长当前行为的请求。照着患儿的行为模仿，并且边做边说"停下"或"妈妈，停下"。让患儿明白通过语言可得到其想要的结果。

（3）言语障碍居家康复　言语障碍居家康复帮助患儿通过语言表达想法和需求，包括两个部分的内容：增加患儿使用语言的兴趣以及提高运用语言表达的能力。家长可为患儿营造尽可能多的语言环境，让患儿多加练习。有些孤独症患儿只有在自己父母的引导或提问下才会进行沟通，满足自身需求方面面临困难。对于这类患儿，父母更需要增加陪伴时间。

增强呼吸和口肌练习：通过吹泡泡、吹蜡烛等方法增加患儿的肺活量；进行面部肌肉的按摩，运用口舌操、口舌运动，增加患儿面部与口舌的灵活性及协调性。

营造语言环境：父母与患儿日常相处中尽可能和患儿多说话、互动、交流。家长一方面模仿患儿发出的声音，增加互动乐趣；另一方面将患儿感兴趣的玩具加入游戏中。家长将自己置于患儿的视线中，制造沟通的机会，并做出简洁的示范话语。

（4）认知障碍居家康复　居家康复中，充分利用生活中的素材，选择与患儿生活密切相关的内容，有意识地丰富患儿的生活，帮助其增加生活经验，学有所用。每天进行日常物品、动物植物、蔬菜水果、数字图形的比较、分类、排序，进行颜色认知、识别钱币、家庭称谓和人物职业的识别，并穿插行为干预治疗，从简单到复杂，如相关的物品放在一起，辨别常见的形状并说出名称，回答十以内的加减乘除问题。

在了解患儿认知水平及优劣势的基础上，家长利用生活中的素材，增加帮助患儿认识、记忆、回忆、计算、思维等方面的活动，如各种分类游戏（颜色、形状、大小，到生活中的其他类型）、复述游戏、排列游戏（简单规则到相对复杂规则）等，从基础认知识记逐步过渡到综合认知训练。通过认知训练，帮助患儿将习得技能进行良好泛化，增强患儿理解和运用自身的能力，促进其解决问题、思考和自控能力，提高生活能力和智力水平，弥补社会技能缺陷。

此外，孤独症患儿的认知康复还包括让他们遵守交通、商场、医院、公共娱乐和休闲场所以及其他公共服务场所的规则，例如过马路时红灯停、绿灯行，不大声喧哗，按要求排队等候，不破坏公共财物，讲文明、讲卫生。需要加强孤独症患儿对社会环境的认知，处理好自己与周围环境的关系，以塑造自身的良好行为。维护自身安全，防止发生自身疏忽导致的水电、交通等方面的安全问题。可以通过社会交往游戏、合作游戏和假装游戏等，促进孤独症患儿提升人际交往与合作分享的能力。增强其对人、人际交往准则和道德规范等方面的认知，引导孤独症患儿通过参与实际生活来积累社会认知经验，以此增强其认知经验的实用价值。

（5）感统障碍居家康复　孤独症患儿的身体感觉与正常人有差异，不同患儿的敏感部位和敏感性也不同，家长应结合日常观察根据医院治疗的评估，找到患儿敏感或迟钝的区域，每天慢慢接触逐渐降低这些部位的感觉敏感性，并循序渐进增加接触强度。感统障碍居家康复，主要以游戏和互动的方式同患儿一起进行，还可以让患儿在社区玩球、荡秋千、滑滑梯等，增加感觉协调一致性。有些患儿在触觉方面有特殊需要，喜欢脱衣服，父母可以每天固定在睡觉前让他脱掉衣服后，在被子里进行按摩游戏，和他玩一些触觉的小游戏。有些患儿抗拒身体的接触，此时除在医院进行感觉统合训练外，还需要在家里坚持训练，逐渐提升其触觉容忍度。有些患儿对身体或感官游戏的反应非常好。如果患儿喜欢爬行，就进行打闹游戏；如果喜欢旋转，就把患儿放在转椅上，或陪他跳旋转的舞蹈；如果喜欢盯着灯看，就和他一起玩手电筒。家长要为患儿提供积极的感官体验，同时让自己成为他体验中的一部分。

（6）运动障碍居家康复　对具备基本行动和活动能力的患儿，可以在家庭生活中开展相关体育活动。可以在生活中随地取材，如跳格子、掰手腕、做手指操、骑自行车、荡秋千、踢毽子等，这些项目一方面能加强患儿对生活事物的认识和感受，另一方面能在互动游戏中增进亲子关系，提高患儿粗大动作能力、模仿能力和肢体协调能力，以增强体质，促进其生理功能健康发展。

对运动能力较差的患儿，家长可以按照肌肉放松—紧张交替的规律，帮助患儿进行一些被动训练，可提前与康复治疗师沟通协商训练时间和频率，训练中可适当增加节律的元素，如音乐或鼓点节拍，让运动和节奏相结合，增加趣味感。

（7）局限刻板行为的居家康复　刻板重复的行为，具有自我保护和安全的功能，主动打断这个过程有可能增加孤独症患儿的紧张感和恐惧感。孤独症患儿在放松时，刻板行为反而会相对减少。居家康复中首先需要寻找刻板行为发生前患儿内在外在环境的变化因素，才能获知患儿刻板行为的源头。家长要提升观察的敏感性，尽量降低可引发患儿紧张和恐惧的因素。在患儿情绪相对稳定后，用适合患儿的另一种活动替代，逐步引起患儿注意和兴趣，从而减少刻板行为的时间和程度。需要注意的是，家庭替代活动的过程应是轻松自由的，而不是强制有压力的。

（8）孤独症居家中医康复　中医学认为孤独症的病因是先天脑神受损或脑神不足，后天的心、脾、肾亏虚。中医整体观认为，人体是有机整体，病理上脏腑功能互相影响。

居家康复中采用中医治疗，可醒脑安神、补肾启智、调补五脏。对头部穴位进行按摩，能够改善脑部血液循环，促进新陈代谢，利于大脑功能的发挥和完善。对神庭、头临泣（双）、头维（双）、四神聪等穴进行按摩，具有醒脑开窍、安神益智之效，能够改善患儿认知功能和生活能力。神庭位于督脉，而督脉入脑，为阳脉之海，有醒神通督、振奋阳气之功效。头临泣属足少阳胆经，胆为中精之腑，主决断，该穴下方为额叶，具有调节情志之功。头维属足阳明胃经，具有健后天脾胃之精，以达充养先天脑髓之效。四神聪为经外奇穴，其下为顶叶，气通元神之府，可调治元神之疾。小儿推拿和艾灸，可以疏通经络、调和气血、改善脾胃运化功能和肾脏的藏精固本功能。按摩手心、脚心与身体穴位，可调理气、血、津液。孤独症推拿可以参照脑瘫患儿进行。

（9）孤独症艺术教育

①艺术教育概论：每一个儿童心中都有一颗美的种子，艺术教育在儿童成长过程中具有提高审美情趣、陶冶情操、开发智力的作用，这是其他教育所不可替代的。感受美、表现美、创造美是艺术表达的重要形式，所以从小对孤独症患儿进行艺术教育十分重要。

艺术教育应遵循自然、顺应人性、顺从儿童天性的发展进程及促进儿童身心自然发展。首先需要建立孤独症患儿对艺术的兴趣，家长需要积极主动了解、认识患儿的性格、爱好，然后加以适当的引导和帮助，为其创造良好的艺术环境和条件。儿童对于事物的感受与表达不同于成人。家长不能用过于"成熟"的眼光去评价患儿，而应该带着理解和尊重去鼓励患儿勇敢地表达自己的情感和创新。艺术的法则是"无法无天、胆大妄为"，尤其适合有刻板行为模式的孤独症患儿，比其他方法更能改善患儿的刻板行为和情绪状态。

②孤独症居家绘画治疗：绘画对于孤独症患儿是非常适合的艺术教育形式。绘画过程中要追求自由创作，激发患儿的想象力和创造性思维。家长可以拟定一个主题，鼓励患儿联想自己看到的、经历过的事情，以画面形式表达出来。一开始，要为患儿准备多种绘画材料，培养其运用各种材料的能力，用不同作画方法和材料，不断启发其想象力和表现力。随着患儿绘画技法的增长，尝试用尽可能简单的材料进行创作，比如线描画，只用水笔、铅笔等，增强对事物

形体、光影的认识，运用点、线、面，以及颜色的黑、白、灰等。

当孤独症患儿在墙上乱涂乱画，这时候的患儿虽然不会画画但是已经有了创造的欲望，他们想把自己的所思所想都用画的形式展现出来。这些画在家长眼里可能算不上好看，但是每一幅画都有着患儿的思想，当其把自己的想法通过画面的形式展现出来的时候，正是患儿发挥自己创造力的时候，家长要做好鼓励和引导，增强患儿对自身的认可。

研究表明，绘画治疗在改善孤独症患儿的认知、情绪和社会交往方面的障碍中有显著效果。绘画治疗不仅能通过绘画作品分析孤独症患儿的心理特征，而且在绘画过程中能促进孤独症患儿的认知发展，稳定其情绪，一定程度上激发孤独症患儿交流的动机，从而达到诊断和治疗的效果。在绘画治疗的过程中，孤独症患儿不断接触画笔、纸等，能在一定程度上训练其感知觉和精细动作，且孤独症患儿在绘画中会与他人建立良好关系，有利于其社会交往能力的提高，激发其交流的兴趣。

绘画治疗可分为诊断、帮助改变、结束三个阶段，而达到治疗效果就在帮助改变阶段。家长可以通过孤独症患儿的绘画作品了解其表征的内心世界从而进行适当干预，帮助他们融入社会。孤独症患儿通常沉浸在自己的世界里，在绘画治疗中，需要有针对性地进行绘画训练。根据孤独症患儿的能力程度、绘画时的表现和对绘画完成的情况来看，需要有针对性地对孤独症患儿从自由涂鸦、线条涂鸦、沿线描画、界内涂色、学习临摹和自由想象绘画进行逐层训练。

第一阶段：无序、无控制的动作——自由涂鸦。在绘画治疗中，以涂鸦画、指印画、吹墨画、乱画法等绘画形式进行孤独症患儿的绘画引导，引导其以一种自由的方式体验绘画过程的乐趣，将整个画面与患儿的思想和情感联系起来，自由地表达自己。

第二阶段：重复动作——线条涂鸦。先认识各种各样的线，并开始画直线、曲线、折线、弧线等线条，在掌握线的基础上画几何图形，然后将各种几何图形由简到难地组合成一幅幅图案，逐渐促进孤独症患儿的注意力与自我表达。

第三阶段：提高控制能力，稍复杂的动作——沿线描画。描画体验可以家长带着孤独症患儿同步描画，也可以借助患儿的触觉直接进行，例如，家长把着患儿的手，带动其控制笔的走向，以增强孤独症患儿的控制力和觉察力。

第四阶段：动作联系想象，肌肉运动转向想象思维训练——界内涂色。界内涂色从宽边界到窄边界，从小面积到大面积，从几何图形到实物图形，从仿涂到自由涂，通过对孤独症患儿色彩感知的知觉训练，可以从其色彩表现中了解孤独症患儿的情感变化。

第五阶段：强化训练——学习临摹。最初选择患儿感兴趣的图案进行临摹，后进行正确的颜色临摹。通过临摹，有助于提高孤独症患儿自身的模仿力、注意力、适应社会的能力。

第六阶段：探索创造——自由想象绘画。训练孤独症患儿画想象画。在掌握前几阶段的绘画能力后，引导孤独症患儿多观察身边的事物，选择其感兴趣的绘画材料进行自由想象绘画，向着创造性的绘画方式培养，让其体验创作的乐趣，推动孤独症患儿思维能力的发展。

不同于其他康复方式，绘画治疗不用借助语言了解患儿的想法，它通过非语言的方式对言语能力不佳的孤独症患儿进行干预，从而改善其情绪问题，能有效应用在言语能力较差的孤独症患儿中。和绘画教育相比，绘画治疗更多注重绘画的过程，而不是绘画的结果。绘画治疗是在一种放松的环境下对孤独症患儿进行干预，减少患儿出现问题行为的有效治疗方法。

③孤独症居家音乐治疗：音乐治疗是集音乐、心理学、医学为一体的新兴的边缘交叉学科。音乐疗法是运用音乐或音乐要素（声音、节奏、旋律与和弦），通过设计的治疗程序，以达到建立和促进交流、交往、学习，调动积极性，促进自我表达，促进团体和谐和其他相关治疗目的，从而满足身体上、情绪上、心灵上、社会和认知上的需求。音乐疗法的目的是激发潜能，恢复个体功能，使患者能够达到身心更好地统一，通过预防、复原或治疗使得患者的生活状态最终得到改善。孤独症音乐治疗到现在历经了半个多世纪的发展，有不同于其他学科的独特性，受到患儿家长的广泛认可，完全可以居家实施。

音乐是打开患儿心灵的一把钥匙，是孤独症患儿与外界沟通交流的桥梁。孤独症患儿所演奏的音乐往往是他们内心最真实的想法，是他们发泄情绪的方式。家长要学会欣赏和接受音乐治疗这种方式，从中了解孤独症患儿情绪的微妙变化，给予他们鼓励与支持，增强他们的信心。音乐与人的听觉、视觉、触觉、平衡感等多重感官同步，因此家长引导下的音乐行为可以产生有效的刺激作用。各种音乐活动的练习，如对声音的定位、跟踪、识别和区分等活动，可以帮助患儿增强听觉系统的能力。在音乐治疗的过程中，重复的旋律和歌词可以帮助患儿增强对内容的记忆。这些刺激可以提高患儿的智力、记忆力、注意力，并能加强整体协调能力。家长可通过音乐的节奏、旋律、速度、音高、力度和歌词来增强孤独症患儿的语言表达能力。音乐可以帮助患儿扩大语音的范围，提高音高辨别能力，提高发音的清晰性，增加词汇量。

音乐律动、音乐游戏、音乐演奏等可以帮助孤独症患儿改善视觉、听觉、触觉、本体觉等感觉统合能力。音乐节奏可以建立结构和动力，帮患儿学会如何走路、跑步、跳等。这些技能还能进一步帮助提高平衡、灵敏性、方向感、力量等能力。

音乐治疗的方法主要有三种：

聆听法，也称接受式音乐治疗。这种方法应用很普遍，是通过聆听音乐调整身心感受的方法，很适合居家实施。家长可以经常播放患儿喜欢的音乐并加以引导。单纯播放音乐(如阿尔法脑波音乐)或即兴弹奏，适合重度孤独症患儿和语言表述能力较差、注意力集中时间太短以及年龄偏小的孤独症患儿。适合孤独症患儿的听赏音乐风格大部分为比较欢快的节奏，不局限于儿童音乐的选曲范围和地域。在自由活动中感受一段音乐后，患儿有可能接受过去不接受的与家长的简短对话和指令。案例：一名6岁孤独症患儿，狂躁，好动不安，总是无缘无故哭闹，有伤害自己及他人的行为。该患儿治疗时特别烦躁，总想开门出去，于是家长播放阿尔法脑波音乐，随后患儿稍有安静，待其情绪稍微缓和，便让他躺到音乐床上并戴上耳机，随后患儿不再哭闹，眼睛一直盯着音乐床，似乎很感兴趣。

即兴演奏式音乐治疗，这种方法需要家长引导患儿按自己的想法演奏，对家长和患儿的基本音乐技能要求并不高，可以在患儿情绪不稳定时，鼓励其弹琴或敲鼓，家长在一旁注视，随着患儿情绪逐渐好转后，家长可以一起弹琴或敲鼓，用平静有节律的音乐节奏慢慢引导患儿恢复情绪，引导其回归正常行为。案例：一名5岁孤独症患儿，像往常一样坐在凳子上，安静不动，家长与其互动仍表情淡漠、低头不语、眼神交流较弱，不受周围环境的任何影响。家长试图用手鼓引起他的注意，当他听到鼓声时，突然抬起了头，眼睛看着手鼓，家长就示意他过来，他竟慢慢走过去坐到了手鼓旁边。这时家长递给他一把鼓槌，家长敲一下鼓，患儿就敲一下。1个月后患儿开始注意起周围的物品与环境，慢慢也会看着家长，当家长故意忘记拿鼓槌，他会把鼓槌拿过去。当家长加快音乐节奏，他也会稍微加快鼓槌节奏，偶尔会拉着家长的手指着架子鼓发"敲"的音，会说简单的词语如"鼓、快敲、要、老师"等词语，后逐渐不排斥与人接触。

主动法，即在家长的逐步引导下，患儿能够主动参与音乐活动，这种方法对患儿认知能力要求相对较高。家长可以引导孤独症患儿选择自己喜欢的小的敲打乐器为音乐或歌曲伴奏。如果家里没有敲打乐器，可以用两个矿泉水瓶，里面装一点绿豆、大米等，选择辅助音乐(如《布谷鸟》《沙沙沙》《蜗牛与黄鹂鸟》等带有节奏感的儿歌)和患儿一起演奏，使患儿在模仿家长的过程中能正确地把握演奏敲打乐器的要领。这种训练一般都是患儿随治疗师演奏或播放的音乐打节奏，其目的是培养患儿的节奏感，激发患儿对音乐的兴趣。

音乐律动训练往往针对抵触情绪较重的孤独症患儿，可以靠演奏或播放音乐来打动患儿。家长根据患儿的现场表现找到适合的音乐，及时抓住患儿表现出的律动节奏，为患儿即兴创作或播放适合他的音乐。举例：

用物准备：儿歌《我的身体都会响》。

参与人员：爸爸、妈妈、患儿。

操作要点：根据音乐节奏，完成音乐律动，时间不超过半小时。

妈妈：我的小脚，患儿：跺脚；妈妈：我的肚子，患儿：咕咕；妈妈：我的小手，患儿：拍手；妈妈：我的嘴巴，患儿：指嘴巴；妈妈：我的舌头，患儿：伸舌头；妈妈：我的牙齿，患儿：指牙齿；妈妈：我的鼻子，患儿：指鼻子。第二遍，爸爸重复，患儿继续。

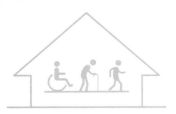

第六章　居家运动康复

一、 运动康复概述

运动康复是指通过科学运动达到恢复、重建身体功能的目的，以适应基本生理、生活及社会参与的需要。运动康复以防病治病为目的，以制订运动处方进行有针对性的功能训练为主要手段，可以结合日常生活中的运动锻炼进行。

（一）运动康复的定义和目的

运动康复是以功能训练为主要手段，采用个体化设计的运动训练技术，以一定的方式和强度，对功能障碍进行治疗的康复治疗方法。

运动康复是通过整体评估（包括问诊、观察、触诊、动作测试、测量、影像学分析等）找出患者的具体问题以及形成问题的因素，根据损伤组织或器官修复周期和个人习惯及体能制订运动计划，通过运动训练保持和改善功能。

（二）运动康复的适应证和禁忌证

凡是可以通过运动改善的功能障碍或疾病均为运动康复的适应证，包括生活习惯带来的运动减少与功能减退。

运动康复没有绝对的禁忌证，只需要根据不同的疾病状态制订合理的运动处方来最大限度地保持和改善患者功能。即便在患者生命体征不平稳时或急救状态时，也应该考虑如何保护和维持运动功能。

（三）运动康复治疗原理

运动康复主要采用主动运动方式，配合手法及设备，让患者增强运动能力，纠正错误发力模式，改善运动受限和器官功能状态，预防再次损伤，激发身体自愈能力，最后达到真正痊愈。运动康复通过提高机体运动控制能力和神经、心血管、呼吸、肌肉骨骼系统的能力，达到康复目的。运动康复适合家庭实施，残疾人家庭也适用，可以根据个体运动功能和体能制订运动处方。

运动和适当的体力活动能降低高血压、癌症、2型糖尿病、心理疾病(焦虑和抑郁)的发生率，改善认知和睡眠，减轻肥胖程度，降低疾病死亡率。此外，运动还有助于防止跌倒及跌倒相关损伤事件的发生，保持骨骼健康，减少身体功能的下降。长期不活动的人患心血管疾病、糖尿病、骨质疏松、抑郁、结肠癌、乳腺癌的风险较高。缺乏体力活动是全球人口死亡率的第四大危害因素。规律适度的运动，如走路、骑自行车等对健康非常有益。然而，任何运动也都有引发运动损伤的风险，因此掌握运动康复知识能让残疾人家庭更好地锻炼并预防运动损伤。

(四)运动康复疗效控制因素

1. 方案全面

在进行运动损伤康复训练时，需要根据身体损伤的具体状况对其进行全方位的训练计划编排，特别是对于高对抗型运动(如足球、篮球、拳击、跆拳道等)损伤者，需要制订对生理、心理进行的系统的全面康复计划。运动康复计划能否全面评估和制订，决定其康复疗效。

2. 个体化设计

不同的运动损伤所需的运动处方不同，针对不同功能需求和不同个体能力，也需要对运动处方进行个体化设计才能精准有效。科学地设计运动处方是整个训练有效性的前提，在运动处方设计中需要着重对训练强度、频次、训练量等进行把控。特别是肌肉损伤，其训练强度与训练量需要根据肌肉恢复状况进行不断变化调整。

3. 连续训练

对运动损伤进行康复训练的常见误区是身体功能恢复正常便可以结束康复训练。事实上，身体功能恢复正常活动水平与恢复正常运动水平是完全不同的概念。很多人在能够正常活动后终止康复训练而直接投入高负荷体育运动，反而容易导致旧伤复发，使得身体功能呈现"玻璃脆性"。因此，康复训练的连续完整实施非常重要。此外，由于运动康复和其他康复训练一样，有累积效应才能不断进步，因此训练频率以每周不少于3次为宜。

4. 反馈调整

运动康复训练需要对身体功能进行及时检测与观察，以及时调整运动处方，并及时应对突发状况，避免不恰当的康复训练带来的新损伤。

二、 运动处方制订

（一）运动处方定义

运动处方是指导人们有目的、有计划、科学地进行运动训练的个性化方案。运动处方的制订为患者康复治疗提供科学依据，其目的是在确保治疗安全的同时使患者身体功能得以康复。

运动处方是由康复医生、康复治疗师或体育老师、社会体育指导员、私人健身教练等，根据患者或体育健身者的年龄、性别、一般医学检查、康复医学检查、运动试验、身体素质/体能测试等结果，按其年龄、性别、健康状况、身体素质，以及心血管、运动器官的功能状况，结合主客观条件，用处方的形式制订对患者或体育健身者适合的运动内容、运动强度、运动时间及频率，并指出运动中的注意事项，以达到科学地、有计划地进行康复治疗或健身的目的。

（二）运动处方的制订

运动处方的制订应遵循安全性、有针对性、实用性、疗效性的原则，以人体生理学、运动学、医学基础为依据，在保证安全的前提下，因人而异，制订相应的运动处方。

在制订运动处方前应对患者进行详细的评估，包括身体的一般情况（血压、心率、呼吸、体温、性别、年龄）、既往史、精神状况、并发症及与运动相关的功能检查（肌力、关节活动度、平衡、步行、日常生活活动等）。根据评估的结果，掌握患者的病情，制订合理的运动处方。

运动处方包括运动频率（frequency）、运动强度（intensity）、运动时间（time）和运动类型（type）4 个要素，即 FITT 原则。

1. 运动频率

运动频率取决于运动强度和每次运动持续的时间。运动目的不同，运动频率也会有相应的变化。在进行肌力增强运动时，可采用高强度、低频率的运动；进行耐久性运动时，采用低强度、高频率的运动。运动处方中，运动频率常用每周的运动次数来表示。运动频率推荐 3~7 次/周。一般认为每周运动 3~4次，即隔一天运动一次的效率最高。最低的运动频率为每周运动 2 次。运动频率更高时，运动的效率增加并不多，而有增加运动损伤的倾向。小运动量的耐力运动可每天进行，力量练习的频率一般为每日或隔日练习 1 次，伸展运动和健身操的运动频率一般为每日 1 次或每日 2 次。

2. 运动强度

运动强度是指单位时间内的运动量，是运动处方的核心。运动强度过低只起安慰剂作用；运动强度过高则无氧代谢的比重增加，治疗作用低，且过高的运动强度会使心血管负担过重并易造成运动器官损伤。运动强度可通过靶心率、自觉疲劳程度量表、代谢当量来确定。对于有基础疾病的患者，在制订运动处方前应行运动负荷试验测定机体运动能力。运动强度是判断运动处方是否适宜的最重要的指标，居家运动强度判断主要依靠靶心率和自觉疲劳程度。

（1）靶心率　心率与运动强度之间有很好的线性关系，故可用靶心率代表运动强度。靶心率可通过以下方法进行计算：先计算最大心率，然后取最大心率的 50% ~80% 作为靶心率。

$$最大心率 = 206.9 - (0.67 \times 年龄) 或 = 220 - 年龄$$

一般来讲，进行训练时，心率的增快应控制在 10 ~20 次/分。心率增快少于 10 次/分，可以增加运动强度；心率增快大于 20 次/分，或心率不随强度增多而增多，甚至减少时，应停止当前训练。在有氧训练时（如快走、骑自行车）可每 5 分钟左右检测脉搏，以确定是否达到靶心率（表 6 - 1）。存在心血管疾病的患者开始时会将靶心率降低至最大心率的 50%。2 型糖尿病患者也应以最大心率的 50% ~60% 作为最初的训练强度，然后逐渐增加至最大心率的 65% ~75%。

表 6 - 1　靶心率与运动强度对照表

靶心率	运动强度
50% ~60% 最大心率	热身或恢复性运动
60% ~70% 最大心率	轻度减肥和燃脂运动
70% ~80% 最大心率	中度有氧运动，适合减肥和锻炼
80% ~90% 最大心率	乳酸阈值运动，适合提高肌肉耐力
90% ~100% 最大心率	无氧耐力运动，用于提高极限值

（2）代谢当量（metabolic equivalent，MET）　MET 由耗氧量换算得到，反映机体运动时的代谢率与安静时代谢率的比值（表 6 - 2、表 6 - 3、表 6 - 4）。健康成人坐位安静状态耗氧量 3.5ml/（kg·min）为 1MET。不同年龄、性别、体重的人从事同一强度的活动时，其 MET 值基本相同，因此 MET 值可用来表示某一活动的运动强度：小于 3MET 为低强度活动，3 ~6MET 为中等强度活动，6 ~9MET 为高强度活动，大于 9MET 为极高强度活动。一般患者运动强度至少应达到 5MET，才能满足日常活动需要。

表6-2　日常生活活动的运动强度

日常生活活动	MET	日常生活活动	MET
自己进食	1.4	沐浴	3.5
床上用便盆	4.0	床边坐	2.0
坐厕	3.6	坐座椅	1.2
穿衣	2.0	下楼	5.2
站立	1.0	上楼	9.0
洗手	2	扫地	4.5
铺床	3.9	擦窗	3.4
拖地	7.7	步行(1.6km/h)	1.5~2.0
骑自行车(慢速)	3.5	步行(2.4km/h)	2.0~2.5
骑自行车(快速)	5.7	步行(5km/h)	3.4
慢跑(9.7km/h)	10.2	步行(6.5km/h)	5.6
散步(4km/h)	3.0	步行(8km/h)	6.7

表6-3　职业活动的运动强度

职业活动	MET	职业活动	MET
秘书(坐)	1.6	写作(坐)	2.0
机器组装	3.4	焊接工	3.4
砖瓦工	3.4	轻的木工活	4.5
挖坑	7.8	油漆	4.5
织毛线	1.5~2.0	开车	2.8
缝纫(坐)	1.6		

表6-4　娱乐活动的运动强度

娱乐活动	MET	娱乐活动	MET
打牌	1.5~2.0	玩桌球	2.3
拉手风琴	2.3	弹钢琴	2.5
拉小提琴	2.6	吹长笛	2.0
跳交谊舞(慢)	2.9	击鼓	3.8
跳交谊舞(快)	5.5	打排球(非竞赛性)	2.9
跳有氧舞蹈	6.0	打羽毛球	5.5
跳绳	12.0	游泳(慢)	4.5
打网球	6.0	游泳(快)	7.0
打乒乓球	4.5		

（3）自觉疲劳程度量表（rating of perceived exertion，RPE）　运动可以使患者出现心率加快、呼吸加快等生理指标的改变，同时也会有患者主观的身体感觉变化。根据患者运动时主观感受疲劳的程度，可以确定运动强度大小是否适宜，一般以有点吃力为合适的运动强度。此方法简便，特别适用于家庭和社区康复训练（表6－5）。

表6－5　自觉疲劳程度量表

RPE	6	7	8	9	10	11	12	13	14	15	16	17	18	19	20
主观运动感觉	不费力	极其轻松		很轻松	轻松		有点吃力			吃力	非常吃力			极其吃力	精疲力竭

（4）运动负荷试验　运动量由运动强度和运动时间共同决定（运动量＝运动强度×运动时间）。在总运动量确定时，运动强度较高则运动时间较短，运动强度较低则运动时间较长。前者适宜年轻及体力较好者，后者适宜老年及体力较弱者。年轻及体力较好者可由较高的运动强度开始运动，老年及体力较弱者可由低的运动强度开始运动。运动量由小到大；增加运动量时，先延长运动时间，再提高运动强度。

对患有冠心病、心肌梗死、高血压等内科疾病的患者，在进行运动和日常生活活动前，需进行运动负荷试验，确定运动处方的运动强度。影响运动负荷的因素有：

①参加运动的肌群的大小：大肌群运动的运动量大，小肌群运动的运动量小。如肢体远端小关节、单个关节运动的运动量较小，肢体近端大关节、多关节联合运动、躯干运动的运动量较大。

②运动的用力程度：负重、抗阻运动的运动量较大，不负重运动的运动量较小。

③运动节奏：自然轻松的运动节奏其运动量较小，过快或过慢的运动节奏其运动量较大。

④运动的重复次数：重复次数多的运动量大。

⑤运动的姿势、位置：不同的运动姿势、位置对维持姿势和克服重力的要求不同，运动量也不同。

3. 运动时间

运动处方中的运动时间是指每次持续运动的时间。每次运动的持续时间为15～60分钟，一般须持续20～40分钟；其中达到适宜心率的时间须在15分钟以上。在计算间歇运动的持续时间时，应扣除间歇时间。间歇运动的运动密度应视体力而定，体力差者运动密度应低，体力好者运动密度可较高。运动强度高时运动时间短，反之运动时间长，在运动前后须进行热身运动及整理运动。运动期间如出现头晕、胸闷、心悸等不适症状，应停止运动。

力量性运动的运动时间主要是指每个练习动作的持续时间。如等长练习中肌肉收缩的维持时间一般认为 6 秒以上较好。短促最大抗阻训练是负重伸膝后再维持 5 ~ 10 秒。在动力性练习中，完成一次练习所用时间实际上代表动作速度。

成套的伸展运动和健身操的运动时间一般较固定，而不成套的伸展运动和健身操的运动时间有较大差异，如 24 式太极拳的运动时间约为 4 分钟，42 式太极拳的运动时间约为 6 分钟。伸展运动或健身操的总运动时间由一套或一段伸展运动或健身操的运动时间、伸展运动或健身操的套数或节数来决定。

4. 运动类型

（1）有氧运动　有氧运动是指在骨骼肌收缩时以高重复和低阻力为特征的规律运动，是提高有氧能力、促进健康的公认方法。有氧运动在机体能量调节、血流量调节和运动中物质代谢等方面具有重要作用。有氧运动方案可分为低、中、高强度，耐力训练也属于高强度有氧运动。耐力性有氧运动是运动处方最主要和最基本的运动手段，大多用在治疗性运动处方和预防性运动处方中，主要用于心血管、呼吸、内分泌等系统的慢性疾病的康复和预防，以改善和提高心血管、呼吸、内分泌等系统的功能。在健身、健美运动处方中，耐力型有氧运动是保持全面身心健康、保持理想体重的有效运动方式。

有氧运动的项目有：步行、慢跑、走跑交替、上下楼梯、游泳、骑自行车、跳绳、划船、滑水、滑雪、球类运动等。

（2）抗阻运动　抗阻运动包括力量训练和个性化负荷运动。力量训练可以使用阻力带、负重或哑铃、杠铃或其他器械等实现。抗阻运动有助于降低死亡率和心血管疾病的发生，能降低胆固醇、缓解抑郁和疲劳，并改善骨密度和胰岛素敏感性。

力量训练在运动处方中，通过有选择地增强肌肉力量，调整肌力平衡，从而改善躯干和肢体的形态和功能。力量训练主要用于存在运动系统、神经系统等肌肉、神经麻痹或关节功能障碍的患者，以恢复肌肉力量和肢体活动功能为主，也可矫正畸形和预防肌力失衡。力量训练根据其特点可分为电刺激疗法（通过电刺激增强肌力，改善肌肉的神经控制）、助力运动、免负荷运动（在减除肢体重力负荷的情况下进行主动运动，如在水中运动）、主动运动、抗阻运动等。

需要注意的是，力量训练的运动强度以局部肌肉反应为准，而不仅是以心率等指标为准。在等张练习或等速练习中，运动量由所抗阻力的大小和运动次数来决定。在等长练习中，运动量由所抗阻力的大小和持续时间来决定。

在增强肌肉力量时，宜逐步增加阻力而不是增加重复次数或持续时间（大负荷、少重复次数的练习）；在增强肌肉耐力时，宜逐步增加运动次数或持续时间（中等负荷、多次重复的练习）。在居家运动康复训练中，一般较重视发展肌肉力量，而肌肉耐力可在日常生活活动中得到恢复。

（3）有氧运动结合抗阻运动　有氧结合抗阻运动对身体功能大有裨益，不仅能增强心肺功能，还可以增强肌肉力量。由于有氧结合抗阻运动包括抗阻运动，在制订运动处方前应充分考虑患者的耐力能力。根据患者的情况，最常见的有氧结合抗阻运动项目是步行和骑自行车。这种运动方式最适合居家运动，即本人在家中单独进行锻炼的运动类型。居家运动与患者日常生活融为一体，可明显改善身体活动水平、平衡和肌肉力量。居家运动首先进行简单的有氧运动，然后做一些力量训练和其他抗阻运动。

（4）多模式运动　多模式运动是多种训练方法的组合。几乎所有的多模式运动都包括有氧运动、抗阻运动、力量训练、拉伸训练、平衡训练和其他形式的训练。多模式运动通常从骑固定自行车和步行等有氧运动开始，再进行一系列的上肢力量训练，最终以拉伸运动结束训练。多模式运动的运动强度在各项研究中差异很大，强度从最大心率的50%到90%不等。多模式运动在改善下肢肌肉力量、动态站立平衡、步行速度和坐立起身等方面效果显著。此外，多模式运动可有效减少跌倒的发生，并可以缓解与癌症相关的疲劳症状。多模式运动的持续时间、强度分类方式与有氧运动相同。

（5）其他运动　伸展运动及健身操较广泛地应用在治疗、预防和健身、健美各类运动处方中，主要的作用有放松精神、消除疲劳、改善体型，以及防治高血压、神经衰弱等疾病。伸展运动及健身操的项目主要有太极拳、保健气功、五禽戏、广播体操、医疗体操、矫正体操等。其他特殊的运动处方还有平衡训练、水中运动（不同于游泳）、全身振动训练、向心和离心运动、拉伸训练等。

有固定套路的伸展运动和健身操，如太极拳、广播体操等，其运动量相对固定。如太极拳的运动强度一般在4～5MET或相当于40%～50%的最大摄氧量，运动量较小。增加运动量可通过增加套路的重复次数或动作的幅度等来完成。

一般伸展运动和健身操的运动量可分为大、中、小三种。小运动量一般是指做四肢个别关节的简单运动、轻松的腹背肌运动等，这类运动的运动间歇较多，总量一般为8～12节；中等运动量可做数个关节或肢体的联合动作，总量一般为14～20节；大运动量是以四肢及躯干大肌群的联合动作为主，可加负荷，有适当的间歇，一般在20节以上。

（三）运动处方的实施和进阶

1. 运动处方的实施

运动处方的实施包括运动前的热身运动、主动运动、运动后的整理运动。

在运动之前进行热身运动，可以使肌肉变得松弛、灵活，提高肌肉的伸展性和弹性，增加身体的柔韧性，提高机体的活动能力，从而预防运动损伤。而且通过热身运动可以使呼吸和心率都加快，使运动过程中心脏对运动强度有个适应过程，从而降低心血管疾病发作的风险。热身运动一般为 5 ~ 15 分钟低强度或中等强度的有氧运动或肌肉耐力运动，包括慢跑、步行、肢体伸展运动、保健操等，可使心血管适应，提高关节、肌肉的活动效应。例如在跑步前快步走一段时间，做一些关节活动和拉伸练习，如扩胸运动、旋肩、转髋、压腿、屈伸膝关节和踝关节等。

主动运动包括前面所述的根据患者个体情况制订的主要运动计划。

运动后的整理运动为 5 ~ 15 分钟心血管耐力和肌肉耐力练习，如慢走、拍打四肢等，以促进血液从肌肉回流入心脏，防止突然停止运动造成的肢体淤血、回心血量下降，引起头痛甚或晕厥、心律失常，并能缓解运动后的肌肉酸痛。整理活动和热身运动一样，包括拉伸练习，如压腿、转腰、扩胸运动等。

运动处方实施时密切监测心率、血压及自我感觉等，必要时进行心电图检查，发现不良情况及时采取措施，并修改运动处方。运动后 10 ~ 20 分钟心率仍未恢复，并出现疲劳、睡眠不佳、食欲减退等情况，说明运动量过大；运动后身体无发热感、无汗、无明显变化，表明运动量过小。避免在过饥或过饱时运动。运动处方实施 2 周后需进行运动能力、生活质量、身体素质、身体形态指标等的评估，以了解运动疗法的治疗效果并适当调整运动处方。

2. 运动处方的进阶

一般根据运动处方进行适量运动的人，经过一段时间的运动练习后（6 ~ 8 周），心肺功能应有所改善。这时，无论在运动强度和运动时间方面均应逐渐加强，所以运动处方应根据个人的进度而修改。在一般情况下，运动训练造成体能上的进展可分为三个阶段：初级阶段、进展阶段和保持阶段。

（1）初级阶段　初级阶段指刚刚开始进行定时及有规律的运动的时候。这个阶段不适宜进行长时间、多次数和高强度运动，因为肌肉未适应运动就接受高强度训练很容易受伤。所以，对大部分人来说，最适宜采取强度较低、时间较短和次数较少的运动处方。例如慢跑运动，应该以每小时 4km 的速度进行，而时间和次数则应根据自己的体能调节，每次的运动时间不应少于 15 分钟。

（2）进展阶段　经过初级阶段的运动练习后，心肺功能已有明显的改善，而改善的进度则因人而异。在这个阶段，一般人的运动强度都可以达到最大摄氧量的40%～85%，运动时间亦可每2～3周便加长一些。这个阶段是体能改善的明显期，一般为4～5个月。

（3）保持阶段　保持阶段在训练计划大约进行了6个月之后出现。在这个阶段，个体心肺功能已达到满意的水平，也不愿意再增加运动量时，只要保持这个阶段的训练，就可以确保体魄强健。这时，个体亦可以考虑将较为刻板沉闷的居家运动改为较高趣味的运动，以避免因沉闷而放弃继续运动。

（四）常用居家运动处方

研究表明，运动可用于疾病康复和疾病治疗。运动对很多疾病的治疗有很大帮助，如糖尿病、肥胖、类风湿关节炎、四肢血管疾病（间歇性跛行）、高血压、胸痛（心绞痛）及其他相似疾病。运动对哮喘的治疗有效，并能极大地帮助患者过渡到正常生活。在制订运动处方时应遵循安全、有效、个体化、循序渐进的原则。

1. 高血压运动处方

依靠运动训练降低血压的机制还不完全明确，包括：①降低交感神经兴奋性；②作用于大脑皮质和皮质下血管运动中枢，重新调整人体的血压控制水平，使血压稳定在较低的水平；③使活动肌群内的血管扩张，毛细血管的密度或数量增多，总外周阻力降低，有助于降低血压，尤其是舒张压；④提高尿钠的排泄，相对降低血容量；⑤通过促进体内脂质的消耗，有利于血管硬化过程的控制和延缓，降低外周血管的阻力；⑥改善患者的情绪，从而有利于减轻血管应激水平，以降低血压。

根据每个中老年人不同的个体差异，在中老年人生理及医学发展的基础上制订中老年高血压处方。中老年高血压运动处方的原则要遵循科学的依据，运动强度不宜过高，时间不宜太久，中低频率，以放松练习为主，注意运动前后血压的对比，活动量根据血压的反应做出适当的调整。制订的处方应该容易学习和消化、容易实施，才可以使中老年人更好地参与进来，更好地提高中老年人的体质。

（1）运动强度　在运动强度上一定要控制在中低强度。中老年人一般都没有长期运动的习惯，再加上中老年人特殊的身体情况，中低强度的运动更适合中老年人。适合的运动有散步、慢跑、骑自行车、打太极拳等。

（2）运动时间　运动时间不宜过长。散步一般为15～50分钟；慢跑时间控制在15～30分钟，可根据自身适应情况逐渐延长；骑自行车应控制在20～45分钟；每次打太极拳30分钟以上较为合适。其他运动也应该根据运动强度和患者自身条件安排适宜的时间。

（3）运动频率　散步每天1～2次，慢跑每天1次，时间和速度要根据个体情况进行适当调整；骑自行车每天进行，要注意速度；打太极拳每天进行，要注意整体节奏。运动频率以个体身体状况接受的最佳频率为主。

（4）运动方式　对血压显著升高的患者（大于180/110mmHg），在最初的药物治疗之后，推荐增加耐力训练。尤其需要注意，最好采用中低强度的有氧训练，抗阻运动仅作为防治高血压的补充。散步和慢跑是最适合高血压患者的运动方式。

散步：高血压患者可在温暖的下午、黄昏或临睡前到空气新鲜的地方散步。散步是防治高血压最简单的运动方法，各种高血压患者均可采用。

慢跑：慢跑适用于轻症患者。据研究，轻症的高血压患者以每分钟120步为宜，跑步过程中心率一般为120～136次/分，慢跑时间以15分钟或30分钟为宜，随着身体的适应性增加，时长可逐渐增加。

骑自行车：骑自行车项目对于高血压合并冠心病患者益处较大，由于该项目的运动特点，骑行过程中可以加速冠状动脉的流速，增加血流，从而达到缓解患者症状的效果。

打太极拳：众所周知，打太极拳有助于各个年龄段人群的身体健康。对于高血压患者来说，打太极拳能够有效放松全身肌肉，放松血管，增强身体协调性与平衡性，有助于血压的下降。每次练习，可以单独进行，也可以与其他人一起。该项目运动强度较低，所以锻炼时间可以适时地增加，当身体感到疲累时，休息即可。

（5）注意事项

①未控制的高血压，血压超过180/110mmHg，应先治疗使血压稳定后再运动。

②运动不能代替药物，药物治疗应和合理的运动相结合。

③平时不活动的、年龄大于40岁的男性或大于50岁的女性高危冠心病患者在进行剧烈运动之前应该获得专科医生的允许。

④有症状性冠心病、糖尿病或其他慢性病患者在进行运动治疗前需由专科医生评估运动的风险，并为该患者制订个体化的运动处方。

⑤严重的眼底病变、眼科检查提示有眼底出血者，不宜运动。

⑥新近发生的脑血栓，应先进行脑卒中康复训练。

⑦血压未控制稳定的高血压患者不宜做力量型运动，如平卧举杠铃、举重、拔河、快速短跑、使用拉力器等。这些类型的运动需要大幅度屏气、收缩腹肌，可能会诱发高血压患者的收缩压和舒张压急剧上升。

⑧不宜做头部低于腰部的运动，例如头低脚高位的仰卧起坐、直腿抬高、双手触地或倒立等。

⑨避免选择体位变动较大的动作，老年高血压患者心血管反射功能差并对降压药较敏感，极易发生体位性低血压，即过快由卧位到坐位或站位转换时易出现头晕甚至晕倒。

⑩清晨是心脑血管事件的高发时段，一般血压也较高，建议患者选择下午或傍晚进行运动。

使用运动处方的过程中，要注意观察患者的身体状态，注意测量患者的血压，处方使用前后要注意对比患者的健康情况，如果出现异常，一定要及时停止运动。在处方使用过程中，要注意控制饮食，保持体重，并结合药物治疗，遵循医嘱。

2. 糖尿病运动处方

糖尿病是胰岛素分泌减少或功能减弱等因素引起的以空腹血糖水平升高（高血糖）为特征的一组代谢性疾病。持续升高的血糖水平使患者有不同程度的微血管疾病及神经系统危险（末梢神经和自主神经）。运动疗法对糖尿病的益处包括以下几方面：①提高胰岛素敏感性，有助于控制血糖；②可以增强体质，提高机体免疫力；③改善心肺功能，降低心脑血管疾病发生的风险；④增加骨密度、肌肉量和肌力，减少老年患者跌倒受伤的可能，避免骨质疏松性骨折的发生；⑤有助于减肥、降脂、降压，预防或延缓糖尿病及其并发症的发展；⑥改善患者心理状态。

1 型糖尿病是分泌胰岛素的胰岛 B 细胞自身免疫损伤所致，其中一些病例是先天性的。胰岛素绝对缺乏和酮症酸中毒高发是 1 型糖尿病的基本特点。胰岛素抵抗和中心性肥胖是 2 型糖尿病的基本特征，通常会发展为糖尿病前期。2 型糖尿病是骨骼肌、脂肪组织和肝脏胰岛素抵抗伴随胰岛素分泌缺陷所致。运动疗法可以明显改善 2 型糖尿病患者的血糖、血脂等相关指标，而且非常适合作为其他疗法的辅助治疗，对控制血糖作用明显。除此之外，运动处方对 2 型糖尿病伴异常心率的患者，可以明显改善心率异常状态，对肥胖 2 型糖尿病患者的体重控制效果突出，可提高老年 2 型糖尿病患者的生存质量，对维持和改善血压也有很大帮助。

糖尿病运动处方应遵循科学的依据，运动强度不宜过高，运动时间不宜太久，运动频率为中低频率，运动以有氧运动为主，注意运动前后的对比，根据血糖的反应对运动量做出适当的调整。

（1）运动强度　糖尿病患者推荐中等或中等以上强度的有氧运动，以最大心率（220 - 年龄）的 50% ~60% 作为最初训练强度，然后逐渐增加至最大心率的 65% ~ 75%；身体欠佳者可适当降低。运动强度要适中，因人而异，结合病情、体能及环境选择适合的运动强度。

（2）运动时间　运动时间为餐后 60 ~ 90 分钟，避开药效高峰时段及空腹时段；推荐 20 ~ 60 分钟的有氧运动，可为连续运动，也可为间断累计运动。

2 型糖尿病患者应该参加每周累计至少 150 分钟的中等或中等以上强度运动。有氧运动每次至少 10 分钟并贯穿整周。每周累计 300 分钟或更多的中等或中等以上强度运动会获得更多益处。

（3）运动频率　运动的频率为 3 ~ 5 次/周，相邻 2 次运动间隔不超过 2 天。有研究表明，如果运动间歇超过 3 ~ 4 天，那么之前已经获得改善的胰岛素敏感性就会随之消失，运动效果和作用也会减少。有氧运动每周至少 3 天，连续间断不超过 2 天。抗阻运动每周至少 2 次。

（4）运动方式　糖尿病患者主要以耐力型运动为主，如步行、慢跑、跳绳、走跑交替、游泳、骑自行车、上下楼梯、打太极拳、做医疗体操等有氧运动，其中步行为首选。轻度运动包括散步、体操、太极拳、健身气功（五禽戏、八段锦、易筋经等）、瑜伽等，中度运动包括快走、慢跑、骑自行车、上下楼梯、健身操等。例如，花鼓操可以降低 2 型糖尿病患者的血糖和体重，调节血脂，缩小腰围、臀围等；八段锦可以降低血糖和糖化血红蛋白的百分比，改善 2 型糖尿病患者的焦虑情绪、提高睡眠质量等；太极拳可以降血糖、调血脂；定量计步运动与胰岛素抵抗呈负相关，从而使胰岛素的敏感性显著提高。运动方式可以根据患者的喜好、身体素质以及疾病的发展现状选择，这样有利于患者的长期坚持。

（5）注意事项

①制订运动处方前需进行必要的检查评估，最好进行一次运动试验，确定科学的个体化运动处方。

②运动宜从小剂量开始，循序渐进，运动强度或运动时间每周增加不应该超过 10%。

③运动时随身携带饼干、糖块等，若出现低血糖应尽快补充糖分。

④老年人及有慢性并发症的患者，运动时须有人陪伴。

⑤运动前后需监测血糖，血糖高于 16mmol/L 或低于 3.6mmol/L 时应暂停运动。

⑥注意运动时的天气，过冷、过热、雾天、雨天等均不适合户外运动。

⑦运动前后需补充适当水分，额外运动需适当增加饮食量。

⑧运动部位应避开胰岛素注射部位，避免在胰岛素降血糖效果最高峰的时段运动。

⑨运动前后须进行热身运动及整理运动。

⑩运动中出现呼吸困难、胸痛、头痛、头晕、眼花、水肿等不适要立即终止运动，并及时就医。

⑪运动时穿舒适的鞋袜，尽量选择草地、塑胶等较松软的场所进行运动。

⑫定期复查，在医生的指导下适当调整运动处方。

3. 冠心病运动处方

冠心病是冠状动脉血管发生动脉粥样硬化病变，引起血管腔狭窄或阻塞，造成心肌缺血、缺氧或坏死而导致的心脏病。冠心病患者以有氧运动训练为主。

（1）运动强度　在一定范围内随运动强度的增加，运动所获得的心血管健康或体能益处也增加。冠心病患者的最大运动强度阈值需通过专科行运动负荷试验获得，不建议患者自行制订。

（2）运动时间　运动时间通常为 15～60 分钟。为改善心肺功能储备，至少需要 15 分钟的有氧运动。对多数心脏病患者，最佳运动时间为 20～40 分钟。如患者可以耐受，建议以规定的强度持续运动；对于刚发生心血管事件的患者，从每天 5～10 分钟开始，逐渐增加运动时间，最终达到每天 30～60 分钟的运动时间。明显跛行、心肺功能储备低或体质衰弱的患者可能需要间断的运动处方，即出现疲劳或呼吸困难、胸闷症状时终止运动，症状消失后再开始运动直至再次出现症状，重复进行直至各运动时间总和达到规定运动时间。

（3）运动频率　建议有氧运动每周 3～5 天，最好每周 7 天。开始时运动频率为每周 3 天，可逐渐增加至每周 7 天。

（4）运动内容　包含有节奏的大肌群活动，重点放在增加能量消耗以保持健康体重上。运动器械包括上肢功率计、上下肢联合功率计、直立或斜板功率计、椭圆机、划船器、台阶器及用于步行的运动平板。日常体力活动包括家务劳动、园艺和购物等。

（5）注意事项

①运动前要有充分的热身，一般热身时间为 5～10 分钟，可以做各关节的活动或步行。充分热身可以减少运动损伤和提高运动的适应性。

②每次有氧运动结束时，要注意不要突然停止，应继续进行 5 分钟左右的低强度整理运动，避免运动突然中止时出现低血压。

③运动过程中要注意有无胸闷、胸痛、心慌、异常气喘、头晕眼花等情况出现，如有应停止运动，及时咨询医生。

④对于合并有高血压的患者，一定要在血压控制在正常范围后再开始运动，否则运动中血压过度升高会有引发心脑血管疾病的可能。

4. 慢性阻塞性肺疾病运动处方

慢性阻塞性肺疾病简称慢阻肺，是以进行性、不可逆为特征的气道阻塞性疾病，生活中常见的慢性支气管炎和肺气肿都属于慢阻肺。慢阻肺的主要症状有慢性咳嗽、咳痰、呼吸困难，发展到肺气肿后还会出现胸闷、气喘，以老年患者居多。慢阻肺的病因很多，与吸烟、空气污染、个人体质不佳都有关联。慢阻肺的干预方法主要包括药物治疗、吸氧治疗和康复治疗。运动训练是慢阻肺康复的重要组成部分，包括下肢训练、上肢训练及呼吸肌训练。对慢阻肺患者来说，药物治疗固然很重要，适当的运动也有很好的改善症状效果。只要选择的运动类型合适、方法得当，运动就会起到良好的强心健肺的效果。

（1）运动强度　推荐慢阻肺患者进行较高强度（60%～80%最大心率）和低强度（30%～40%最大心率）运动。低强度运动可以缓解症状，提高健康相关的生活质量，加强日常生活中的体力活动能力；较高强度运动可以使生理功能大幅度提高，提高每分通气量和心功能。因此，如果能耐受的话，鼓励患者进行较高强度的运动；如果患者并没有进行较高强度运动的能力，应推荐进行低强度运动。强度的确定可以根据呼吸困难程度来决定。

（2）运动时间　在运动的起始阶段，中重度慢阻肺患者在某一强度只能持续几分钟。间歇运动可以用于运动初期，一般间歇10～15分钟，运动20～25分钟，直到患者能耐受更高的运动强度和运动量。分成几段的较高强度运动也适用于慢阻肺患者，可以缓解症状。

（3）运动频率　慢阻肺患者接受6～12周、每周3～5次、每次10～45分钟的运动训练，时间越长，效果越好。患者训练的动机、家庭的支持、环境和疾病的稳定性是患者能否坚持训练的主要原因。

（4）运动方式　慢阻肺患者运动主要以有氧运动为主，主要有慢跑、游泳、打太极拳、跳医疗体操等，另外还包括呼吸训练、排痰训练等。训练时要注意佩戴好心率手环，以便随时查看心率，按照制订的运动强度来进行训练。最适合有氧耐力训练，主要涉及全身大肌群运动，如步行、健身跑、上下楼梯、骑自行车、游泳等，以及中国传统运动方式如各种拳术、操法和练功法等，可以改善患者的运动耐力，增加最大工作负荷。

根据医院心肺评估结果制订运动处方，慢阻肺患者进行居家运动时还需要加强呼吸训练，包括呼吸模式训练、呼吸肌训练、肌肉放松训练等，建议由康复科医务人员指导后进行。

①下肢训练：通常采用有氧训练方法，如快走、骑自行车等。对于有条件的慢阻肺患者可以先进行活动平板或功率车运动试验，得到实际最大心率及最大MET，然后确定运动强度。

②上肢训练：慢阻肺康复应包括上肢训练，因上肢肩带部很多肌群既为上肢活动肌，又为辅助呼吸肌群。上肢训练包括手摇车训练及提重物训练。手摇

车训练：以无阻力开始，后期可逐渐增加阻力，运动时间为 20～30 分钟，速度为 50 转/分，以运动时出现轻度气急、气促为宜。提重物训练：患者手持重物，开始 0.5kg，以后渐增至 2～3kg，做高于肩部的各个方向活动，每活动 1～2 分钟，休息 2～3 分钟，每天 2 次，以出现轻微的呼吸急促及上臂疲劳为度。

③呼吸肌训练：呼吸肌训练可以改善呼吸肌耐力，缓解呼吸困难症状。

增强吸气肌训练：用抗阻呼吸器使在吸气时产生阻力，呼气时没有阻力。开始练习 3～5 分钟，一天 3～5 次，以后练习时间可增加至 20～30 分钟，以增强吸气肌耐力。

增强腹肌训练：患者取仰卧位，腹部放置沙袋做挺腹练习，开始为 1.5～2.5kg，以后可以逐步增加至 5～10kg，每次腹肌练习 5 分钟；也可仰卧位做两下肢屈髋屈膝，两膝尽量贴近胸壁的训练，以增强腹肌力量。

（5）注意事项

①除心率控制外，还应增加呼吸症状控制，即运动后不应出现明显的气短、气促或剧烈咳嗽。

②训练频率可从每天 1 次至每周 2 次不等，达到靶强度的时间通常为 10～45 分钟，一个训练计划所持续的时间通常为 4～10 周。

③运动不要心急，循序渐进，开始时全身运动 10～20 分钟就可以，逐渐延长运动时间。如果运动过程中出现胸闷、气促，要停止运动并休息。全身运动结合呼吸运动的效果更好。另外，慢阻肺患者遇到寒冷空气或烟雾等，可能会诱发症状，所以避免天气寒冷时太早锻炼，空气质量不佳时在室内锻炼即可。

5. 肝病运动处方

（1）运动强度　合乎目标的运动强度要比日常活动稍强，强度目标常用心率或脉搏来衡量。脂肪肝患者运动时心率应维持在每分钟 100 次以上，最大心率不超过 200 减去年龄所得的数。脂肪肝患者如要进行中等强度的运动，可将心率维持在每分钟 110 次以上。

患者还可以结合运动中的自我感觉来选择适当的运动量。运动量的大小以达到呼吸加快、微微出汗、运动后疲劳感于 10～20 分钟内消失为宜。运动后若有轻度疲劳感，但精神状态良好，体力充沛，睡眠好，食欲佳，说明运动量是合适的。若运动后感到十分疲乏、四肢酸软沉重、头晕、周身无力、食欲欠佳、睡眠不好，甚至第二天早晨还很疲劳，说明运动量过大，需要及时调整。

（2）运动时间　患者进行有氧运动最少应持续 20 分钟。因为运动 20 分钟后，人体才开始由脂肪供能。随着运动时间的延长，脂肪氧化供能的比例越高，疗效越好。脂肪肝患者最长运动时间应限制在 60 分钟内。每次的总运动时间可分为以下三期：

热身期：一般为 5 ~ 8 分钟，老年人要适当延长。在此期内应做一些伸展性、柔软性和轻度的大肌群活动。

锻炼期：此期的时长一般为 15 ~ 30 分钟，运动量要使心率达到靶心率的范围，老年人可适当缩短，肥胖患者可延长至 45 分钟。

冷却期：此期要使身体逐步恢复到运动以前的状态，一般用 5 ~ 8 分钟，可做一些舒缓运动，防止血液在组织中堆积。

（3）运动频率　每周 3 ~ 5 次较为合适。肥胖患者每周应运动 5 ~ 7 次。

（4）运动方式　脂肪肝患者的运动项目应以中低强度、较长时间的有氧运动为主。这类运动包括慢跑、中快速步行（115 ~ 125 步/分）、骑自行车、游泳、上下楼梯、打羽毛球、踢毽子、跳舞、做广播体操、跳绳和在室内固定自行车、固定跑台上运动等。

（5）注意事项

①并非所有脂肪肝患者都适宜参加体育运动。营养不良、药物、酒精、毒物和妊娠等所致的脂肪肝，以及营养过剩性脂肪肝伴有心、脑、肾等合并症的患者，不宜参加运动，或需在医生指导下进行适量运动。

②步行是老年脂肪肝患者最好的运动方式。起初可每日步行半小时，进而快步行走，并阶段性地增加运动量，将心率或脉搏控制在每分钟 125 次的中等强度范围以内。老年患者一般不要单独运动，要有家人或熟悉患者健康状况的人陪同。老年患者还应随身携带急救药品及健康记录卡，以备出现紧急情况时，医生能迅速了解病情，及时用药。

③运动的同时，要控制饮食，尤其要少食脂肪和糖类食物。

6. 慢性肾病运动处方

肾脏功能出现问题，可能出现血尿、蛋白尿等情况，丢失蛋白质、毒素排出不畅都会影响身体健康。为了减轻这类患者的肾脏负担，医生会要求他们限制蛋白质的摄入，而蛋白质摄入不足又会加重体质的下降，限制其活动能力。这是慢性肾病患者往往显得无精打采、萎靡不振的原因。大量科学研究表明，合理饮食、适当运动是慢性肾病患者改善体质的最佳方法。根据《英国慢性肾病康复指南》提出的观点，慢性肾病患者应积极调整生活方式，包括戒烟、减肥、适当运动、降低血压、调节血脂等。

（1）运动强度　慢性肾病各分期患者建议进行中等强度的有氧运动和抗阻运动，以达到安全有效地改善生理功能、心血管耐力和肌肉力量的目的。需要指出的是运动强度要适当，循序渐进，逐量增加。

（2）运动时间　目标时间为每次运动 30 ~ 60 分钟，可根据慢性肾病患者的个体状况分次进行。基本不活动的患者，推荐时间为每次 20 ~ 30 分钟；偶尔活动或少量活动的患者，推荐时间为每次 30～60 分钟。每次运动时间以不出现肌肉无力、呼吸困难或身体疲劳为准，时间可逐渐延长。

（3）运动频率　慢性肾病所有分期的患者在增加日常体力活动的基础上，每周至少需要进行 3 次运动训练。

（4）运动方式　建议运动模式应该包括有氧运动、抗阻运动以及灵活性训练。

有氧运动：有氧运动项目有步行、慢跑、游泳、骑自行车、跳健身舞、做韵律操等。

抗阻运动：肌肉拮抗自身重力或克服外来阻力时进行的主动运动，可以恢复和发展肌力。常见的抗阻运动项目有使用拉伸拉力器或弹力带、抬举哑铃、卷腹、俯卧撑等。

灵活性训练：通过柔和的肌肉拉伸和慢动作练习来增加慢性肾病患者肌肉的柔韧性及关节活动范围，帮助防止肌肉在其他运动中拉伤或撕裂。该类运动主要增强颈椎关节、上肢和下肢关节、骶髂关节的活动性，便于步行、弯腰、下蹲等日常生活活动的完成。一般多与有氧运动训练相结合，在运动训练的准备和结束阶段进行，包括太极拳、广场舞、八段锦等。

（5）注意事项

①慢性肾病患者应该循序渐进地增加运动量。根据个体的临床状态和功能能力，起始运动强度应从低强度〔30%～40% 摄氧量储备（VO_2R）〕开始，连续运动 10～15 分钟或患者能忍受的量。

②运动时间可以每周增加 3～5 分钟，当能够连续运动 30 分钟时可以增加运动强度。

③应注意患者的临床情况，如果患者的病情出现反复应减缓运动进度。

④不能完成连续运动的患者可以进行 3 分钟运动 3 分钟休息的间歇运动。当患者适应运动后，可以增加运动持续时间，减少休息时间。开始时可以进行持续 15 分钟的运动，之后可以增加到 20～60 分钟的连续运动。

⑤慢性肾病患者在进行抗阻训练时，应进行 70% 1RM 的运动，重复 10 遍为 1 组，每次至少 1 组，每周进行 2 次。当个体在特定负荷下能够轻松地完成 15 次重复时，可考虑增加一组练习。

⑥对于一些特殊病情的患者，还需要注意以下问题：

血液透析患者不能在透析结束后立即进行训练，应选择在非透析日运动。如果在透析日运动，应该在治疗的前半段完成以防止发生低血压。因为心率不能可靠地监测运动强度，应采用自觉疲劳程度量表进行运动强度监测。只要患者不使用有动静脉瘘的手臂负重，此手臂是可以进行运动的。血压测试应在没有动静脉瘘的手臂进行。

接受持续腹膜透析治疗的患者在腹部还有液体的时候，可以尝试运动。但如果出现不适，应先排出液体再运动。

肾移植患者在排斥反应期，应降低运动强度、缩短运动时间、减少运动频率，但仍可以进行运动。

7. 骨关节炎运动处方

骨关节炎是临床常见疾病，指多种因素引起的关节软骨纤维化、破裂、溃疡、脱失而导致的关节疾病。主要症状为关节疼痛、僵硬，身体活动受限和不同程度的机体功能下降，严重者可导致残疾，甚至需手术治疗。最常见受影响的关节是膝关节和髋关节，其与肥胖的关系密不可分，可能是肥胖或超重引起负重关节负荷增加所致。运动是治疗骨关节炎的关键要素。目前药物治疗骨关节炎有限，且不良反应大，《骨代谢异常相关疼痛病诊疗中国专家共识》指出，适当的户外体育活动有益于骨骼的锻炼和康复，坚持功能锻炼及有氧运动有助于改善关节功能和提高生活质量。相关指南也提倡，对于慢性疼痛患者，根据具体病情按运动处方在非急性期进行训练。

适当的运动训练可以增加患者的最大摄氧量、肌肉的力量和柔韧性，减轻关节肿胀、疼痛，消除焦虑情绪。保护关节、增强肌肉力量是骨关节炎运动处方的重要内容，其最终目标是减少损伤、维持和恢复关节功能、保持健康水平和正常活动能力。在制订运动处方时，既要考虑个人需要，也要包含关节的防护和恢复训练。

（1）运动强度　通常推荐中低强度的有氧运动。$40\% \sim 60\%$ VO_2R 或心率储备（HRR）强度适用于大多数骨关节炎患者。较低强度的有氧运动，如 $30\% \sim 40\%$ VO_2R 或 HRR 强度适用于能力低下的骨关节炎患者。低强度和较高强度的抗阻运动均可以改善风湿性关节炎和骨关节炎患者的功能，缓解疼痛和增强肌肉力量。

（2）运动时间　每周至少 150 分钟有氧运动的目标适用于很多骨关节炎患者，但是长时间连续运动对有些骨关节炎患者来说是困难的。因此，根据患者的疼痛程度，以每次 10 分钟训练为起点（如果需要可以更短的时间为起点）。抗阻训练的最佳组数和每组的重复次数尚未确定，可根据疼痛程度进行抗阻训练。

（3）运动频率　有氧运动每周 $3 \sim 5$ 天，抗阻训练每周 $2 \sim 3$ 天；加强柔韧性/关节活动度练习，最好每天都进行。

（4）运动方式　骨关节炎患者最常用的运动方式为水中运动、有氧运动、抗阻运动、有氧结合抗阻运动、全身振动训练和多模式运动。长期中等强度水中运动处方能明显降低体脂，改善患者的疼痛、不适，提高生活质量；在有氧运动处方中，长期低强度瑜伽运动可有效改善骨关节炎症状和提高身体功能，长期太极拳运动有助于改善睡眠和提高生活质量，游泳和骑自行车有助于改善身体功能并减少疼痛；在抗阻运动处方中，长期递增负荷力量训练可改善骨关节炎患者膝关节屈曲活动度和下肢功能；全身振动训练有益于膝关节炎患者的身体功能恢复和神经肌肉控制，且长期全身振动训练结合抗阻运动对肌肉力量和本体感受的益处优于抗阻运动；多模式运动项目包括长期递增的高速耐力训练、平衡训练、力量训练和伸展运动。

步行、骑自行车和游泳等关节负荷较小的有氧运动适用于骨关节炎患者。下身骨关节炎患者不宜采用诸如跑步、上下楼梯等高撞击性运动和一些骤停骤起的运动。抗阻训练应包括全身主要肌群训练，同时进行主要肌群的柔韧性训练和关节活动度训练。

（5）注意事项

骨关节炎患者在制订运动处方时应遵循以下原则：

①在训练初期选择低强度活动。

②进行中高强度训练时需要对关节进行保护。

③有髋关节和膝关节炎症的患者应避免频繁上下楼梯、跑步。

④健侧肢体应多进行力量训练。

⑤患侧肢体的训练重点是关节的活动范围和柔韧性。

⑥避免过度牵伸关节。

⑦尽量减轻损伤和疼痛关节的负重，如膝关节或髋关节受到损伤时可选择骑自行车或划船为训练项目。

⑧在急性期和炎症期避免剧烈运动。在这个时期适宜进行缓慢的、全关节活动范围内的运动。

⑨充足的热身运动和整理运动（5～10分钟）是缓解疼痛的关键。热身运动和整理运动可包括在全关节活动范围内进行缓慢运动。

⑩明显疼痛和功能受限的患者短期目标可低于每周150分钟有氧运动的推荐量，鼓励患者尽量完成和维持其最大运动量。

⑪要告知骨关节炎患者，在运动中和运动后即刻出现的一些不适是可以预料的，并且这些不适不能说明运动加重了关节的损伤。不过，如果运动后关节持续疼痛达2小时，或者比运动前加重，在以后的练习中应减少每次持续运动的时间和（或）运动强度。

⑫鼓励骨关节炎患者在疼痛较轻时段和（或）结合止痛药物发挥最大功效的时候去运动。

⑬能缓冲震动和增加稳定性的适宜的鞋子对骨关节炎患者尤为重要。制鞋

专业人士可提供适用于不同人生物力学需要的鞋子，也可到医院康复科适配矫形鞋垫。

⑭能够耐受的坐站、上下楼梯协调性练习可以改善神经肌肉控制能力，维持日常体力活动。

8. 血液疾病运动处方

适当的 FITT 建议不尽相同，应根据血液疾病患者的经历和要求制订个性化的运动处方。

（1）运动强度　在血液疾病治疗过程中，患者运动的承受能力有较大的变化。在完成治疗过程后可以缓慢增加各项运动的强度。对在治疗中的患者用心率监测运动强度可信度较低，建议患者用自觉疲劳程度量表监测运动强度。如果患者能够承受的运动没有加重现有症状或产生副作用，推荐的运动强度可与健康人群相同，采用中等（40% ~60% VO_2R 或 HRR，RPE 中的 12 ~13 级）到较高强度（60% ~85% VO_2R 或 HRR）。进行中等强度的抗阻运动，即 60% ~70% 1RM 的抗阻运动；做柔韧性练习时，应注意手术或放射治疗导致的关节活动度受限。

（2）运动时间　每天进行多组运动比单次运动更实用，特别是在治疗过程中。在血液疾病治疗过程中，患者应根据自身感受逐渐延长每种运动的持续时间。当没有出现运动后现有症状加重或产生副作用时，每组运动的持续时间可与健康人群相同。每周 75 分钟较高强度或 150 分钟中等强度有氧运动，或者两种运动强度相结合；抗阻运动中每组练习至少重复 8 ~12 次。

（3）运动频率　在完成治疗过程后，应从目前的运动水平逐渐增加至每周 3 ~5 天有氧运动和 2 ~3 天抗阻运动。即使在治疗过程中，也应每天进行柔韧性练习。证据显示，即使对于当前正在进行系统治疗的患者，在第 1 个月内也可增加日常体力活动的次数。

（4）运动方式　建议采用有氧运动、抗阻运动和柔韧性练习。有氧运动应该是使用大肌群进行较长时间、有节奏的运动，如走路、骑自行车、游泳。抗阻运动是针对主要肌群的负重练习、抗阻练习器练习、负重功能练习，如坐—站练习。柔韧性练习是进行主要肌群的拉伸和关节活动度练习，尤其注意由类固醇药物、辐射或手术引起的关节或肌腱受限部位的柔韧性练习。

（5）注意事项

①90% 以上的血液恶性疾病患者在某些时段将经历肿瘤相关的疲劳症状。在接受化学治疗和放射治疗的患者中，运动能力可能会受到影响或限制。在一些病例中，治疗结束后的疲劳会持续数月或数年。无论如何，血液疾病患者应避免运动不足的状态，即使在治疗过程中也是如此。

②骨是骨髓瘤、淋巴瘤等的常见转移部位，白血病等血液疾病也容易累及骨关节。为了减少骨折风险，发生骨转移的血液疾病患者需要调整运动处方，如减少撞击性运动、降低运动强度和减少运动量等。

③当患者处于免疫抑制状态时，如骨髓移植后使用免疫抑制剂的患者，或进行化学治疗或放射治疗的患者，他们在家或在医疗机构运动比在公共健身区域运动更安全。

④有体内留置导管、中心静脉置管或食物输送管的患者和接受放射治疗后的患者都应避免进行游泳运动。

⑤患者接受化学治疗期间可能会反复出现呕吐和疲劳，因此在症状明显的时期要经常调整运动处方，如降低运动强度、减少每次运动的持续时间等。

9. 消化疾病运动处方

根据 FITT 原则推荐给脂代谢紊乱患者有氧运动处方：

（1）运动强度 40%～75% VO_2R 或 HRR。

（2）运动时间 每天 30～60 分钟，但为了促进减重或维持体重，建议每天 50～60 分钟或更长时间的运动，采用每次运动至少持续 10 分钟的间歇运动，累计达到推荐时间的方法也是可行的。

（3）运动频率 每周≥5 天，尽量增加能量消耗。

（4）运动方式 主要运动方式是大肌群参与的有氧运动，增加抗阻训练。

（5）注意事项

①严禁空腹或饭后立即剧烈运动，以免加重病情。

②运动初期运动量不宜过大，应循序渐进，防止过度疲劳。

③运动时采用自然呼吸或有意识地深慢呼吸，通常呼气稍长于吸气。

④加强训练前的热身运动和训练后的整理运动，并做好医务监督。

⑤对消化道恶性肿瘤患者来说，恶病质或肌肉萎缩是普遍存在的，这些变化对运动能力的限制与肌肉萎缩的程度有关。对于这类患者的运动处方设计与脂代谢紊乱患者不同，需要个体评估后确定。

10. 健康老年人运动处方

1）有氧运动适合体能一般甚至以上的老年人

（1）运动强度 根据自我疲劳感觉确定运动强度，一般建议选择中低强度，稍感疲劳即可。

（2）运动时间 体能较好的老年人，建议进行中等强度运动，每天累计 30～60 分钟（60 分钟效果更好），且保证每次至少 10 分钟，每周共 150～300 分钟；或者进行较高强度运动，每天至少 20～30 分钟，每周共 75～100 分钟；也可以是中等强度和较高强度运动相结合且运动量等同于上述标准。体能相对一般者可根据自身情况，在上述运动时间标准基础上适当减少运动时长。

（3）运动频率　体能较好的老年人，建议每周≥5天中等强度运动，或每周≥3天较高强度运动，或每周3~5天中等强度与较高强度运动相结合。体能相对一般者在以上标准下适当减少。

（4）运动方式　任何方式的运动都不能对骨骼施加过多压力，步行是最适合也最常用的运动方式。水上运动和自行车运动较那些需要承受自身体重的项目来说更具优越性。

2）肌肉力量/耐力运动适合进行间歇训练

（1）运动强度　老年人抗阻训练应以低强度（例如40%~50%1RM）开始。当无法测得1RM时，运动强度可以采用自觉疲劳程度量表中的中等强度（对应疲劳程度12~14分），逐渐增加到较高强度（16~18分）。

（2）运动频率　每周≥2天。

（3）运动方式　渐进式负重运动项目或承受体重的柔软体操（对8~10个大肌群进行训练，≥1组，每组重复10~15次）、上下楼梯和其他大肌群参与的力量训练。

3）柔韧性训练适合肌肉力量尚可而关节活动度受限以及体能较差的老年人

（1）运动强度　拉伸至感觉到拉紧或轻微不适。

（2）运动时间　保持拉伸30~60秒。

（3）运动频率　每周≥2天。

（4）运动方式　任何保持或提高柔韧性的运动，通过缓慢的动作拉伸身体各大肌群。静力性拉伸优于快速弹振式拉伸。

4）注意事项

（1）老年人的运动处方应该将重点放在健康水平的提高上，但是保持功能能力和生活质量同样重要。

（2）与年轻人相比，老年人更加虚弱，而且有更多的身体和医疗方面的限制，所以运动处方中采用的强度更低，而运动频率和持续时间应该增加。应该避免高冲击力的运动，而且训练进度应更加平缓。

（3）由于老年人保持肌肉质量和骨密度的重要性，全面的耐力训练计划应该包括主要肌群的力量和阻力训练。发展和保持柔韧性的练习也应该是老年人全面训练计划的重要组成部分，此类练习可以安排在热身运动或整理运动之中。

（4）大多数老年人的运动处方应该将重点放在中等强度和低冲击力的练习上，而避免大重量的静力和动力上举动作，并且安排一个平缓、循序渐进的适应阶段。

11. 健康成年男性运动处方

1）有氧运动

（1）运动强度　中低强度（40%～60%最大心率）逐渐达到中高强度，大多数成年人每天至少中速步行6000步。

（2）运动时间　中等强度运动每天累计30～60分钟，每次至少10分钟，每周累计150～300分钟；每周至少安排20～30分钟的较高强度运动。

（3）运动频率　每周≥5天中等强度运动。

（4）运动方式　有节律，大肌群参与，技巧低，有氧运动。开始4～6周，每1～2周延长5～10分钟，4～8个月达到上述量。有氧运动的项目有步行、慢跑、走跑交替、上下楼梯、游泳、骑自行车、跳绳、划船、滑水、滑雪、球类运动等。

2）抗阻运动

（1）运动强度　中等强度，每次至少1组，每组重复10～15次。

（2）运动时间　每周对每个肌群训练2～3天，间隔48小时。例如，每周2天卷腹，同时练习哑铃2天。

（3）运动频率　每个肌群练习2～4组，每组重复8～12次，组间休息2～3分钟。

（4）运动方式　多关节练习，抗阻运动包括等张练习、等长练习、等动练习和短促最大练习（等长练习与等张练习结合的训练方法）等。

3）柔韧性训练

（1）运动强度　中等强度，每次至少2组，每组重复5～10次。

（2）运动时间　每周对每个大关节进行柔韧性训练1～2次，之间间隔48小时以上。例如，每周拉伸全身肌肉、关节、韧带1～2次。

（3）运动频率　每个肌群拉伸练习1～2组，每组重复5～10次，组间休息2～3分钟。

（4）运动方式　多关节练习、拉伸练习及用器械做柔韧性练习等。

4）注意事项

运动一定要科学有效，要结合实际情况选择，注意劳逸结合，适可而止。

12. 健康成年女性运动处方

女性皮下脂肪较多，为体重的20%～30%，这个比例较为标准，过多过少都不好。就大部分女性而言，运动应以有氧运动为主，这有助于提高女性的呼吸、循环水平，其次进行适当的形体训练和力量训练，有利于女性更加挺拔秀丽。在运动时应特别注意以下几点：控制体重、腰背部和腹部肌肉力量训练、柔韧性练习，并且注意循序渐进和发展上肢力量。

1）有氧运动

（1）运动强度　大部分应该是中等至较高强度的有氧运动，并且应该包括每周至少 3 天较高强度运动。进行中等强度运动时，心率和呼吸显著增加；进行较高强度运动时，心率和呼吸急剧增加。

（2）运动时间　每天≥60 分钟。

（3）运动频率　每天至少 1 次。

（4）运动方式　有氧运动，包括跑步、健步走、游泳、跳舞和骑自行车等。

2）力量运动

（1）运动时间　每天 60 分钟或更多运动。

（2）运动频率　每周≥3 天。

（3）运动方式　骨骼负重运动包括跑步、跳绳、篮球、网球、抗阻训练和普拉提等。

3）注意事项

运动一定要科学有效，要结合实际情况选择，注意劳逸结合，适可而止。

13. 健康儿童、青少年运动处方

儿童和青少年对耐力训练、抗阻运动和骨骼负重运动都有生理适应性，而且运动可改善心血管、代谢风险因素。但是青春前的儿童骨骼尚未发育成熟，较小的儿童不应该参与过多的较高强度运动。儿童的无氧代谢能力比成年人低得多，限制了他们完成持续性较高强度运动的能力，这一点尤其要注意，应鼓励儿童、青少年参与各种有趣的、与年龄相适应的运动。

1）有氧运动

（1）运动强度　除 6 岁以下儿童外，大部分儿童及青少年应该进行中等至较高强度的有氧运动，并且应该包括每周至少 3 天的较高强度运动。进行中等强度运动时，心率和呼吸显著增加；进行较高强度运动时，心率和呼吸急剧增加。

（2）运动时间　每天≥60 分钟。

（3）运动频率　每天至少 1 次。

（4）运动方式　有趣的、与发育相适应的有氧运动，包括跑步、球类、游泳、跳舞和骑自行车等。

2）力量运动

（1）运动时间　每天 60 分钟或更多。

（2）运动频率　每周≥3 天。

（3）运动方式　骨骼负重运动包括跑步、跳绳、篮球、网球、抗阻训练和普拉提等。

3）注意事项

（1）儿童和青少年可以在指导和监督下安全地参加力量训练。一般针对成年人抗阻训练的指南也可以应用。每个动作应该重复 8～15 次，达到中度疲劳，且只有当儿童可以保质保量地完成预定的重复次数时，才可以增加阻力。

（2）由于体温调节系统发育不成熟，儿童、青少年应该避免在炎热潮湿的环境下运动，并且应注意补水。

（3）超重或运动不足的儿童、青少年可能不能保证每天进行 60 分钟中等至较高强度的运动，应该从中等强度运动开始，适应后逐渐增加运动频率和时间以达到每天 60 分钟目标。可以逐渐增加较高强度的运动直到至少每周 3 天。

（4）应努力减少静坐少动的活动，增加有益的体能活动。

（五）常见运动不良事件的紧急处理

1. 肌肉拉伤

（1）概念　肌肉拉伤是肌肉在运动中急剧收缩或过度牵拉引起的损伤。肌肉拉伤后，拉伤部位剧痛，用手可摸到肌肉紧张形成的条索状硬块，触痛明显，局部肿胀或皮下出血，活动明显受到限制。

（2）病因　在运动中，由于热身运动不当，某些肌肉的生理功能尚未达到适应运动所需的状态；训练水平不够，肌肉的弹性和力量较差；疲劳或过度负荷，使肌肉的功能下降，力量减弱，协调性降低；错误的技术动作或运动时注意力不集中，动作过猛或粗暴；气温过低、湿度太大、场地或器械的质量不良等都可能引起肌肉拉伤。

在完成各种动作时，肌肉主动猛烈地收缩超过了肌肉本身的承担能力，或突然被动地过度拉长，超过了它的伸展度，都可能发生拉伤。如举重运动弯腰抓提杠铃时，竖脊肌由于强烈收缩而拉伤；在做前压腿、纵劈叉等练习时，突然用力过猛，可使大腿后群肌肉过度被动拉长而发生损伤；横劈叉练习可使大腿内侧群肌肉过度被动拉长而发生拉伤。在运动中，大腿后群肌肉拉伤最为常见，大腿内收肌、腰背肌、腹直肌、小腿三头肌、上臂肌等都易发生肌肉拉伤。

（3）居家处理

①冷敷：用冷水袋或冰袋敷在患处表面。通过冷敷可以起到两方面的效果：首先可以减轻疼痛，使感觉神经的敏感性降低而起到对抗疼痛刺激的作用；其次可以收缩血管，减少损伤的组织出血，从而使损伤范围不再扩大。

②包扎：用弹性绷带包扎患处。包扎必须均匀，否则会在绷带边缘形成"袋"形的肿胀。另外，还要经常检查包扎的情况，以保证血液循环不受影响。

当感到刺痛和麻木，或皮肤发青等，证明包扎太紧，应放松，待肤色正常后，再施以较松的包扎。

③抬高患肢：在受伤之后，患肢会有淤血或肿胀现象，可利用重力作用抬高患肢到高于心脏的部位来减轻淤血或肿胀。

④休息与适量运动：发生肌肉拉伤后应立即休息，但休息时间不能过长，持续休息对运动损伤反而是有害的。应进行一些适量的、有控制的缓和运动，因为有控制的缓和运动，可以加强伤部供血与代谢，加强组织修复。当然，适量运动的形式、强度应以肌肉拉伤具体情况而定，最好是在有经验的教练或医务人员指导和监督下进行。

⑤受伤后 24～48 小时内不能实行重手法治疗：受伤部位的毛细血管容易破裂，急性期按摩太多，皮下出血会增多，易导致损伤范围扩大或加重。但有许多专家学者提出，对于较轻的软组织损伤，通过前述处理后可以进行轻手法按摩，可促进末梢血管收缩，血流加快，还可以促进伤处凝血过程。

2. 踝关节扭伤

（1）常见误区　踝关节扭伤是最常见的运动损伤，85% 为外踝损伤。不少人遇到踝关节扭伤，首先想到的是在家自我治疗，但由于方法不当，经常陷入治疗误区，不仅延误病情，还容易遗留疼痛、肿胀、反复扭伤等后遗症。踝关节扭伤不能得到正确治疗，50% 的患者会出现慢性踝关节不稳，15% 进展为踝关节骨性关节炎。

（2）踝关节急性损伤的评估　为了明确扭伤轻重，建议患者去医院就诊并常规拍 X 线片，以排除骨折。损伤严重的患者需行磁共振检查，以便清楚地显示软骨、韧带损伤。如果有骨折需要立即在医院处理，无骨折情况下建议尽早去康复科进行手法复位处理。

（3）居家处理

①急性期（伤后 5～7 天）：休息、冷敷、加压包扎、抬高患肢 4～5 天，下肢制动 5～10 天；严重者建议去医院进行支具固定；无骨折时不建议下肢制动，可以进行下肢等长收缩或床上运动等早期康复锻炼。

踝关节扭伤后 24 小时内，如果皮肤完好，踝关节可以直接浸入冰水中，同时还可以用浸在冰水里的湿毛巾对扭伤部位进行冷敷。一般情况下，每 6 小时进行一次冷敷，每次冷敷的时间最好是 15 分钟左右。

尽快在扭伤部位加压包扎：从脚内侧到足底缠上弹性绷带，然后缠到脚踝外侧，进行包扎。仔细检查绷带的弹性，如果绷带太紧，可能会加重踝关节的损伤；如果绷带太松，不能达到加压效果。

抬高受伤的下肢，并保持脚踝高于心脏位置的姿势，这样可以有效地促进静脉和淋巴回流，并可有效消肿。在疼痛较轻的情况下，可以口服布洛芬和塞来昔布等药物。如果怀疑骨折，应在经过短暂的紧急治疗后尽快去附近的医院治疗。

②修复期（伤后 6～12 周）：可控应力负重；促进Ⅰ型胶原蛋白纤维生长；抑制Ⅱ型胶原蛋白生长；应用半刚性支具固定踝关节，避免踝关节内翻；进行本体感觉训练、腓骨肌腱力量训练、跟腱牵拉训练、内外侧肌力平衡训练。

③重塑期（伤后 6～12 个月）：目标为预防再次损伤；加强踝关节活动及腓骨肌肌力训练；训练双下肢速度、平衡性、灵活性及协调性；必要时去医院调整骨盆及下肢关节，佩戴矫形鞋垫、弹性绷带、踝部夹板（高风险运动时）。

对于踝关节扭伤的患者，即便踝关节已经消肿而且活动自如，也需多加注意功能训练，必要时进行专门的踝关节保护与训练。

3. 中暑

盛夏时节天气酷热，户外运动很容易引起中暑。中暑原因是人体长时间处于高温环境后，人体的体温调节功能会出现障碍，产热大于散热，体内的热量蓄积过多，从而引起循环系统和中枢神经系统功能紊乱，出现一系列的症状。

根据临床表现，中暑可分为先兆中暑、轻症中暑、重症中暑。先兆中暑是在高温环境下，出现头痛、头晕、口渴、多汗、四肢无力发酸、注意力不集中、动作不协调等，体温正常或略有升高。一旦发现先兆中暑就必须停止运动，及时补充水分，在阴凉处休息。轻症中暑除先兆中暑的症状外，还有体温升高到 38℃ 以上，伴有面色潮红、大量出汗、皮肤灼热，或出现四肢湿冷、面色苍白、血压下降、脉搏增快等表现，此时须尽快降低体表温度，可用凉水擦拭身体，补充水分并服用人丹等治疗中暑的药物。重症中暑危及生命，分为热痉挛、热衰竭和热射病。热射病是严重的中暑类型，有致命风险，须紧急送医。

（1）热痉挛的症状与处理　热痉挛通常是受热导致虚脱的先兆。热痉挛表现为肌肉疼痛或抽搐，多发生于腹部、小腿、上臂和后背等部位，常呈对称性发作，时而发作，时而缓解。发作时患者意识清醒，一般体温正常。即使情况还没有发展到需要立即就医的严重地步，也不能掉以轻心，需要立即处理：

①停止一切活动，静坐在凉爽通风的地方休息。

②饮用稀释、清爽的饮料，抹清凉油于太阳穴。

③热痉挛缓解后的几小时内，不要进行重体力劳动或剧烈运动，那样更容易造成体力透支，导致热衰竭甚至热射病。

④若患者有心脏病病史，应给予低盐饮食，如果 1 小时后热痉挛的状况还没有缓解，须及时就医。

（2）热衰竭的症状与处理　热衰竭是指在高温环境下，由于大量出汗和血管扩张，血容量会相对或绝对不足，从而出现的血液循环功能衰竭。老年人、高血压患者、在高温环境中进行重体力劳动或剧烈体育运动的人，更易发生热衰竭。热衰竭起病迅速，症状包括眩晕、头痛、恶心、呕吐、多汗、心动过速、极度疲倦或虚弱、肌肉痉挛、昏厥等，须及时就医。

如果发现身边有人出现热衰竭的症状，可先帮助患者转移到阴凉通风的地方，意识清醒的患者可以少量饮水，并进行降温，可用凉水擦拭身体、打开空调等。如果患者的症状没有好转或继续恶化，需及时拨打"120"寻求医疗救助，可给患者服用人丹等药物。

（3）热射病的症状与处理　热射病是暴露在高温高湿环境中导致机体核心温度迅速升高（一般超过40℃），并伴有皮肤灼热、意识障碍（如谵妄、惊厥、昏迷）等多器官系统损伤的严重临床综合征。热射病可导致死亡或残疾。热射病的症状常表现为头晕、头痛、注意力不集中、恶心、体温迅速升高至40℃以上、皮肤干热、面色潮红或苍白、忽然晕倒、脉搏快速且沉重、反应迟钝、心动过速等。

如果发现患者出现以上症状，说明情况已经非常危急，在试图给患者降温的同时，应立刻拨打"120"急救电话，患者须尽快得到专业的医疗救助。在等待救护车的过程中家庭处理如下：

①将患者转移到阴凉通风的地方。

②迅速给患者降温。如果条件允许，将患者浸泡在浴缸的凉水里，或对患者进行凉水淋浴；用凉水擦拭患者的身体；将凉湿毛巾或冰袋冷敷于患者的头部、腋下及大腿根部。

③监测患者的体温，努力帮助患者降温直至降到38℃。

④如果患者意识清楚，可以少量饮水；如果患者已经意识不清或失去意识，不要给予任何食物，以免误吸。

（4）预防中暑的注意事项

①多饮水。要少量、多次饮水，运动中及时补充水分，不要等到口渴时再饮水。注意补充盐分和矿物质。

②在高温作业场所，要采取有效的防暑降温措施，合理调配作业时间，避免在高温时段室外长时间作业。

③采取防晒措施。外出时，最好穿浅色、宽松的衣服，戴宽边帽或打遮阳伞。

④室内外温差不宜太大，保持室内通风。

⑤常备防暑降温药，按药物的使用说明书正确使用。

⑥高龄老年人、孕产妇、婴幼儿、患有慢性疾病的人群，在高温天气尽可能减少外出，如有不适，及时就医。

4. 骨折

现代人由于生活方式以坐为主，反应能力及下肢力量均呈下降趋势，加上日晒少容易骨质疏松，在日常生活活动中稍不注意，就可能发生骨折。一旦发生骨折，家人如能在第一时间做出正确判断，并做一些力所能及的科学处理，将为减轻患者痛苦、进行有效治疗打下良好基础。

老年人摔倒最容易骨折的部位是股骨颈和股骨粗隆间。这两个部位是力量从下肢沿股骨干传递到骨盆过程中，应力改变方向的位置，发生骨折时受伤侧的髋关节失去自主活动能力，无法站立。此两种骨折发生时不宜过度搬动患者，重要的是保持髋部的稳定，减少大腿的活动。有心脑血管病的人应及时服用必要的防治药物，以免骨折疼痛诱发或加重其他疾病。

脊柱骨折，尤其压缩性骨折是老年骨折常见病，主要发生在胸椎第 11、12 椎体，腰椎第 1、2 椎体。伤后腰部疼痛，站立困难。此时，千万不能扭动患者身体，否则极易损伤脊髓造成截瘫。应当尽量保持受伤时的姿势，用担架搬运患者，搬动中患者一侧的肩膀和髋部保持在同一平面上，即所谓"轴向翻身"。

另一个高发的骨折是桡骨远端骨折，主要发生在摔倒时用手扶地的情况下。骨折后局部畸形、疼痛，手指活动障碍，此时应当用硬纸板、毛巾悬吊前臂及手掌以保持其相对稳定，并尽量垫高手掌，避免下垂，以免造成局部肿胀，影响复位。

踝关节骨折，应注意保持受伤脚的抬高，防止下垂时间长出现的肿胀造成皮肤破损，影响固定。及时冷敷既是止痛的方法，又是防肿的妙招，可参考踝关节扭伤处理。

无论何种骨折，居家处理原则都是保持骨折两端的稳定，最大限度地缓解疼痛。伴有其他疾病的人，应当及时服用相关药物，防止疼痛加重其他疾病造成不利影响。居家发生骨折，除及时做好必要的家庭处置外，应及时求医治疗。

5. 心绞痛

（1）概念　心绞痛由心肌暂时缺血、缺氧引起，主要表现为发作性胸痛或胸部不适。其特点为阵发性的前胸压榨性疼痛，疼痛主要位于胸骨后部，可放射至心前区与左上肢。常发生于体力活动或情绪激动时，持续数秒至数分钟，休息或服用硝酸酯制剂后消失。心绞痛多见于男性，多数患者在 40 岁以上，劳累、情绪激动、饱食、受寒、阴雨天气、急性循环衰竭等均可诱发心绞痛，往往会多次出现。

（2）居家处理　当冠心病心绞痛发作或疑似心肌梗死时，首先保持患者平卧，不要随意搬动，不要急于就诊，更不能勉强扶患者去医院，可在家中按下述方法进行抢救。

①舌下含化硝酸甘油片，如果一片不解决问题，可再含服一片。如果服药

后发作已缓解，还需平卧 1 小时方可下床。家中如果没有硝酸甘油，也可用速效救心丸立即按说明书口服。

②如果患者病情危重，胸痛不解，而且出现面色苍白、大汗淋漓，这可能不是一般的心绞痛发作，可能是发生了心肌梗死。此时就要将亚硝酸异戊酯用手帕包好，将其折断，移近患者鼻部 2.5cm 左右，使其吸入气体。如果患者情绪紧张，可给予一片地西泮（安定）口服。须立即拨打"120"，切不可随意搬动患者，如果距医院较近可用担架或床板将其抬去。

③在没有其他急救条件的情况下，可以刺破双侧中指尖放血 5～10 滴，加上按揉内关、劳宫、合谷、足三里、神门等穴位紧急处理。

6. 急性心肌梗死

（1）概念　急性心肌梗死是因冠状动脉出现急性阻塞，心脏肌肉因缺乏血液供应出现坏死的一种急性病症，会严重危害患者生命安全。

（2）病因　急性心肌梗死主要是心脏供血渠道阻塞引起心脏缺血，心肌耗氧量会持续增加，最终导致心肌坏死，心脏功能严重受损。由不同原因引起的冠状动脉分支供血量不足，会对心肌正常供血造成一定影响，主要病因有冠状动脉粥样硬化、冠状动脉夹层等。呼吸衰竭、严重贫血、低血压等，也是引起心肌供氧不足的因素。如果心肌缺氧持续的时间比较长，还会出现因缺氧而坏死的情况。如果患者有严重的高血压，心肌耗氧量远远超过了供氧量，那么会加重心肌负担，使其过劳而受损。

剧烈运动、暴饮暴食、情绪波动、气候变化、用力排便等，都是急性心肌梗死的诱发因素。

（3）居家处理　急性心肌梗死的急救措施通常可以采用一般处理、经验性服用药物、心肺复苏等方式进行急救。如果患者发生心源性猝死，还需要及时给予心肺复苏，以挽救患者的生命。

①一般处理：首先让患者安静地在家平稳卧床休息，可以经验性服用速效救心丸、复方丹参滴丸、阿司匹林、硝酸甘油等药物进行缓解，防止心肌梗死进一步加重，同时拨打"120"，等待送到医院进一步诊断和治疗。

②心肺复苏：部分患者可能没有明显的胸痛，但存在突然意识丧失，出现面色发绀、呼之不应的情况，此时需进行基础的心肺复苏。一定要先按压，按压的部位选择两侧乳头连线的胸骨处，按压频率为 100～120 次/分，按压深度为 4～6cm，按压 30 次后可以给予 2 次人工通气。按照上述方法一直进行抢救，直到"120"急救车能够将患者及时送到医院救治。

③其他方法：在没有其他急救条件的情况下，可以刺破双侧十指尖放血5～10 滴，加上按揉内关、劳宫、合谷、足三里、神门等穴位紧急处理。

第七章 特殊患者的居家康复

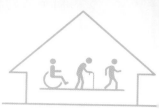

一、 植物状态的居家康复

民间普遍称植物状态为植物人，即人体对自身及周围环境缺少认知与感知能力，但具有生长、发育、代谢功能。植物状态能否苏醒需根据患者病变的程度进行严格医学评价。植物状态的原发病一般包括脑外伤、脑出血、大面积脑梗死、脑干梗死、脑干损伤等。若大脑组织结构及颅内代谢或全身情况影响意识形成，则患者无法苏醒；若患者脑部为不完全性毁损，还存在一定觉醒通路，则患者可能苏醒。植物状态患者往往存在睡眠 – 觉醒周期和吞咽等简单反射活动，但对言语、情感等高级信号没有反应。在植物状态患者生命体征平稳的情况下，多数患者需要居家康复。

（一）被动运动训练

部分植物状态患者可以完成一些主动活动，家属只需要调整正确姿势，避免并发症和危险发生即可。对于无法自主活动的植物状态患者，则需要进行每日被动运动训练，以预防深静脉血栓形成和肌肉失用。

1. 上肢肌群肌力训练（视频 117）

肩关节前屈，增强肩前屈肌群肌力。

方法：操作者一只手托住患者的肘关节，另一只手托住患者前臂，在可活动范围内向上抬起。

视频 117

肩关节外展或内收，增强肩内收外展肌群肌力。

方法：操作者一只手托住患者的肘关节，另一只手托住患者前臂，在可活动范围内进行外展或内收。

肩关节内外旋，增加肩内外旋肌群肌力。

方法：患者取仰卧位，肩关节外展 90°，肘关节屈曲 90°，操作者位于患者一侧，一只手固定患者肘关节，另一只手握住患者腕关节，将患者前臂沿肱骨干轴线向头、向足方向运动，帮助肩关节内外旋。另一侧用同样方法操作。

肘关节屈曲或伸直，增强伸屈肘肌群肌力。

方法：肩关节外展90°，肘关节屈曲90°，操作者位于患者一侧，一只手固定患者肘关节，另一只手握住患者腕关节，在可活动范围内使肘关节屈曲或伸直。

前臂旋前旋后，增强前臂旋前旋后肌群肌力。另一侧用同样方法操作。

方法：患者仰卧位，上肢稍外展。操作者一只手固定患者上臂远端，另一只手握住患者前臂远端，在可活动范围内助力于前臂远端，以帮助前臂旋前旋后。

腕关节屈伸，增强腕关节屈伸肌群肌力。

方法：操作者一只手握住患者前臂远端，另一只手握住患者手掌，在可活动范围内助力于手的掌指关节，以帮助腕关节屈伸。

指关节屈伸，增强指关节肌群肌力。

方法：操作者一只手固定患者手掌，另一只手握住患者指关节，在可活动范围内进行屈伸。

2. 下肢肌群肌力训练(视频118)

髋关节前屈，增强髋关节屈伸肌群肌力。

方法：操作者一只手托住患者大腿远端及膝关节，另一只手托住患者踝关节，在可活动范围内将腿抬起。

视频118

髋关节外展，增强髋关节外展肌群肌力。

方法：操作者一只手放在患者股骨远端后方，另一只手放在患者脚踝处，在可活动范围内托起下肢帮助髋关节外展。

髋关节内收，增强髋关节内收肌群肌力。

方法：患者体位摆放为对侧下肢髋关节稍外展，训练侧下肢内收。操作者一只手放在患者膝关节腘窝处，另一只手放在患者脚后跟处，托起下肢，在可活动范围内帮助髋关节内收。

髋关节内外旋，增强髋关节内外旋肌群肌力。

方法：患者体位摆放为屈髋屈膝。操作者一只手放在患者膝关节腘窝处，另一只手握住患者踝关节，在可活动范围内施加助力以进行髋关节全方位的内外旋。

膝关节屈伸，增强膝关节屈伸肌群肌力。

方法：操作者一只手托住患者膝关节腘窝处，另一只手抵住患者脚底，在可活动范围内进行膝关节的屈伸训练。

踝关节屈伸，增强踝关节背屈肌群肌力。

方法：操作者一只手固定患者小腿远端，另一只手托住患者足跟，前臂抵住足底，向足底或足背方向牵拉跟腱，做屈伸踝关节活动。

跖趾关节屈伸，增强足趾肌群肌力。

方法：操作者一只手固定患者踝关节，另一只手放在患者近节趾骨处，将足趾往足底或足背方向做屈伸活动。

（二）植物状态的居家转移

1. 从病床向轮椅转移（视频119）

视频119

将轮椅正面朝向床头并与床尾平行，抬起轮椅脚踏板，刹车制动。扶患者坐于床沿靠近轮椅处，双腿下垂。软瘫患者采用交叉拥抱式进行，即家属一脚伸至患者双腿间纵轴后方，上身紧贴患者，环抱患者腰背部呈弓形跨站，以前脚为支撑，用力抱患者直立，以后脚为支撑将患者转至轮椅。注意固定轮椅防后滑跌倒。患者肥胖无法环抱时，可使用提拉患者裤腰带进行转移。气管切开者注意预防气管切口受压。调整轮椅于直立坐位，使患者双脚置于脚踏板上，用轮椅保护带保护患者以防身体下滑。

对于全身痉挛僵硬的患者采用引导式进行，即移动前首先被动活动患者僵硬的肢体，缓解僵硬的状态后，扶患者坐于床沿，家属在患者的正前方稍下蹲，双手向前下方牵拉患者上肢至前倾约30°后上抬，引导患者站立，即模拟正常人坐立的运动轨迹后，转移患者至轮椅上。

对于全身强直的患者，由家属环抱患者腰背部，两人上身紧贴，家属用一侧膝关节正面固定患者强直的膝关节正面，以保持强直的下肢处于固定位置，用力抱起患者至直立，转身将患者转移至轮椅上。

2. 从轮椅向病床转移（视频120）

视频120

轮椅恢复原位，将患者双脚放在地上，拉起脚踏板。根据患者不同状态选用环抱式、引导式或支撑式体位转移的方式将患者从轮椅转移至床上。

（三）促醒训练

1. 穴位点按

参照脑瘫居家中医康复方案实施，可选用百会、水沟（位于人中）、关元、命门、涌泉等人体大穴进行点按刺激，每穴15~20分钟，每日2~3次。

2. 艾灸

参照穴位点按的部位，注意施灸时一定要用家属手指感知温度避免烧伤患者。

3. 视觉刺激

使用明亮的彩色图片、招贴画和患者熟悉的图片，同时与患者交谈图片的内容，来进行视觉和记忆力促醒治疗。

4. 听觉刺激

因为大脑有关闭规则声音的能力，通过音乐、电视的听觉促进治疗，在时间和内容上保持多变性，尤其使用对患者有情感意义的声音，促醒效果更好。

5. 味觉刺激

用醋、柠檬汁、芥末油、酱油、红辣椒和盐等物质作为味觉刺激的治疗剂，通过对味觉的强烈刺激，提高患者的神经反应性，激活休眠脑细胞。

6. 嗅觉刺激

用薄荷油、芥末油、大蒜、强烈的香水等作为刺激治疗剂。在治疗过程中，如果患者出现表情改变或企图避让时，表明已经获得了刺激。

7. 触觉刺激

通过柔和、均匀、有力、持久的手掌、足底、肢体穴位按摩，引起深透的效果，使患者通过推、拿、按、点、掐、摩、搓、拍等手法治疗，获得感觉和触觉的刺激，加强周围神经对中枢神经的传导，刺激大脑组织恢复正常，起到促醒作用。

（四）康复护理

1. 常规环境及呼吸道护理

置患者于家庭中的清洁房间，保持室内空气清新流通，定期消毒，保证适宜的温湿度，严格控制探视，减少感染机会。植物状态患者室内及周边环境要保持安静，光线柔和，避免各种不良的刺激。每天早晚及饭后用盐水清洗患者口腔，每周擦澡 1～2 次，每日清洗外阴 1 次，隔日洗脚 1 次。长期卧床的患者易出现深静脉血栓，表现为一侧大腿肿胀。这种情况需要制动，不要按摩，入院行 B 超检查，遵医嘱注射或口服抗凝药物。

长期卧床的植物状态患者机体抵抗力较低，加之长期卧床、呼吸乏力、痰液黏稠、吸痰不充分甚至吞咽反射及咳嗽反射消失等因素，极易发生吸入性或坠积性肺炎。所以肺部护理也是重中之重。患者无论取何种卧位都要使其面部转向一侧，以利于呼吸道分泌物的引流；当患者有痰或有分泌物和呕吐物时，要及时吸出或抠出；每次翻身变换患者体位时，轻叩患者背部等，以防肺炎的发生。再次强调，清除气道中的痰液，掌握正确的居家吸痰的方法至关重要，注意事项如下：吸痰时要严格遵守无菌操作技术，操作前洗手、戴口罩和手套。吸痰管应选用质地柔软的硅胶管，一根管只能用一次。每次吸痰前应先用生理盐水试吸，应用电动吸引器的负压不应超过 133kPa。吸痰时动作要轻柔，左右旋转吸痰管将痰液吸出，每次吸痰时间不应超过 15 秒，以免损伤气管壁黏膜。吸痰管插入深度以刺激轻咳为宜，因为咳嗽反射有利于深部痰液的咳出。先吸气管内分泌物，然后再吸鼻、口腔分泌物，如无特殊情况，吸痰时间相隔半小时以上为宜，过频或过长时间吸痰均会影响通气功能，造成缺氧或窒息。可常规雾化吸入，低流量（2～3L/min）氧气吸入，部分植物状态患者需抬起下颌或在医生指导下放入通气导管，以免舌根后坠，阻碍呼吸。居家出现肺部感染，或血氧饱和度 <90%，痰多且黏稠，出现鼾声呼吸、呼吸道严重梗阻者，须及时去医院行气管插管或气管切开。

2. 引流管护理

妥善固定各引流管，引流袋应始终处于引流部位以下，以防引流液逆流；保持引流管通畅，防止扭曲受压；保持引流管周围皮肤清洁、干燥和引流管密闭，并严格记录引流液量、颜色、性质，发现异常及时联系医生处理；更换引流袋应严格执行无菌操作。

3. 卧位护理

将患者头部抬高 15°～30°，以利颅内静脉回流；头部垫无菌小毛巾或无菌纱垫，并随时更换。定时翻身叩背，更换体位，并按摩受压部位，防止压疮发生。对意识障碍有好转出现烦躁不安的患者，应使用宽布带约束四肢或安置床挡，防止坠床，同时注意查明患者烦躁是否为其他因素所致，如体位不适、高热、尿潴留等。

4. 低温护理

部分植物状态患者脑部缺氧后导致体温调节障碍，有时出现高热加重脑损害，使用一般的降温药物效果不佳，出现这种情况应立即住院治疗。在家庭中应早期采用冰袋、冰帽或冰毛巾冷敷患者额头及腋窝、腹股沟等处物理降温，使其体温保持在 36℃ 以下，以降低脑部耗氧量，缓解脑缺氧，减轻脑水肿。

5. 大小便护理

可根据患者大小便功能情况定期更换尿不湿并及时进行会阴部清洁消毒。需要长期留置尿管的患者需要注意以定时放尿代替随时排尿，尽量保持膀胱容积。如果患者情况允许，尽量以间歇导尿代替长期留置尿管，这样可以减少尿路感染。以下为一些具体实施方法。

（1）间歇导尿　间歇导尿是由家属在 4～6 小时内对患者进行无菌性间歇导尿，使患者得以摆脱留置导尿管，降低感染率，使膀胱能有周期性的扩张与排空，得以维持近似正常的生理状态，并促使膀胱功能恢复。每次导尿前，应配合各种辅助方法进行膀胱训练，以期出现自发性排尿反射。当出现自发性排尿反射后，常因仍不能将膀胱排空，而需继续施行间歇导尿，但导尿次数可根据排尿恢复情况及排出尿量多少做出调整。导尿后，将导尿时间、尿量准确记录在专用的记录纸上。患者如能自行排尿，要及时更换尿湿的衣服、床单、被褥。如患者需用导尿管帮助排尿，每次清理患者尿袋时要注意无菌操作，导尿管要定期更换。帮助患者翻身时，不可将尿袋抬至高于患者卧位水平，以免尿液反流造成尿路感染。

（2）诱导式排尿　通过调整姿势和体位来诱导排尿，协助患者以习惯姿势排尿，如扶患者坐起或抬高上身；通过热敷、按摩下腹部以放松肌肉而促进排尿；还可利用条件反射诱导排尿，如听流水声或用温水冲洗会阴部、叩击耻骨上区等。

（3）局部刺激性泻剂治疗便秘　甘油/氯化钠（开塞露）、甘油栓等为肛门局部泻剂，塞入肛门内以后，可使患者产生便意，引起排便反射。需要配合选用双歧杆菌乳杆菌三联活菌片（金双歧）快速补充肠内益生菌，可促进消化功能，有利于粪便的运转。

（4）重新建立排便反射　多数患者在饭后有便意，可在饭后帮助患者使用便盆。如无排便规律可循，则每隔 2～3 小时，让患者使用一次便盆，同时在患者试图自己排便时加以肛周按摩引导，可帮助患者逐步恢复其肛门括约肌的控制能力，也有助于促醒。必要时使用导泻剂或每日灌肠一次，以帮助建立排便反射。

6. 饮食及鼻饲护理

应给予患者高热量、易消化的流质食物。植物状态患者很多不能由口进食，可居家鼻饲营养丰富易消化的流质饮食，促进患者机体功能恢复，增强机体抵抗力，防止多器官功能衰竭。鼻饲时注意床头抬高至 30°，开始以每次半量为宜，食物温度以 38～40℃ 为宜，速度不宜过快，鼻饲后 30 分钟内不宜翻身叩背，不宜搬动患者，尽量不吸痰以免发生吸入性肺炎。每日口腔护理 2 次，鼻饲管每周可到医院更换一次。鼻饲食物可为牛奶、米汤、菜汤、肉汤和果汁等。另外，也可将牛奶、鸡蛋、淀粉、菜汁等调配在一起，制成稀粥状的混合奶，鼻饲给患者。每次鼻饲量为 200～350ml，每日 4～5 次，鼻饲时，应加强患者所用餐具的清洗、消毒。长期卧床的患者容易便秘，为了防止便秘，每天可给患者吃一些含纤维素多的食物，每天早晚给患者以肚脐为中心顺时针按摩腹部。

7. 预防压疮

预防压疮最根本的办法是定时翻身，一般每 2～3 小时翻身一次。另外，还要及时更换潮湿的床单、被褥和衣服。一人翻身法（以置患者于左侧卧位为例，视频 121）：第一步，先使患者平卧，家属站于患者右侧，将患者双下肢屈起。

第二步，家属将左手臂放于患者腰下，右手臂置于患者大腿根下部，然后将患者抬起并移向右侧（家属侧）；再将左手放在患者肩下部，右手放于其腰下，抬起并移向右侧。第三步，将患者头、颈、躯干同时转向左侧即左侧卧位。最后一步，在患者背部、头部各放一个枕头，以支持其翻身体位，并使患者舒适。

视频 121

8. 预防烫伤

植物状态的长期卧床患者末梢循环不好，冬季时手脚越发冰凉。家属在给患者使用热水袋等取暖时，要注意温度不可过高，一般应低于50℃，以免发生烫伤。

9. 预防结膜炎、角膜炎

对眼睑不能闭合者，可给患者涂用抗生素眼膏并加盖湿纱布，以预防结膜炎、角膜炎。

（五）植物状态患者清醒后的康复训练

1. 吸气肌训练

植物状态患者长期卧床，呼吸肌力量很差，意识清醒后需要尽快进行呼吸肌训练。

方法：患者用吸管练习吸气，可用各种不同直径的管子提供吸气时气流的阻力，管径愈窄阻力愈大。每天进行阻力吸气数次。训练时间逐渐增加到每次20～30分钟，以增加吸气肌耐力。当患者的吸气肌肌力和耐力有所改善时，逐渐将训练器的管子直径减小。

2. 呼气肌训练

呼气肌训练时，患者为坐位，家属嘱患者闭口经鼻吸气，然后缩唇，像吹口哨一样缓慢呼气4～6秒。呼气时缩唇程度由患者自行调整，勿过大或过小。每次训练15～20分钟。也可让患者用吸管吹气、吹蜡烛，待呼吸肌肌力改善后可以进一步让患者练习吹气球。注意吹气球时尽量不要鼓腮，否则容易因练习太多造成局部疼痛。

3. 膈肌训练

膈肌阻力训练时，患者采取仰卧位、头稍抬高的姿势。首先让患者掌握使用膈肌吸气的方法，在患者腹部放置1～2kg的沙袋，让患者深吸气的同时保持上胸廓平静，沙袋重量必须以不妨碍膈肌活动及上腹部鼓起为宜，逐渐延长阻力时间。当患者可以保持膈肌呼吸模式且吸气不会使用到辅助肌约15分钟时，可增加沙袋重量。

4. 主动运动训练

患者意识清醒后，根据其能力，按照床上被动运动、转移、翻身、主动运动的顺序渐进式地进行训练，可参照第一章偏瘫居家康复方法。

（1）肩关节主动运动训练（视频122）　患者主动用力做患肩上臂经前屈曲到头的活动，当患者肩关节活动超过90°的屈曲时，家属可给予必要的助力帮助与保护。主动下垂摆动练习法：患者俯卧位于床沿或站立位上体前屈约90°，使患臂放松自然下垂，然后主动用力做前后的摆动，摆动幅度可逐渐增大。

视频122

患者仰卧位做肩关节主动经体侧方向的外展活动；或站立位上体前屈，患侧臂下垂，向体侧做水平位摆动，进行外展内收运动练习。患者于坐位外展肩关节屈肘90°，家属站在患者患侧后方，下方手握住肱骨远端近肘关节部，上方于固定肩胛骨腋侧向外向上牵张肩关节的内收肌群，以加大肩关节的外展活动范围；也可采用患者主动牵张肩关节，患者侧坐在桌旁，患肩外展，患臂侧放在桌面上，身体主动向桌方倾斜，同样可达相同疗效。

患者取坐位，家属在患者患侧站立，手置于患肩部、肘部或手腕部帮助其进行肩关节内外旋运动，必要时还可做肩关节内外旋牵张，以加大关节活动度。

（2）肘关节主动运动训练（视频123）　患者坐位，可进行助力运动和患者主动运动，也可进行肘关节助力牵张。家属站在患者患侧并面向患者，上方手握住患者前臂远端靠近腕关节处，下方手固定肘关节的肱骨下端，牵张肘部和前臂肌群做屈伸练习。

视频123

患者坐位，屈肘90°，家属上方手握住患者前臂远端，下方手固定其肱骨，牵张肘关节做内外旋转运动练习，注意充分固定肱骨防止肩关节代做旋转运动。

家属上方手固定患者前臂远端近腕关节处，下方手握住腕关节远端的手指，进行腕关节的屈伸、桡尺侧屈及旋转等运动。运动时应注意要求患者手腕、手指充分放松。

腕关节的助力运动和主动运动可按以上方式，由患者主动用力完成腕关节的双轴向活动。做腕关节牵张时，患者取坐位，肘关节屈曲并支撑于台面，家属用下方手固定患者前臂近腕关节处，上方手握住手掌的背侧，牵张患者腕关节做屈伸、尺桡侧屈及旋转等运动。注意上方手不要握住患者的拇指，最好是握在第一掌骨部。

（3）指掌关节主动运动训练（视频124）　患者利用健肢手固定患手指的近端关节，然后可自主用力进行各指间关节的功能训练。对手指关节的牵张常采用先固定近端关节，再逐渐对多个指

视频124

间关节进行牵张。为减轻对各小关节的挤压，牵张宜从最远端关节开始。由于手指关节复杂且其运动多受关节周围肌肉支配，必须正确诊断出主要受限的指关节和肌群，然后进行逐个手指关节牵张。一般不做综合牵张，如因手指外在肌受损而引起手指关节活动受限，则牵张单个关节（固定其他关节），然后再同时牵张第一、第三个关节，直至达到正常的活动度，即先活动最远端关节以减轻对手指小关节的过度挤压。

（六）植物状态轮椅选配与环境改造

植物状态宜选择可躺式轮椅或多功能手动轮椅。此类轮椅的主要特点是靠背可以由坐姿调整到平躺的姿势，并具有可调式脚踏板。利用姿势的变换，能有助于患者保持平衡和进行呼吸，克服姿势性低血压，还可为臀部减压，避免压疮。但因这样的轮椅长度增加，转弯半径变大，在狭小的房间内操纵较为困难，通常仅供高位颈髓损伤患者、重症患者和长期卧床的植物状态患者使用。

1. 高靠背轮椅

高靠背轮椅主要用于高位截瘫及重症患者，包括靠背倾躺和靠背与座椅同时倾躺两种类型。其中，可躺式多用途轮椅还可作为室内生活用轮椅。轮椅的靠背高至使用者头部，脚踏板可升降和做90°旋转，还能随着靠背后倾而抬起，头枕部可拆卸。

2. 半躺式轮椅

半躺式轮椅可分段或不分段地向后调整至半躺位。有些轮椅的脚踏板附有小腿搁板，并能自由变换角度，即脚踏板可调式轮椅。此种轮椅能使小腿和足部抬高并保持在一定位置，对于有膝关节屈曲障碍或存在下肢血液循环障碍的患者十分合适。半躺式轮椅大多同时具有此种功能。

有些轮椅的靠背能从垂直位向后倾斜到30°位。这种半躺式轮椅适合于不能独立移动到轮椅上的患者。这种轮椅装有电动轮椅的驱动装置，侧面装有轨道保证安全，也称为"活动床"。

3. 全躺式轮椅

全躺式轮椅能将靠背向后翻转至水平位并具有可调式脚踏板。按其调整角度的方式分，有靠背、脚踏板分别调整和联动调整两种类型。后者采用联动角度调节装置，使操作更加方便。全躺式轮椅对于下肢血液循环不良的患者或经常仰卧位的患者特别适合。对于平衡功能不佳或股、膝关节存在屈曲障碍的患者，亦可取半躺式位置使用。全躺式轮椅的靠背可分段或不分段地向后调整至水平位。主要特点是靠背和座椅可以同时调整至后倾，当使用者从坐姿向后倾

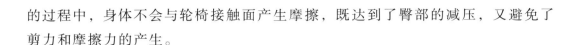

的过程中，身体不会与轮椅接触面产生摩擦，既达到了臀部的减压，又避免了剪力和摩擦力的产生。

（七）植物状态居家中医康复

1. 穴位点按疗法

促醒取水沟（位于人中）、内关、委中、三阴交、合谷、太冲穴。每穴强刺激点按，每次 15～20 分钟，每天 1 次。

治疗肺炎取肺俞、膻中、大椎、气海、定喘、孔最、鱼际、合谷、足三里穴。每穴强刺激点按，每次 15～20 分钟，每天 1 次。

治疗胃肠功能障碍取足三里、上巨虚、中脘、气海、天枢穴，伴恶心者加取内关穴。每穴强刺激点按，每次 15～20 分钟，每天 1 次。

治疗高热取合谷、曲池、大椎。大椎穴点刺拔罐能拔出适量血液。每穴强刺激点按，每次 15～20 分钟，每天 1 次。

2. 艾灸疗法

治疗压疮可用艾条在压疮局部进行温和灸，根据部位大小，每个部位施灸 10～20 分钟，每天 1 次。

治疗肺炎可取合谷、太冲、足三里、神阙穴，用艾条进行温和灸，每穴艾灸 10 分钟，每天 1 次。

3. 穴位贴敷疗法

穴位贴敷治疗肺炎，将白附子、细辛、川芎、吴茱萸各 15g 研细并均匀混合，加入食醋制成糊状放于敷贴纸上，选取天突、大椎、肺俞、定喘、膻中、丰隆穴，每次 6～8 小时，敏感者可适当减少贴敷时间。

穴位贴敷治疗重症胃肠功能障碍，将大黄 30g、芒硝 50g、枳实 20g、厚朴 20g 研细并均匀混合，每次取粉末 5～10g 用醋调匀，置于敷贴纸上，将药物贴在患者神阙、中脘、天枢、足三里穴，6～8 小时后取下，敏感者可适当减少贴敷时间。

二、 衰竭状态的居家护理

衰竭状态指特别虚弱、器官功能整体退化、营养状态严重不良，多见于疾病终末期。部分衰竭状态患者因不便于转运医院，往往在家中度过生命最后旅程。在这个阶段中，正确的居家护理措施将有利于减少并发症，维持生命甚至改善病情。需要注意的是，衰竭状态患者体能较差，运动康复不宜多做。

（一）保持呼吸道通畅

清醒患者应鼓励其定时做深呼吸或轻拍其背部，以助分泌物咳出。昏迷患者常因咳嗽、吞咽反射减弱或消失，呼吸道分泌物及唾液等聚集喉头，而引起呼吸困难甚至窒息，故应使患者头偏向一侧，及时清除呼吸道分泌物，保持呼吸道通畅。

（二）加强基础护理

1. 眼部护理

对眼睑不能自行闭合者应注意眼部护理，可涂眼药膏或覆盖纱布，以防止角膜干燥而致溃疡及结膜炎。

2. 口腔护理

保持口腔卫生。对不能经口进食者更应做好口腔护理，防止发生口腔炎症、溃疡等。

3. 皮肤护理

衰竭状态患者由于长期卧床、大小便失禁、大量出汗、营养不良等，有发生压力性损伤的危险。故应加强皮肤护理，做到勤观察、勤翻身、勤擦洗、勤按摩、勤更换、勤整理。

4. 协助活动

根据衰竭状态患者的病情及精神状态，协助患者进行被动肢体运动，每日2~3次。依次对患者的肢体进行伸屈、内收、外展、内旋、外旋等活动，并同时做按摩，以促进血液循环，增加肌肉张力，帮助恢复功能，预防肌肉萎缩、关节僵硬、静脉血栓及足下垂等。

5. 补充营养和水分

衰竭状态患者机体分解代谢增强，消耗大，对营养物质的需要量增加，而患者大多消化功能减退，为保证患者有足够营养和水分，维持体液平衡，应设法增加患者饮食。对不能进食者，可采取鼻饲或完全肠外营养。大量体液丧失者应注意补充足够的水分。

6. 维持排泄功能

协助患者大小便，必要时给予人工排便或到社区机构和就近医院行灌肠及导尿，并做好留置尿管的常规护理。

7. 患者安全管理

对谵妄、躁动和意识模糊的患者，要注意安全管理，合理使用保护具，防止意外发生。

（三）改善心肺功能

1. 咳嗽咳痰训练

通过咳嗽训练可促进痰液及分泌物排出，降低肺部感染的发生率。具体方法是嘱患者闭口，尽量深吸气后屏气1～2秒，再用力咳出。注意咳嗽时应短促有力，而并非剧烈咳嗽。若咳嗽时气体不是突然冲出或在喉头发出咳嗽假声，都不是有效咳嗽，不仅达不到排痰的目的，还会使患者感到疲劳。

2. 缩唇式呼吸训练

患者闭口经鼻吸气后，将口唇收拢为吹口哨状，让气体缓慢地通过缩窄的口形，徐徐吹出。一般吸气2秒，呼气4～6秒，呼吸频率 < 20 次/分，吸与呼时间之比为 1:2 或 1:3。缩唇式呼吸有助于调节呼吸节律和改善肺换气，进一步优化呼吸功能。

3. 腹式呼吸训练

患者取半卧位，双手分别放于胸廓及下腹部，嘱患者用鼻缓慢深吸气，胸廓保持最小活动幅度；呼吸时用口呼出，同时收缩腹部，缓呼深吸。每分钟7～8次，每次10～15分钟，每日2～3次。以后逐渐增加次数和时间，争取使之成为自然呼吸习惯。腹式呼吸训练能够增加患者吸、呼气相内外压力，提高呼吸过程中呼吸驱动力，逐渐改善心肺功能。

4. 膈肌活动度训练

护理者掌根与腹壁成 60°～70°，置于患者剑突下方，在患者呼气末向下、向头顶方向施压，并迅速回弹。每分钟7～8次，每次10～15分钟，每日2～3次。此训练有助于增加膈肌活动范围，对改善心肺功能有很大的帮助。膈肌活动每增加1cm，可增加肺通气250～300ml。

（四）心理护理

衰竭状态患者由于各种因素的影响，会产生极大的心理压力。常见原因有：病情危重而产生对死亡的恐惧；突然在短时间内丧失对周围环境和个人身体功能的控制，完全依赖于他人；不断进行身体检查及护理，甚至触及身体隐私部位；因疾病或极度衰竭而引起的各种障碍。因而，心理护理对于意识清醒的衰竭状态患者十分重要，家属应做到：

1. 关心、同情、尊重和接受患者，在日常护理前向患者做好解释沟通，给患者充分的信赖感和安全感。即使患者不能言语，也尽量轻声安慰患者。

2. 鼓励患者表达自身的感受，并让患者了解自己的病情和治疗情况；鼓励患者参与自我护理活动和治疗方法的选择。

3. 尽可能多地采取"治疗性触摸"，这种触摸可以引起患者注意，传递家属的关心与支持，有助于患者确认自己身体部分的完整性和感觉是否存在，也有助于减轻患者对死亡的恐惧。

4. 加强与患者的非言语沟通及言语沟通，甚至可以利用音乐、照片、视频等向患者传递爱、关心与支持。

5. 减少环境中的光线等刺激因素，室内光线宜柔和，夜间降低灯光亮度，以促进患者睡眠。

6. 在日常护理中注意保护患者隐私。

（五）衰竭状态常用康复辅具介绍

1. 固定板

通过握手槽和扣指槽，患者能握住支撑柱进行康复训练。

2. 床栏板、限位板、防撞海绵垫

提供床上安全防护，降低冲击力。

3. 充气式防压疮垫

充气式防压疮垫可以让气体产生波浪，避免单侧部位受压，帮助患者转移身体受力点。

4. 助食叉子

助食叉子顶部可灵活转动，能转换到不同角度，可将其固定到手腕或手上辅助进食。

5. 坐便椅

坐便椅的高度可调节，可以配合坐便器、蹲便器使用，便盆以及坐垫可拆卸，方便携带。

6. 扶手

将扶手应用于坐便器周围，用双手承担部分体重来实现安全如厕。

7. 洗澡凳

洗澡凳可折叠收起，坐垫上有凹凸尼龙颗粒，可加强防滑度，承重能力强，安全舒适。

8. 轮椅

可以独立实现轮椅与床、椅子、坐便器、浴室及地面之间的转移，也是代步工具。

9. 助行器

根据患者的立位稳定情况、双下肢移动能力等因素，对助行器进行适当选择，来完成室内以及室外安全步行。

三、 重症患者居家康复注意事项及不良事件处理

（一）注意事项

1. 避免过度用力活动。
2. 掌握好被动运动与主动运动的方法和速度。
3. 避免患者在体温过高与血压不稳的情况下进行肢体康复。
4. 定时活动，防止肢体出现静脉血栓。
5. 注意肢体的摆放位置，防止因摆放不当而出现关节异常与肌肉异常。
6. 活动时应避免肌肉拉伤。

（二）训练不当的表现和后果、纠正方案

1. 活动速度过快，导致患者肌肉拉伤或脱位。肌肉拉伤后避免再次活动，脱位的患者家属应及时预约医生上门诊治。

2. 活动时患者如出现胸闷、气短、心率加快，应及时停止治疗，让患者休息一下，一段时间后症状不缓解应及时拨打"120"。

（三）重症患者的家庭急救

1. 心搏、呼吸骤停的识别

如果发生以下情况，可考虑发生心搏、呼吸骤停：突然意识丧失或全身短阵抽搐；大动脉（颈、股动脉等）搏动消失；叹息样呼吸或呼吸停止伴发绀；心音消失，血压测不出；瞳孔散大，多出现于心室停搏后45秒内，1～2分钟后瞳孔固定。

2. 心搏、呼吸骤停后需要立即进行心肺复苏

抢救必须争分夺秒，千万不要坐等救护车到来再送医院救治。要当机立断采取以下急救措施进行心肺复苏（视频125）。

视频125

（1）仰头抬颏法　患者取仰卧位，用仰头抬颏法打开气道。一只手置于患者前额使头部后仰，另一只手的食指与中指抬起下颌。

（2）心脏按压　使患者平卧于硬板床或平地上。按压部位：胸骨中下1/3交界处。按压频率：100次/分；按压幅度：4～5cm；按压与通气比：30∶2。

（3）口对口人工呼吸　抢救者深吸一口气后，捏紧患者的鼻孔，口对口（要将患者的口完全包住），用力向患者口内吹气（吹气要求快而深），直至患者胸部上抬。呼气期间，松开患者鼻孔。吹气频率为12～16次/分。

四、 认知障碍的居家康复

（一）根据患者的认知障碍程度制订康复计划

1. 轻度认知障碍患者的康复护理

使用便条、日历等提示物帮助患者记忆。规律作息时间，每日按特定顺序安排日常生活，督促患者自己料理生活。鼓励患者参加社会活动；鼓励患者回忆往事，尤其是回忆让患者有成就感的愉快的事情，如翻看老相片；鼓励患者进行躯体锻炼，提高肌力、平衡和协调性。对存在焦虑和抑郁情绪者，要引导和帮助患者倾诉内心感受，并给予心理疏导。

2. 中度认知障碍患者的康复护理

可给患者佩戴定位手表。照料者与患者的感情交流尤为重要。根据认知障碍的评估结果，如注意、言语、视觉感知、问题解决和执行能力等，进行单项和综合整体性认知康复治疗。管理好厨房用具。在电源插座上加放电源封口。患者出现精神行为改变时，先寻找诱发因素，给予正确引导，若情况仍不能控制时寻求医生帮助。家庭照料者应接受各种相关培训和指导以缓解压力，以便更好地照料患者。

3. 重度认知障碍患者的康复护理

患者日常生活活动能力明显下降，各种妄想、幻觉及夜间异常行为更加突出。长期卧床、大小便失禁，容易引起许多并发症和风险，如肺部感染、尿路感染、压疮、坠床等，应积极预防。进食困难和吞咽障碍会导致患者出现营养不良，应给患者足够的用餐时间，严重进食障碍时可留置胃管或空肠营养管进食。卧床患者定时进行肢体关节的被动活动，保持肢体功能位置，防止关节畸形和肌肉萎缩。要了解患者所服各种药物的不良反应，一旦发生应联系医生，予以及时处理。

（二）提高居家康复依从性

了解和确认患者家属对居家康复训练的准确理解，对患者进行依从性指导，增加执行力；了解患者健康目标的执行情况，鼓励患者记日记；了解患者执行居家康复训练实际情况并给予相应的健康指导咨询；指导居家康复训练方法，必要时给予就诊建议。

（三）居家康复训练

认知障碍居家康复训练内容主要包括坐位平衡训练、定向力训练、计算力训练、记忆力训练、执行力与解决问题的能力训练等，其中注意力训练主要通过视觉追踪、猜球游戏、字母游戏等唤起注意，记忆力训练通过背诵、编故事、图片记忆等方式进行，也可以采取模拟采购物品训练、物品归类等训练方式。可参照针对脑瘫患者认知障碍的训练方法实施。

（四）心理护理

坚持尊重认知障碍患者的人格完整原则，对思维和情绪改变的患者，最好的居家心理护理方法是经常给予鼓励。对患者坚持进行自我照顾的行为给予鼓励，必要时协助患者洗澡、修饰和穿衣。评估患者的近期和远期记忆力，观察患者的判断力和安全意识，评估患者集中注意力、遵循指导和连续性解决问题的能力，以及患者的沟通形态，同时也要有足够的耐心面对患者认知能力的衰退。

部分认知障碍患者伴有性格情绪变化，容易在患病后出现自卑心理，对将来不抱有希望。家属应该及时识别这种情况，包括患者可能出现的焦虑、抑郁情绪，给予患者心理支持，使患者能够减少心理应激。居家治疗时家属的严厉指责或批评，会让患者感到恐惧不安，可能会导致认知障碍患者病情加重。家庭成员之间应该避免高情感表达，同时鼓励和引导患者宣泄不良情绪，从而提高患者的自信心，增加患者康复的可能性。

五、 精神残疾的居家康复

精神残疾是指各类精神障碍持续一年及以上未痊愈，存在认知、情感和行为障碍，影响日常生活和活动参与的状况。在精神残疾中，精神分裂症所占比例最大。精神残疾也是残疾的一种，部分精神残疾者在家庭生活中，家属如能掌握居家康复知识，将有助于精神残疾者恢复。

（一）对患者开展社会技能康复和训练，鼓励患者独立解决生活中的困难

1. 始动性缺乏的康复训练

临床发现精神残疾者始动性差，有些患者有能力完成某些行为，但不主动去做，而需要督促、命令才能完成，这叫作主动性缺乏。这种缺乏既与疾病性质有关，也与环境有关，如果家人采取封闭式管理，将其生活料理全包下来，时间一久，患者就会终日无所用心，对许多事情不主动去做。在康复前，应向患者讲明，患者应完成以下项目：起床、洗漱、穿衣、整理床铺、整理房间、

进餐、服药、接受各种医务处置、参加各种娱乐活动、按时睡觉，这些都让患者自己去做。如果患者按要求去做，给予其物质奖励（强化），不能完成任务不给予奖励（强化）。

生活技能训练：康复期患者很少动，家人应鼓励患者加强生活技能的训练，帮助患者制订适宜的作息时间表，逐步开始有规律地生活，做到起居有节、饮食如常、睡眠良好、注意仪表，做一些力所能及的家务，听听音乐、看看电视。年轻力壮者可参加一些健身活动。切忌整日卧床，饭来张口、衣来伸手，无所事事的生活。日常生活活动能力训练是恢复生活能力的最好方法，包括饮食、洗漱、更衣、大小便自理、洗澡、家务劳动及外出散步等，在训练中必须有人照顾。应遵循患者参与和自理的模式，由家属协同患者制订治疗及康复计划，培养患者的兴趣，让患者讲出自己的价值观、经验、想法、目标，鼓励患者积极参与康复过程；指导患者自我照顾，使患者了解家属对他的期望，克服生活上的懒散、终日卧床等做法；根据患者的具体情况安排一些有益身心健康的内容，如做广播体操、听音乐、看电视、做家务劳动等，增强生活情趣，培养生活能力。与此同时，家属应肯定患者的成绩，给予鼓励，使患者相信自己的能力，树立信心。

2. 职业技能康复训练

精神残疾康复的另一个重要内容是恢复或明显提高患者的职业技能，以达到恢复功能、重返社会的目的。职业技能的康复，主要是进行工作后的心理调整。患者参加工作后生活规律有改变，而且必须处理在工作中所遇到人和事物所造成的精神压力，因此培训患者有应对上述压力的能力，是做好职业技能康复的重要步骤。同时，依据患者原有职业特点、兴趣爱好及目前状态，选择相应的职业技能培训。职业技能康复的目标是：能自我处置症状，以减轻功能缺陷；能灵活自如地处置与人群接触所遇到的问题，能和普通人一样生活和工作，能参加工作中的竞争而获得适合自己的职业；经济上能够独立。为使患者保持住自己的工作，医务人员应定期访视患者，予以指导，不断提高工作及适应能力。

3. 社会角色技能的训练

每个人在社会中都充当一定的社会角色，所以精神残疾者在重返社会生活之前，应进行社会角色技能训练。这种训练的目的是：明确与其他人接触的目的；可以学到解决一个问题的不同方法及预测其后果；在什么情况下，与什么人接触会出现什么问题及如何应对这些情况。

（二）人文环境改造

尊重患者的人格，切忌因为精神上的病态而歧视他们，对其疾病造成的种种表现给予体谅，在生活上多加照顾、多些体贴。

1. 坚持药物维持治疗

在医生的指导下按时服药，不可自行加药、减药、停药或更换药物。保管好药物以免患者大量顿服，患者在服药时应注意其有无藏药或吐药的现象。有的患者不易坚持长期服药，可在医生指导下肌内注射长效注射剂。用药期间如出现头晕、嗜睡、无力、口干、便秘等一般副作用不需特别处理，但如出现肢体强直、震颤、斜颈、双眼上吊、吞咽困难、高热、皮肤及巩膜黄染应及时到医院诊治。平时应每半个月到医院专科门诊复查一次。服药期间应保证充足的睡眠时间，禁止上夜班，防止出现睡眠紊乱；禁止从事高空作业、驾驶等职业。

2. 让患者主动参与家庭生活

使患者有讨论家庭事务和操持家务的机会，让其体会到自己在家庭中的地位和作用。那种对患者小心翼翼，事事都不让他们参与的做法对患者的康复毫无益处，只会加剧他们的精神衰退而不利于康复。只有充分调动患者的主观能动性和参与意识，适时鼓励患者的良好行为表现才能有效地促进其康复。鼓励患者生活规律，进行体育锻炼、增强体魄，对于预防躯体疾病和精神疾病都是非常重要的。

3. 帮助患者端正对疾病的态度

有的患者对疾病盲目乐观，认为出院了就万事大吉，存在侥幸心理；有的患者则持消极悲观的态度，认为得了精神病好不了了，见不得人，灰心丧气，背上沉重的包袱。正确的态度应该是充分估计疾病给患者、家庭和社会带来的影响，积极与医生、家属配合，以正确的心态对待自身疾病。家属定期与患者一起参加由专业机构举办的精神卫生知识讲座，可以得到科学合理的指导。

4. 帮助患者学会对付应激的方法

患者病情好转后会在生活中遇到各种各样的问题和矛盾，而这些问题对预后的患者都可能成为应激源，引起患者的应激反应，甚至导致病情复发。因此如何帮助患者对付应激事件对预防疾病有着重要意义。首先，应帮助患者学会暴露矛盾、分析矛盾、解决矛盾，指导患者自己提出解决问题的办法；其次，在患者处理应激事件过程中，家属应给予患者鼓舞和支持，帮助他分析、评议其提出的各种解决问题的办法，分析各自的利弊；最后，确定一个最佳方案，并协助制订具体计划，督促患者执行。

5. 促进患者进行人际交往

许多精神残疾者主要表现为社会退缩、封闭自己，家属应主动地、有目的地安排机会促进患者与人进行交往。参加社会劳动是促进患者恢复人际交往的最好办法。

6. 心理疏导是家庭康复护理中的重要方面

由于社会上普遍存在对精神残疾者的歧视和偏见，这给患者造成很大的精神压力，患者常表现为抑郁、悲哀、自卑等，性格也变得暴躁。对此，家属应多给予爱心和理解，满足其心理需求，尽力消除患者的悲观情绪。患者生活在家庭中，与亲人朝夕相处，家属便于对患者的情感、行为进行细致观察，患者的思想活动也易于向家属暴露。家属应掌握适当的心理护理方法，随时对患者进行启发与帮助，启发患者对病态的认识，帮助他们从矛盾意向中解脱出来。提高患者的自信心，消除其自卑感，同时对周围人群进行精神卫生宣教，使他们对精神疾病具有正确的认识，消除社会偏见，为患者康复创造一个良好的环境。

7. 个人卫生自理

帮助患者制订合理的生活制度，尽量由患者自己料理生活，家属可给予督促实施。督促患者自己整理被褥、床铺和打扫室内卫生。培养其良好的洗漱习惯，早晨洗脸刷牙，饭前便后洗手，梳理头发，睡前洗脚，不随地吐痰。保持衣着整洁，督促患者每周洗澡，更换衣服、床单、被套，理发及修剪指甲。

8. 饮食护理

精神残疾者的饮食护理原则是保证患者有足够的营养素摄入量，并注意营养搭配。暴饮暴食者应控制进食量，定量供给食品，督促患者细嚼慢咽。拒绝进食者应积极督促患者进食，实在有进食困难应给予鼻饲。兴奋躁动的患者应诱导其在安静时单独进食。老年患者应在家属照料下进食。对有异食症状的患者，如吃土、吃墙皮、吃树根者，应注意加强护理，不让患者有接触这些异食的机会。

9. 睡眠护理

精神残疾者睡眠正常与否，与病情好转或波动有密切关系。家属应经常向患者讲解有关睡眠的科普知识，帮助患者了解睡眠的生理功能和意义。教育和督促患者逐渐养成良好的睡眠习惯，并为其营造安静的睡眠环境。帮助患者制订合理的作息时间表，午休控制在 2 小时内，其他时间不要过多卧床。白天为患者安排一些活动，如外出购物、看书、读报、做家务劳动等；晚上按时服药，看电视不能太晚，保证每天有 8 ~ 9 小时的睡眠时间。存在睡眠障碍的患者，应及时按医嘱使用适量催眠药物，避免患者在睡前服用兴奋性药物、刺激性饮料，以及进行可能促进神经兴奋的交谈或剧烈活动等。家属应观察和记录患者的睡眠情况以及失眠的症状，观察患者有无催眠药物或抗精神病药物的反应及其他副作用的产生，如皮疹、鼻塞、窒息等，发现情况及时送患者去医院就诊。

（三）设施安全改造

精神残疾者会出现乱扔摔东西、胡言乱语、幻觉、妄想等症状，甚至在症状的影响下，可能会出现一些危害自己和他人的行为，家庭环境设施改造可以大大地减少安全隐患，详见第九章。

第八章　居家物理因子治疗

一、 物理因子治疗概述

物理因子治疗是应用各种物理因子(声、光、电、磁、冷、热等)作用于人体,以提高机体健康水平、预防和治疗疾病、恢复或改善患者功能的治疗方法,简称理疗。主要包括电疗法、磁疗法、超声波疗法、光疗法、温热疗法、水疗法、冷疗法等。理疗具有见效快、疗效确实、操作简单、无创伤、无痛苦、副作用少、疗效持久、无污染等特点。

(一)常用居家人工物理因子治疗

1. 低频脉冲电疗法

低频脉冲电疗法是应用频率1000Hz以下的脉冲电流作用于人体治疗疾病的方法。常见的低频电疗法有经皮神经电刺激疗法、神经肌肉电刺激疗法、功能性电刺激疗法,均可在家庭使用。

(1)治疗作用　兴奋神经肌肉组织;促进局部血液循环;镇痛,尤其适用于软组织损伤疼痛。

(2)适应证　①经皮神经电刺激疗法可用于各种疼痛,例如偏头痛、幻肢痛、关节痛、术后切口痛等;②神经肌肉电刺激疗法可用于肌痉挛疼痛、神经失用症、各种原因所致的失用性肌萎缩、姿势性肌肉软弱等;③功能性电刺激疗法可用于减轻痉挛,加速协调运动和随意活动控制能力恢复,适用于中枢性瘫痪的患者,包括脑瘫、偏瘫、截瘫、四肢瘫等。

(3)禁忌证　出血倾向疾病、恶性肿瘤、局部有金属异物、意识不清或局部有皮肤破损、感觉减退者不能使用。面部和五官、生殖器部位不建议家庭操作,孕妇不建议使用。

2. 中频脉冲电疗法

医用中频电流的范围为1000~100 000Hz。临床上常用的中频脉冲电疗法有等幅正弦中频电疗法、干扰电疗法和正弦调制中频电疗法等。

（1）等幅正弦中频电疗法 应用频率为 1～20kHz 的等幅正弦电流治疗疾病的方法，通常称为等幅中频电疗法，习惯称为音频电疗法。

①治疗作用：主要为消散硬结、软化瘢痕、松解粘连，也可改善局部组织血液循环、促进炎症吸收、镇痛等。

②适应证：各类软组织扭挫伤疼痛、关节痛、神经痛等，以及瘢痕、肠粘连、注射后硬结等。

③禁忌证：急性炎症、出血性疾病、恶性肿瘤、局部有金属异物、植入心脏起搏器、心区和孕妇下腹部、对电流不能耐受、感觉障碍、意识不清等情况均不可使用。五官及生殖器部位不建议居家使用。

（2）干扰电疗法 两路频率分别为 4000Hz 与 4000Hz±100Hz 的正弦交流电通过两组电极交叉输入人体，在电场线交叉处形成干扰场，产生差频为 0～100Hz 的低频调制中频电流，以这种干扰电治疗疾病的方法称为干扰电疗法。

①治疗作用：干扰电流兼具低频电与中频电的特点，最高的电场强度发生于体内电流交叉处，作用较深，范围较大。不同差频的干扰电流治疗作用有所不同。具体作用包括：改善周围血液循环，镇痛作用，促进内脏平滑肌活动，提高内脏平滑肌张力，改善内脏血液循环，调整支配内脏的自主神经，对神经、肌肉的调节作用。

②适应证：各种软组织创伤性疼痛、肩周炎、肌痛、神经炎、皮神经卡压性疼痛。特别适于各种内脏疾患等症，如胃痉挛、尿路结石、胃肠功能紊乱、肠痉挛、胃下垂、习惯性便秘、术后尿潴留等。

③禁忌证：急性炎症病灶、深静脉血栓形成、植入心脏起搏器者、心区和孕妇下腹部、出血倾向者、结核病灶、恶性肿瘤、对电流不能耐受、感觉障碍、意识不清等情况均不可使用。五官及生殖器部位不建议居家使用。

3. 高频脉冲电疗法

频率超过 100kHz 的交流电称为高频电流。最常用的高频脉冲电疗法为短波疗法、超短波疗法、微波疗法。

（1）治疗作用 ①镇痛（神经痛、痉挛性痛、张力性痛、缺血性痛、炎症性痛）；②消炎、消肿；③解痉；④扩张血管，促进血液循环；⑤增强机体免疫防御功能；⑥高频电刀可治疗表浅癌。

（2）适应证 采用中小剂量的高频电流可治疗各种特异性或非特异性、慢性、亚急性或急性炎症等。

（3）禁忌证 恶性肿瘤、妊娠、有出血倾向、高热、心肺衰竭、植入心脏起搏器、体内有金属异物、颅内压增高、活动性肺结核等不可使用。女性月经期血量多时应暂停治疗，五官及生殖器部位不建议居家使用。

4. 磁疗法

应用磁场作用于人体治疗疾病的方法称为磁疗法，家用相对安全。

（1）治疗作用　具有较好的止痛作用，对中枢神经系统有抑制作用，以及抗渗出和促进吸收的双重作用。对慢性和急性炎症有一定的消炎作用，对自主神经功能有调节作用，对早期高血压有降压作用。

（2）适应证　软组织扭挫伤、血肿、神经痛、骨关节炎、神经衰弱、高血压、颈椎病、肩周炎、面肌抽搐、乳腺小叶增生、颞下颌关节炎、支气管炎、哮喘、视网膜炎、痛经等。

（3）禁忌证　高热、出血倾向、孕妇、心力衰竭、极度虚弱、皮肤溃疡等。

5. 超声波疗法

频率高于 20kHz 的声波超过人耳的听阈，称为超声波。应用超声波治疗疾病的方法称为超声波疗法。

（1）治疗作用　超声波的机械振动作用于人体可引起微细的按摩效应、温热效应、空化效应；对局部消炎有治疗作用，可促进瘢痕软化。

（2）适应证　瘢痕、注射后硬结、扭伤、关节周围炎、肌肉血肿、骨膜炎、肩周炎、强直性脊柱炎、坐骨神经痛等。尤其适合较深部组织或不同密度界面处的病变，如肌腱病、骨不连等。

（3）禁忌证　急性化脓性炎症、严重心脏病、局部血液循环障碍、骨结核、椎弓切除后的脊髓部位、小儿骨骺部位、孕妇下腹部等禁用。头、眼、生殖器等部位不建议居家使用。

6. 红外线疗法

光谱是电磁波谱的一小部分，依据波长不同分为可见光、红外线和紫外线等不可见光。红外线主要产生温热效应，适合居家使用。

（1）治疗作用　缓解肌肉痉挛，降低骨骼肌和胃肠道平滑肌的张力，治疗肌肉痉挛、劳损和胃肠道痉挛等；消炎，改善血液循环和组织营养，促进渗出物吸收，消肿，提高吞噬细胞的吞噬能力；镇痛，降低痛觉神经的兴奋性，缓解肌肉痉挛、消肿、消炎和改善血液循环而止痛，改善组织细胞营养、促进组织再生、促进肉芽组织生长、加速伤口愈合；光浴作用，光浴对机体的作用因素是红外线、可见光和热空气；减少创面渗出、减轻术后粘连、促进瘢痕软化、促进肿胀吸收和血肿消散。

（2）适应证　各类慢性炎症如神经炎、肌炎、骨关节炎、神经痛或痉挛性炎症性痛、静脉炎、末梢神经炎、冻伤、创面、注射后硬结、术后粘连和扭挫伤。

（3）禁忌证　出血倾向、高热、活动性结核病、闭塞性脉管炎、急性感染性炎症早期、恶性肿瘤、局部感觉障碍、微循环障碍均不可使用。眼、生殖器在使用中需要特别保护。

7. 温热疗法

以各种热源为主体，利用热直接作用于机体以治疗疾病的方法称为传导热疗法，又称温热疗法。常见的家庭温热疗法主要有蜡疗法、蒸汽疗法等。

（1）治疗作用　缓解疼痛、促进血液循环等。

（2）适应证　可有效缓解因风湿引起的关节疼痛、关节肿胀、腰椎间盘突出等症状，也可改善女性宫寒导致的手脚冰凉、月经不调、行经不畅等症状。

（3）禁忌证　心肺功能不全、肿瘤、感觉障碍、意识不清的患者以及孕妇等。

8. 水疗法

应用水治疗疾病、进行功能康复的方法称为水疗法。天然水源（泉水、海水、河水等）是重要的疗养因子。

（1）治疗作用　水可与身体各部位密切接触，传递理化刺激而产生治疗作用。温水浴与热水浴可使血管扩张充血，促进血液循环和新陈代谢，使神经兴奋性降低，肌张力下降，减轻疼痛。热水浴有发汗作用；不感温水浴有镇静作用；冷水浴与凉水浴可使血管收缩，神经兴奋性升高，肌张力增高，使人精力充沛。静水压可增强呼吸运动和气体代谢，可压迫体表静脉和淋巴管，促使血液和淋巴液回流，有利于减轻水肿。水的浮力可使浸入水中的身体部位受到向上的力的支托而漂浮起来，可减轻负重关节的负荷，便于活动和进行运动功能训练。缓慢的水流对皮肤有温和的按摩作用。水流对人体有较强的机械冲击作用，可引起血管扩张、肌张力增高、神经兴奋性增高。水是良好的溶剂，可以溶解许多物质。水中加入某种药物或气体时，对皮肤、呼吸道具有化学刺激作用，可使机体产生相应的反应。

（2）适应证　脊髓损伤、脑血管意外偏瘫、肩 – 手综合征、肌营养不良、骨折后遗症、骨关节炎、强直性脊柱炎、疲劳、类风湿关节炎、肥胖、神经衰弱等的辅助治疗。

（3）禁忌证　过高或过低温度浸浴疗法的禁忌证有动脉硬化（特别是脑血管硬化）、心力衰竭、高血压等。

9. 冷疗法

冷疗法指应用低温治疗疾病的方法。低温疗法可分为两类：利用低于体温与周围空气温度、但在0℃以上的低温治疗疾病的方法称为冷疗法；0℃以下的低温治疗方法称为冷冻疗法，其中 –100℃以下的治疗为深度冷冻疗法。

（1）治疗作用　镇痛、止血、降低体温等。

（2）适应证　高热、中暑、脑损伤和脑缺氧、软组织损伤早期、鼻出血、神经性皮炎等。

（3）禁忌证　动脉血栓、雷诺病、系统性红斑狼疮、血管炎、动脉硬化、皮肤感觉障碍等。老年人、婴幼儿、恶病质者慎用。

（二）常用居家天然物理因子治疗

1. 日光疗法

（1）概念　日光疗法又称日光浴，作用有促进体内维生素 D 的合成，调节钙磷代谢，提高机体免疫功能，调节神经内分泌功能，增强代谢，改善机体反应性，脱敏，改善血液流变学某些指标和纤溶系统活性，促进生物节律正常化。

（2）实施　进行日光浴建议选择适合的时间及气温进行。日光浴可在海滨浴场、河岸、山区附近、阳台及专设的日光浴场中进行。照射时间主要根据该地区日照强度和全年气象变化差异选择，夏季宜在上午 9 时至下午 4 时，春秋季和北方地区以上午 11 时至 12 时较适合。气温低于 20℃时，一般不宜在室外照射。

照射方法：分为局部照射法和全身照射法。局部照射法：如照射关节区。全身照射法：取卧位，第一天照射身体正、背、左、右面，以后每日或隔日增加，25 ~ 30 次为一疗程；身体衰弱的患者可根据自身状况采用间歇全身照射法，照射一段时间后到遮阴处休息 5 ~ 10 分钟后再进行照射。

注意事项：日光浴时应头戴遮阳帽，眼戴暗色保护镜；日光浴过程中不宜睡眠和阅读书报；照射剂量应按循序渐进的原则。

（3）适应证和禁忌证

适应证：年老体弱、长期卧床、病后或术后体虚、疲劳状态，缺乏日照的工种（矿井、地铁、坑道、潜艇等）、长期夜班并缺乏户外活动、生活在高纬度、太阳辐射少、大气污染较重地区的人员，骨质疏松症、小儿佝偻病、软骨病、无症状性心肌缺血、稳定型心绞痛、1 级高血压、轻度高脂血症、短暂性脑缺血、贫血、轻症糖尿病、痛风、肥胖、营养不良、风湿性关节炎恢复期、类风湿关节炎缓解期、风湿性肌炎、神经炎、神经痛、骨关节结核、骨折、骨髓炎、慢性盆腔炎、慢性溃疡、毛囊炎、玫瑰糠疹、寻常痤疮、慢性湿疹、一度冻疮、足癣等。

禁忌证：紫外线过敏症、急性泛发性湿疹、急性银屑病、活动性红斑狼疮、着色性干皮病、一些疾病急性期、发热、月经期、未满 1 岁的小儿等。伴有其他疾病的患者需要根据体能及代谢情况个体化制订日光浴计划。

2. 气候疗法

气候疗法是通过各种气象因素，如气温、气压、气湿、气流以及大气中的化学物质、日光辐射等综合作用，引起一系列有益于身体康复的适应性变化，从而达到治疗目的。

（1）平原气候　平原地区的特点是风景优美、日光辐射充足、相对湿度多在 60%～80%，既不潮湿，也不干燥，无严寒酷暑，有益于身心健康和伤病机体的康复。

平原气候疗法的适应证比较广泛，对神经、呼吸、循环、消化等系统疾病的康复均适宜，无禁忌证。

（2）海滨气候　海滨地区空气湿润而清新，气温变化小，可减轻机体对热调节的负荷；空气中氧分压较高，负离子含量高，并含有氯、钠、碘、镁、钙、磷、锰、锌等多种元素，可改善肺的通气功能和气体交换；海滨地区日光充足，紫外线辐射较强；大海壮观的景色及优良的空气质量和气候条件，可改善神经系统、内分泌系统、免疫系统及心血管系统的功能；海滨气候可促进机体产热和散热，加强体内代谢过程，增进食欲、改善消化功能，增强造血功能。

适应证：神经衰弱、疲劳综合征、自主神经功能失调、慢性咽喉炎、慢性支气管炎、慢性肺炎、肺结核、肺气肿、高血压、低血压、冠心病（无频繁心绞痛发作）、心肌梗死康复期、胃肠功能障碍、营养不良、贫血、佝偻病、骨质疏松症、神经性皮炎、过敏性皮炎、慢性湿疹、银屑病、重症传染病后及重要器官术后康复等。

禁忌证：风湿性关节炎、类风湿关节炎、水肿、对海鲜过敏等。

（3）山地气候　山地气候包括低山地气候（海拔 400～1000m）、中山地气候（海拔 1000～2000m）、高山地气候（海拔 2000m 以上）。康复疗养多选择中低山地气候。山地气候的氧分压低，可使呼吸加深、循环加快、肺通气量代偿性扩大、红细胞及血红蛋白增加，从而显著提高血氧含量，加强重要器官的灌注和代谢功能，增强机体抗病能力；山地空气洁净、透过性好，日光直射强度较大，红外线和紫外线辐射强度大而时间长，有利于钙、磷代谢；山地空气清新，负离子含量高，对呼吸、神经、免疫、代谢等系统均有调节作用，可提高机体的适应能力和代偿能力；山地温度较平原为低，夏季在山地疗养，由于温度适宜，有利于调节机体的生理功能，促进疾病康复。

适应证：高血压（1、2 级）、冠心病（早期）、高脂血症、慢性支气管炎、支气管哮喘、胸膜炎（干性）、尘肺（轻度）、局限性肺结核、淋巴结核、骨及关节结核、神经衰弱、抑郁症、佝偻病、骨质疏松症、糖尿病（轻型）、病（伤）后贫血等。

禁忌证：甲状腺功能亢进症、高血压（3级）、重症冠心病、纤维空洞性肺结核、渗出性胸膜炎（活动期）等。

（4）森林气候　森林因蒸腾和光合作用可调节气温，基于森林的这个特点，森林气候可调节人的精神状态和神经系统的功能，安定情绪、消除疲劳、提高工作效率，改善呼吸、循环、内分泌、消化等功能，增强代谢，提高机体免疫力。

适应证：神经衰弱、疲劳综合征、慢性呼吸系统疾病、1~2级高血压、早期冠心病、伤病后机体衰弱、免疫力低下等的康复。

禁忌证：风湿性骨关节疾病及对某些植物过敏等。

（5）草原气候　草原大多分布在高纬度和高海拔地带。草原地区年降水量较少，空气干燥，日温差大，风速大且风向多变；夏季日照时间长，日光辐射强，紫外线丰富。

适应证：肺结核康复期、慢性肾脏疾患、风湿性关节炎等。

禁忌证：严重心脏病变、高血压或对植物过敏等。

（6）沙漠气候　沙漠地区雨量稀少，湿度低，空气异常干燥，气温高，日温差大，风沙多。沙漠气候极有利于皮肤汗液的蒸发和促进呼吸道水分的散失，可减轻肾脏的负担。

适应证：慢性肾炎（收缩压不超180mmHg）、风湿性关节炎、风湿性神经炎等。

禁忌证：严重心脏病或肺部疾病、体能较差、老年人。

（7）气候疗法的实施

①日常生活式：选择一定类型的气候疗养地疗养3~4周，可在气候良好时进行室外活动和体育锻炼等。

②定点定时活动式：在气候疗养地选择最佳时段进行各种健身活动，如医疗步行、医疗体操、气功、太极拳、舞剑、游泳、爬山、游戏等，以充分发挥气候的医疗保健和康复作用。

3. 海水浴疗法

利用海水的理化特性对身体进行锻炼、防治疾病和促进康复的方法称为海水浴疗法。

（1）海水浴的作用　海水含有大量的盐类成分，吸收太阳辐射的能力较强，比热大，温度变化小，对气温有调节作用。海水浴疗法对机体具有温度和化学作用外，还有静水压力、海浪冲击的机械作用，日光辐射、气温、气压、气流、气湿和空气负离子等气象因素也对机体有综合作用。海水浴疗法对神经、呼吸、循环及运动系统和代谢都有良好的锻炼和功能增强作用。

①温度作用：温度作用是海水的基本作用，其作用强度与温差有关，温差越大刺激作用越强。若在海水中时间过长，表现为寒战、口唇青紫及鸡皮样反应等，说明入浴时间已超过机体的适应能力。

②化学作用：海水中盐类成分及微量元素附着于皮肤，刺激皮肤感受器，使皮肤轻度充血，并有少量被皮肤吸收，可影响代谢过程，提高巨噬细胞的功能。

③机械作用：海水的静水压力对周围静脉和淋巴系统产生轻度压迫，促进静脉血回流，改变体内血液分布，可增强心血管系统的功能；由于海水对胸腹部的压力较大，可推动膈肌上升，形成胸式呼吸，使呼吸加深，故可加强呼吸系统的功能；海浪冲击及海水浮力作用，可使骨骼肌肉得到放松，增强肌力和皮肤弹性，改善关节活动度。

（2）海水浴疗法的实施　按身体浸入水中的部位及活动方式，海水浴疗法分为4种。游泳：适于健康锻炼及体力较好者。浅水浴：水齐腰部站立，适于体弱者。涉水浴：水齐膝部站立，适于身体更弱者。坐浴：坐在海边浅水中，适于老年体弱者。此外，海水还可用于局部（如头部）冲洗、以气溶胶方式吸入等。

海水浴疗法水温应在20℃以上，气温要高于水温2℃以上，以天气晴朗、浪小无风为宜。海水浴疗法应在饭后1~1.5小时进行。入浴前可做适量的体操活动和日光浴。入浴后应先在浅水中用手捧水冲头和胸腹部。海水浴的时间应短，自3~5分钟开始，逐渐增加，最长不超过半小时，体弱者应缩短时间。海水浴后应行温热淡水淋浴，再躺卧休息10分钟。

注意事项：饱餐、酒后及空腹均不宜进行海水浴疗法。防止海水进入耳道，如进入应及时排出。患者在进行温热疗法（如蜡疗、红外线照射等）后，禁止海水浴。

适应证：神经衰弱、神经官能症、胃肠功能障碍、肥胖、慢性支气管炎、哮喘缓解期、肺结核静止期、轻度肺气肿、1级高血压、高脂血症、早期动脉硬化、早期冠心病、轻度贫血、轻症糖尿病、痛风、骨质疏松症、慢性骨关节炎、病后或术后康复期等。

禁忌证：3级高血压、脑血管意外、重度动脉硬化、心脏功能代偿不全、活动性肺结核、肝硬化、肾炎、滴虫性阴道炎、霉菌性阴道炎、急性结膜炎、癫痫、精神病、有出血倾向者及女性月经期等。

4. 矿泉疗法

矿泉疗法是应用具有医疗性能的矿泉以防治疾病、促进康复的方法。凡从地下自然涌出或人工开采，具备下列条件之一的地下水，称为医用矿泉：①含有可溶性固体 1g/L 以上；②含有特殊气体；③含有一定量的微量元素；④有34℃以上的温度。

（1）单纯温泉　单纯温泉也称淡温泉，此类泉水中常含有丰富的微量元素，如钾、镁、硅、锰、铁、碘、锌等，有的还含有微量氡元素。矿泉中的水温和一些微量元素作用于人体，可产生良好的效应，如改善循环、调节血压、增强神经肌肉的兴奋性、促进体液代谢、调节自主神经的功能、加强垂体－肾上腺系统的功能等。

适应证：

浴用：主要用于健康人的预防保健、残疾人增强体质、外伤后遗症的治疗、术后及急性病后的康复等。饮用：慢性胃炎、胃及十二指肠溃疡、胃神经官能症等。

禁忌证：急性风湿病、急性炎症、消化性溃疡、腹泻、出血倾向等。

（2）碳酸泉　碳酸泉是指 1L 泉水中含游离碳酸 1g 以上的矿泉。浴用对皮肤有特异性刺激作用，刺激皮肤血管使之扩张充血，改善皮肤血液循环，加强代谢和抗病能力；有减轻心脏负荷、降低血压的作用；可增强气体交换、改善通气功能，并使血液内缓冲系统发生改变，稳定酸碱平衡；有提高神经系统兴奋性、降低血糖、加强代谢和利尿作用。饮用可刺激胃液分泌增多、酸度增高，促进胃肠蠕动，加强消化和吸收功能，并有利尿和防止磷酸盐结石形成的作用。

适应证：

浴用：1～2 级高血压、轻症冠心病、心肌炎、闭塞性脉管炎早期、自主神经功能失调、抑制型神经官能症、多发性末梢神经炎等。饮用：慢性胃炎、胃酸减少、慢性胆囊炎、习惯性便秘、尿路结石等。吸入：过敏性鼻炎、支气管哮喘等。

禁忌证：急性风湿病、急性炎症、消化性溃疡、腹泻、出血倾向等。

（3）硫化氢泉　硫化氢泉的主要成分是硫化氢，并有其他多种硫化物。浴用时硫化氢可透入皮肤，刺激末梢神经感受器和血管感受器，并促进皮肤释放组胺等血管活性物质，可改善皮肤的微循环和物质代谢，加强皮肤营养，降低过敏性反应；促进周围神经的修复和再生，抑制神经、肌肉和关节的风湿性炎症变化，促进关节腔渗出液吸收；改善心血管系统的功能；加强巨噬细胞的功能；促进重金属离子和尿素由体内排出；改善肝脏功能。

适应证：

浴用：慢性风湿性或类风湿关节炎、肌纤维组织炎、坐骨神经痛、多发性末梢神经炎、骨折、骨及关节损伤后运动障碍、糖尿病、慢性支气管炎、慢性附件炎、湿疹、银屑病、神经性皮炎、皮肤瘙痒症、慢性皮肤溃疡、金属中毒等。饮用：慢性铅、汞、砷中毒，慢性胆囊炎、胆石症等。吸入：支气管炎、哮喘、肺气肿等。

禁忌证：急性风湿病、急性炎症、消化性溃疡、腹泻、出血倾向等。

（4）氡泉　氡泉即含氡量达 $3nCi/L(1Ci = 3.7 \times 10^{10}Bq)$ 以上的矿泉。我国的氡泉多为低浓度氡泉，氡含量低于 $10nCi/L$。浴疗的主要医疗作用是加强体内氧化过程，促进碳水化合物、脂肪和氮的代谢，表现为可使血糖下降、尿酸和嘌呤排泄量增加、血中胆固醇含量减少；调节心血管功能；改善血液循环、调节血压；加强中枢神经系统的抑制过程，具有镇静、止痛和催眠作用，对自主神经功能失调具有调整平衡的作用；改善呼吸器官的组织营养，加强气体代谢；加强免疫功能；调节内分泌及生殖系统功能。饮疗时胃肠道血液循环的改善以及利尿作用更加明显。

适应证：

浴用：1～2级高血压、冠心病、闭塞性动脉内膜炎、自主神经功能失调、神经衰弱、神经根炎、周围神经炎、坐骨神经痛、糖尿病、痛风、甲状腺功能亢进症、慢性风湿性关节炎、类风湿关节炎、慢性湿疹、银屑病、神经性皮炎、慢性附件炎、更年期综合征等。饮用：尿路结石、慢性胃炎、消化性溃疡、慢性胆囊炎、胆石症、痛风等。吸入：慢性支气管炎、哮喘等。

禁忌证：各型放射病或局部放射损伤的患者。

除上述4种矿泉外，还有其他各种成分的矿泉，如氯化钠泉、碳酸氢钠泉、硫酸钠泉、硫酸钙泉、铁泉、溴泉、碘泉等，依其所含成分的特点，对各种疾病的治疗作用有一定的特异性。

5. 泥疗法

泥疗法是选择具有医疗作用的泥类，加温后敷于躯体以达到治疗目的的一种方法。治疗泥的种类主要有淤泥、腐殖泥、泥煤、火山泥等。

治疗泥的导热性低、散热慢，加热的治疗泥能较长时间保持恒定温度，可改善皮肤及局部组织的营养，加强组织修复与再生，促进慢性炎症、浸润、水肿、渗出液、粘连、瘢痕、血肿等的吸收和消散；提高局部组织器官直至整个机体的防卫功能。治疗泥中有盐类物质、微量元素、放射性物质、有机物质、微生物、酶类、胶体物质、气体成分等，这些物质被皮肤吸收后，可改善组织营养、刺激组织再生、增加免疫力、抑菌、收敛、促进汗腺和皮脂腺分泌、抑制结缔组织增生等；泥疗还可使皮肤表层细胞蛋白质分解产生类组胺样物质，在一疗程的泥疗作用下，可产生脱敏作用。治疗泥具有一定的抗剪强度、良好的黏滞性和可塑性，以及较大的比重，对皮肤可产生压迫、摩擦等机械作用，可降低末梢神经的兴奋性，促进血液和淋巴液回流，故有消肿、镇痛、解痉等作用。泥疗后胃液、胃酸、胃蛋白酶的分泌可明显增加；加强蛋白质、碳水化合物等的代谢，可提高代谢水平；提高凝血系统功能；可调整卵巢功能，改善月经周期紊乱，减轻或消除妇科盆腔慢性炎症。

（1）适应证　风湿性、类风湿或外伤性关节炎、慢性脊柱炎、骨折、肌炎、扭伤、挫伤、血肿、创伤后遗症、术后粘连、瘢痕、腱鞘炎、滑囊炎、慢性胃炎、消化性溃疡、静脉炎、多发性神经根炎、神经炎、神经痛、慢性盆腔炎、慢性前列腺炎等。

（2）禁忌证　急性化脓性炎症、心肾功能代偿不全、活动性结核病、出血倾向等。

（3）泥疗实施

①全身泥疗法：患者仰卧于泥浴池中，达胸部乳头高度，前额及心前区置冷湿布，泥浴温度为 34～37℃，每次 10 分钟，每日 1 次或每 2 日 1 次，10～15 次为一疗程。泥疗后需用 35～37℃ 的水淋浴将泥除去，卧床休息 20～30 分钟。

②局部泥疗法：将泥饼置于治疗巾上，再敷于需治疗的部位，热泥治疗温度为 42～48℃，凉泥治疗温度为 32～33℃，每次 20～30 分钟，每日 1 次，10～15 次为一疗程。

二、　常见疾病的居家物理因子治疗方案

（一）偏瘫居家理疗方案

软瘫期理疗：刺激肌肉收缩，可用中频电刺激瘫痪肌肉。注意为了避免痉挛，上肢刺激背侧肌肉，下肢刺激腹侧肌肉；每次 30 分钟，每日 2 次。此外，需要预防深静脉血栓形成，如果家庭有压力波治疗仪器，可以使用，压力设定为 13.3～17.3kPa，每次治疗 20～30 分钟，每日 1～2 次；亦可使用海绵或绷带加压在皮肤表面或穿弹力袜。如果没有的话，增加肢体被动活动和按摩，如踝泵运动等。

痉挛期理疗：可使用低频电刺激作用于痉挛肌肉，上肢为腹侧肌群，下肢为背侧肌群，降低肌肉张力；每次 30 分钟，每日 2 次；还可用泥疗、热疗和水疗。

（二）肺部感染居家理疗方案

做超短波治疗，无热量或温热量，每次 20 分钟，每日 2 次。有出血倾向、植入心脏起搏器的患者不适合。

（三）压疮居家理疗方案

红外线治疗，注意有感觉障碍的患者要避免烫伤或灼伤，一般局部照射10～15分钟，热量以患者能耐受为宜，局部压疮创面干燥即可。

（四）截瘫居家理疗方案

截瘫早期理疗的目的是促进渗出液的吸收、消除局部水肿，以减轻对脊髓的压迫，改善局部的营养状态，促进神经组织的再生，减少粘连或瘢痕的形成。常用超短波疗法（注意局部无金属异物方可使用），无热量或微热量，每次20分钟，每日2次；磁疗法，每次治疗30分钟，每日1次，有出血倾向或植入心脏起搏器的患者不适合。对于截瘫肌群，可用中频电刺激避免肌肉萎缩。此外，可用低频电刺激作用于膀胱部位相关肌肉治疗尿潴留，每次30分钟，每日2次。尿失禁则不适用。

截瘫恢复期理疗除中频电和压力波治疗外，还可用水疗及泥疗缓解痉挛肌肉张力，促进瘫痪肢体的血液循环，治疗时需暴露头部和胸部，每次20分钟，每日或隔日1次。

（五）脑瘫居家理疗方案

对于脑瘫患儿来说，无论哪种类型，水疗药浴都十分适合。患儿取坐位或半坐位，浸浴时间以不超过20分钟为宜，可以居家使用。水疗通过模拟母体环境促进脑发育、缓解肌痉挛、改善血液循环。此外，对于无力型患儿，可以用中频电刺激增强肌肉力量；对于痉挛型患儿，可以用低频电刺激痉挛肌肉，降低肌张力。电刺激的剂量、时间、疗程依据患儿年龄不同选择不同，不可千篇一律。

（六）骨折术后居家理疗方案

首先要增强骨折损伤部位的血液循环，消除肿胀。局部无金属异物的骨折急性期，可以使用无热量和微热量的超短波治疗，可促进肿胀消退，有促进组织修复作用。应使用中小剂量，过大剂量则抑制再生。局部有金属异物者，可以用红外线治疗和磁疗。肿胀特别明显的患者，可以先用冷敷治疗48小时后再进行红外线等热疗。恢复期和长时间不愈合的骨折，小剂量超声波治疗可以促进骨痂的形成，也可使用磁疗促进骨折部位血液循环的同时促进细胞活性，红外线治疗和蜡疗法可促进血液循环、软化纤维瘢痕，同时辅以日光疗法、温热疗法和泥疗效果较好，必要时去医院进行冲击波治疗，可以促进骨痂形成。

（七）高血压居家理疗方案

家庭理疗效果较好的是双足及小腿增温水浴（39～42℃）以及穴位贴敷磁疗，可选用太阳、风池、合谷、涌泉、足三里、关元等人体大穴进行局部磁疗，每次2～3个穴位。可使用中频电疗法，改善动脉硬化，每次6～8分钟，每日1次。也可使用红外线治疗改善微循环。此外，高血压患者适合森林气候疗法，并配合适当的锻炼。

（八）糖尿病居家理疗方案

糖尿病患者容易并发微循环障碍，患者可进行外周血管的磁疗和超短波治疗。此外，并发糖尿病足时，局部破溃，用超短波和红外线效果较好，也可用药水浴、温泉治疗。同时也可进行穴位贴敷磁疗，可选用消渴、肺俞、胃俞、足三里、三阴交等穴。

（九）焦虑、抑郁状态居家理疗方案

焦虑、抑郁状态，十分适合温泉疗养、水疗、磁疗等，尤其适合日光疗法和森林气候疗法，可较快改善症状，达到放松肌肉、促进血液循环、缓解紧张情绪、调节生物钟的效果。

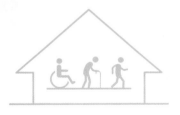

第九章 常用康复辅具的使用、选配与居家环境改造

一、 轮椅使用与选配

(一)概述

1. 轮椅的历史

轮椅(wheelchair)亦称轮椅车,顾名思义是带轮子的椅子,是一种为失去行走功能的人提供在坐姿状态下支撑和运动的设备,主要供残疾人或其他行走困难者代步用。轮椅是重要的促进个人移动能力、提高生活质量的康复工具。

轮椅是从手推车演变而成的,有着悠久的历史。我国考古学者在一处南北朝时期的石棺上发现了带轮子的椅子的雕刻,这被认为是现代轮椅的前身,并被认为是世界上最古老的轮椅。按雕刻所示,它是木质轮椅,有两个后轮和一个前导轮,依靠他人推动。

欧洲最早的记载是在中世纪时期的独轮推椅,需他人推动,比较接近当代护理轮椅。公元 16 世纪欧洲文艺复兴时期,患脑卒中的西班牙国王菲力普二世乘坐一辆木质的轮椅。第一辆依靠使用者自己力量来行驶的轮椅制造于 17 世纪,由截瘫患者 Stephan Farfler 在 1655 年制造,轮椅前轮驱动装置备有曲柄和齿轮机构。18 世纪出现接近现代造型设计的轮椅,这种轮椅由两个大大的木质前轮与后面单一小轮,中间配上一张有扶手的椅子所组成。第一次世界大战后,美国供残疾人使用的轮椅重约 50 磅(约 22.68kg)。英国则研制出了手摇式的三轮轮椅,不久之后又加上了动力驱动装置。

1933 年,美国截瘫患者 Hebert Everest 与他的朋友 Harry Jennings 发明了第一辆现代可折叠轮椅。E&J 轮椅框架由航空金属管材构成,配上帆布式的座椅,可折叠。这项发明获得了专利,轮椅制造订单随之而来。第二次世界大战后,由于伤残者对回归社会及独立生活的渴望,社会对轮椅的需求量猛增。几十年来，轮椅得到了很大发展，轮椅制造业已成为一个独立的、日益为人们重视的行业。

20世纪60年代，医疗保健的技术和设备得到了明显改进。目前，电动轮椅仅供一人使用，发动机为24V的直流电动机。这类电动轮椅不但操作灵活，而且噪声极小，极大地减少了对环境的污染和对使用者健康的损害。当前轮椅的制作已走向大规模工业化生产，世界轮椅年销售量已达到数百万辆。

2. 轮椅的结构

普通型轮椅在日常生活中使用最多，操作方便，是其他类型轮椅的基础模型，又称标准型轮椅，主要由以下三个系统组成：

（1）基础支撑系统　车架、车轮、椅座、靠背。

（2）导向驱动系统　蓄电池、变速装置等电动驱动装置。

（3）辅助系统　主要由握把、扶手、刹车装置、侧板、脚踏板、坐垫、脚托、手轮圈、轮椅桌等构成。

3. 普通型轮椅的主要部件（视频126）

（1）椅座　具有提供支撑身体和姿势支撑的功能。普通型轮椅椅座通常情况下有悬吊椅座和实心椅座两种。悬吊椅座是由软性材料制作，椅座直接承受使用者臀部的压力，如果长期受压，容易造成椅座变形，减压效果降低。实心椅座通常由金属板、木材等较硬的材料制作而成，所以没有减压效果。在选择轮椅时可根据使用者的具体情况选择适合的椅座，也可以加用减压坐垫，防止臀部皮肤压疮。

视频126

（2）扶手　按功能可分为固定式扶手和可拆卸式扶手；按长度分为长扶手和短扶手。①固定式扶手：将扶手的组成部件固定于轮椅上。②可拆卸式扶手：根据使用需求，可将扶手进行拆卸、变换、组装等以方便移动与转移。③长短扶手：可根据使用者的使用目的改变组装方式。如反向安装短扶手，使用者站立时可用作支撑。

（3）脚托与脚踏板　脚托可分为横跨式与两侧分开式两种，这两种脚托又可分别分为可调节式与不可调节式。在使用过程中应注意脚托的位置高度。若脚托位置过低，使用者坐位时可造成大腿后侧明显压迫；若脚托位置过高，使用者坐位时会造成屈膝屈髋角度过大，重力会压在坐骨位置，易造成压疮。脚踏板通常可以向上翻起或向外分开，不同的使用方式取决于使用者的使用目的。脚踏板向上翻起便于使用者将足部置于地面，脚踏板向外分开便于使用者靠近床、桌、凳子、坐便器等。

（4）靠背　按靠背的材质可分为软垫式靠背和硬板式靠背；按靠背的功能可分为高靠背、矮靠背、能倾斜式靠背、不能倾斜式靠背。靠背可用于支撑身体背部的力量。通常情况下，只有椅座和靠背的角度为80°～100°，使用者在坐姿时才能保证脊柱的正常生理曲度，提高自身的舒适度。

（5）大车轮　又称后轮，是轮椅的主要承重部件，可通过转动实现轮椅的移动。轮胎通常有实心轮胎、有内胎型充气轮胎、无内胎型充气轮胎。居家康复患者使用较多的为充气型轮胎，舒适性较好。轮胎的直径为51～56cm。

（6）小车轮　又称前轮，是操作者的方向盘。小车轮直径12～20cm，不同大小的小车轮直径将会决定轮椅的灵活性。

（7）手轮圈　可用于操作者直接使用。手轮圈的直径小于大车轮约5cm，操作者可根据实际情况进行相应的改动，如增加推动把手。

（8）刹车装置　常见刹车装置有肘节式、口式、铰链式三种。肘节式刹车力较强，但较容易失效；口式刹车安全性能较好，但比较费力；铰链式刹车力量传递性和灵活性较强，适用于运动型轮椅。刹车是保证使用者安全的重要装置，在使用前应仔细检查其安全性能，保证使用者的外出安全。

（9）常用轮椅附件

①坐垫：置于座椅表面的垫子。坐垫的主要作用是减少受力面积与椅座之间的压力、摩擦力，避免压疮的产生。在选择坐垫时，应选择散热性能较好、舒适度较强、分散压力性能较好的坐垫，以增加使用者的舒适性。坐垫因材质不同，分为泡沫型、海绵型、凝胶型、乳胶型、充气型、羊毛绒型等，可根据使用者的不同需求选择适合的轮椅坐垫。

②安全带：也称绑带，用于对患侧肢体或躯干的固定保护，可手动调节其长短和松紧度。

③防翻轮：一般置于底座支架后下方两侧或中间。当使用者单独使用轮椅，且重心超过稳定极限时，容易造成后倾斜，此时防翻轮会先着地，可以防止人车后翻。

④其他：如轮椅手套、制动手柄、长杆、轮椅桌、拐杖存放器等。

4. 轮椅的功能

对于临床截肢、瘫痪或因神经损伤造成下肢功能减弱而不能自行移动的患者，以及年迈而行动不便的老年人，轮椅是一种最主要的辅助移动的工具。除轮椅外，还有供移动障碍者用的专用汽车、吊具、电梯和助行器等。个人移动能力是参与社会生活诸多方面的基本需求。对大多数残疾人来说轮椅是最好的保障其移动能力的工具。如果没有轮椅，残疾人常常被限制在家里，不能过上丰富多彩的生活。自主移动使得残疾人参与学习、工作、文化生活、外出就医成为可能。通过使用轮椅，可以使他们丧失或减退的某些功能得到部分恢复，从而提高他们的生活自理能力，使他们和正常人一样享受到生活的乐趣。

除了提供移动功能外，适宜的轮椅对使用者的身体健康和生活质量都有益处。经过充分的训练，一辆适宜的轮椅能够减少和缓解压疮、畸形加重、挛缩以及瘫痪容易出现的其他并发症等，配备合适坐垫的轮椅可以预防脊髓损伤患者及类似情况的使用者过早死亡。一辆舒适、实用、高效的轮椅可以大大提高残疾人的活动能力，而自主移动能力和增强的身体功能则可以减少其对他人的依赖。此外，通过适当的体位支撑，可以改善残疾人的呼吸和消化系统，加强大脑、躯干、上肢的控制和总体稳定。

适宜的轮椅能够帮助残疾人拥有接受教育、参加工作的平等机会，减少贫穷的概率。有了轮椅和无障碍环境，残疾人能够容易地、有尊严地参与社会和社区生活，而积极参与社区的精神和文化生活，对使用者的生活质量、自我感觉和自我尊重有重要影响。

普通手动轮椅在功能上的移动范围与普通步行的移动范围大致相同，可作为0～500m近距离的移动工具，也是训练肢残人的康复训练器具。由于其座位可以折叠，具有体积小、重量轻、便于运输和存放等特点，适合于医疗、康复、休养单位运送残疾人。年老体弱伤残人和下肢行动不便的人使用轮椅，可以由使用者本人用手转动或他人帮助推行，省力、方便、运转灵活。在使用手动轮椅移动时，残疾人必须具备换乘到轮椅上的能力和驱动轮椅前进的能力。

轮椅的操纵杆一般用手操纵。根据使用者的特殊要求，也有设计成由脚、下巴或声音控制的。一般轮椅的操纵杆装在扶手上，考虑到特殊需要也有装在两个扶手间的横杆或特制的台面上。作为康复辅具的轮椅的速度，用于室内的为4km/h，用于室外的一般为6km/h或9km/h，最大为10km/h。每次充电后可行驶的路程，室内轮椅一般为12km，室外轮椅在平路上为40km，最多达到100km。近年来已设计出多种新型轮椅，如三坐标式轮椅、站立式轮椅、可跨越障碍与台阶的轮椅和小型轮椅等。小型轮椅造型新颖，重量轻、体积小，操作方便。这类轮椅的行驶速度为6km/h，最大行驶距离为24km，颇受患者喜爱。

5. 轮椅的医疗功效

长期卧床会使人身体许多功能下降，甚至完全丧失。轮椅的坐姿可以加强患者坐位耐力，坐上轮椅活动，可帮助患者脱离卧床生活。此外，轮椅使用对患者康复至关重要：

（1）改善呼吸，增大肺活量，尤其是在咳嗽时易于排出肺部排泄物——痰液。

（2）坐姿进食有利于增强吞咽反射。

（3）明显改进信息传递能力。

（4）扩大视野，使使用者体验用眼睛与其他人平视接触，并能确立交流对象的位置。

（5）改善膀胱的控制能力。

（6）通过对使用者进行减压指导改变坐姿，有效预防压疮。

（7）在适度增加使用者坐的耐受力（试图站立之前）的同时，使使用者的血液循环系统逐渐适应垂直站立位置。

（8）借助外部的一系列微小的支持帮助使用者坐直，激励头部和躯干活动，使用者逐渐增强平衡控制力。

（9）坐姿使用者更容易随意运动，增强双上肢的功能。

（二）轮椅的适应证与禁忌证

凡借助轮椅能离开病床，最大限度地恢复或代偿功能、提高独立性、扩大生活范围、参加各种社会生活以及娱乐活动的人，或者步行能力受限但可从轮椅使用中大大受益的人，都属于使用轮椅的对象。主要是伤残人和老年人，包括残疾的儿童、成年人、老年人，神经肌肉骨骼损伤者，他们有对大范围移动能力的需求，而这些需求往往是从提升有尊严的移动能力所考虑的。

1. 适应证

（1）各种原因引起的步行功能减退或丧失者　如截肢、下肢骨折未愈合、截瘫、严重的骨关节炎或疾病致下肢负重时疼痛者等，若不能使用手杖或其他助行器步行时，应考虑使用轮椅。

（2）高龄老年人　随着人口的老龄化，长期卧床的老年人增多。通过使用轮椅不仅可以保持坐位，改善循环系统的功能，还可以用小量的上下肢活动来驱动轮椅，达到调节生活、提高生活质量的效果。

（3）老年人摔倒后被禁止步行者　在老年医学中，"摔倒"指在站立或步行时由于难以维持稳定的直立态势，身不由己地跌倒在地，甚至因此而发生骨折或其他损伤和意外的情况。据统计，≥65岁居家老年人的跌倒发生率：男性为21%～23%，女性为43%～44%。另一研究认为，在≥65岁老年人中每年有1/3以上发生摔倒。在摔倒的老年人中约1/10造成严重损伤。在美国，约20%的致命性摔倒发生在老年人养护院。

（4）颈段脊髓损伤患者　第5颈椎以上水平脊髓损伤患者使用电动轮椅，第5颈椎以下损伤患者使用高靠背轮椅。

（5）并非运动系统疾病，但步行对全身状态不利者　常需暂时性使用轮椅代步，如严重的心脏病需要限制活动量者；晚期膝关节炎患者不能负重步行，又未做关节置换手术者；髋关节疼痛变形严重但未及时做手术者；中枢神经系统疾患使独立步行有危险者；严重的帕金森病难以步行者。

2．禁忌证

（1）臀部有严重压疮未愈者。

（2）臀部或骨盆有严重骨折未愈者。

（3）存在认知障碍、缺乏足够判断力的患者，不能独立使用轮椅。

（三）轮椅选配原则与方法

选择轮椅必须以使用者为中心。作业治疗师要与康复医生、物理治疗师、护士以及使用者、家属等共同商议，根据使用者的障碍类型与程度来选择轮椅。选择轮椅不是价格越高越好、功能越全越好，最重要的是适合使用者。轮椅各部分的尺寸、自身的驱动能力、移位能力、保持坐姿的能力、减压能力，以及使用环境等都是要考虑的。使用不适合的轮椅不但会造成经济上的浪费，还会引起疲劳、身体变形等。因此选购轮椅时，要在医院康复科等专业机构评估和指导下，选择适合自己身体功能状况和尺寸的轮椅。

以下为轮椅选配的基本原则和方法：

1．根据使用者驱动轮椅的能力

普通型轮椅靠使用者自身人力驱动，通常驱动手的力量应能推动本人体重的 $1/30 \sim 1/25$，另外，两手和双脚的协调应符合驱动要求。

（1）完全不能操纵轮椅者只能选用他人推动的轮椅。如双侧上下肢完全瘫痪以及有严重智力障碍者等。

（2）双侧上肢虽无驱动轮椅的能力，但有残余能力可搬动小手把或按动电开关者可选用电动轮椅。

（3）肩、肘部肌力有驱动力量，但手的握力不够者可在手轮上包塑料海绵，或选用带有推动把手的手轮。如第 5 颈椎脊髓损伤者可利用肱二头肌的肌力操作水平推把，而肩关节活动受限者可选用垂直推把，手指屈曲运动受限而不易握拳者选用加粗推把。

（4）只有一只手能驱动轮椅者，可选用单侧驱动轮椅或电动轮椅。

（5）偏瘫使用者可以选用低座位的普通型轮椅，用健侧手驱动手轮，健侧足着地控制方向。

（6）双上肢肌力差者应安装延长杆以便于操作刹车。

2．根据使用者进出轮椅的能力

双上肢肌力弱者虽然能勉强驱动轮椅，但不能独立进出轮椅，应选用能向两侧分开的脚托，以便于轮椅靠近床沿。

3. 根据使用者的姿势和体位

（1）髋关节屈曲受限者应选用可倾斜式靠背轮椅。

（2）膝关节屈曲受限者应选用可抬起的脚托支架。

（3）双下肢完全瘫痪者应选择带腿托的轮椅，在脚托上还应有脚跟环。

（4）有可能发生压疮者应加用轮椅坐垫。

（5）下肢截肢，特别是双侧大腿截肢者，要把轮椅的车轴后移，安装倾倒杆。

（6）不能维持座位稳定者应加用安全带固定。

（7）躯干肌麻痹伴有严重麻痹性脊柱侧弯者宜选用手动式担架车。

4. 轮椅的使用环境

（1）在室内、城市街道使用的轮椅宜选用实心轮胎，直径较小的脚轮；而在农村及路面差的环境中使用者宜选用充气轮胎，脚轮应稍大。

（2）为防止剧烈推动轮椅时损伤手指，可以考虑拆掉轮椅的扶手和刹车。

5. 对工作、就餐的需求

（1）需坐在轮椅上工作和就餐者应选用台阶式短扶手，以使轮椅接近写字台和餐桌，或选用稳定性好的轮椅并附加轮椅桌。

（2）如果使用者能够自行站立，上下轮椅当然没有困难。但对于不能自行站立的使用者，当要从床、凳子、便桶、浴缸等处移上轮椅，或进行相反方向移乘时，都只能从轮椅侧方完成。这就要求轮椅能和上述目的物贴近，轮椅的扶手要能够方便地进行拆卸。

为了能坐在轮椅上方便地进餐、书写或进行其他作业，同样也要求轮椅能靠近餐桌或工作台。轮椅的脚踏板将妨碍轮椅向这些目的物靠拢，因而脚踏板要能转向侧方或能拆卸。

6. 移乘和存放要求

进行移乘时，为能保持稳定，良好的制动装置亦属必不可少。为了便于搬动和存放，轮椅应能折叠，并力求轻巧。

7. 扶手和刹车要求

在放松肩部的情况下，患者前臂应能舒适地搁置在扶手上。如果使用者为高位（如第4、5颈椎）且不对称的颈髓损伤，其损伤较重一侧的扶手可能需要抬高以使使用者获得充分支持。

此外，尚需考虑是否要应用足趾环固定足趾以对抗踝部背屈肌和腿部伸张肌痉挛，使用者能否方便地够到刹车等问题；如患者为颈髓损伤，还应考虑是否需要应用刹车延伸杆，腰部是否需用约束带。

（四）轮椅的正确使用

使用前首先进行检查以免使用中出现危险。检查轮椅外观是否完整；检查轮胎完整性，有无漏气、爆胎等；检查刹车是否处于备用状态；检查螺丝是否有松动，安全带是否处于备用状态。选择干净、整洁、明亮、宽敞的环境进行轮椅训练，以便轮椅通行、保证使用者安全。

1. 轮椅的正确驱动

（1）在平地上推进轮椅　在平地上推进轮椅时，应同时用力前屈头部和肩带，通过上身产生的前冲力使手臂力量增强；倒退时，倾身向后，双肩压低，使手臂能用足力气将车轮向后推动（视频127）。

推动轮椅的过程分为推动期和放松期。推动轮椅时先将刹车松开，身体向后坐直，眼看前方。推动期：双上肢后伸，稍屈肘，双手握紧手轮的后半部分，上身前倾的同时双上肢向前推动手轮并伸直肘关节。放松期：当肘关节完全伸展后松开手轮，上肢自然放松下垂于大轮的轴心位置。上述动作重复进行，完成向前推动轮椅的过程。为了提高轮椅的行驶速度，应注意轮椅上的姿势，强化躯干、上肢和手指运动协调，掌握推动期和放松期操作技巧。

视频 127

无论在轮椅前进还是后退的行驶中，通过控制手轮即可完成方向转换。如用一只手固定一侧手轮，另一只手推动对侧手轮，便可以固定的车轮为轴使轮椅转向；两侧手轮分别向相反方向推动（一侧向前，另一侧向后），便可使轮椅在固定位置快速转向180°。

使用者操作轮椅旋转时，以转向左侧为例，将左手置于手轮圈后方，左臂外旋，体重传递到左轮内侧，用左手将左侧轮向后转动，同时右手在正常姿势下将右侧车轮转向前方。

单侧推动轮椅价格昂贵，操作难度大。一侧功能障碍者（如偏瘫等）也可以使用普通型轮椅，利用健侧的上下肢来推动轮椅（视频128）：先将健侧脚托抬起使健侧足着地，健侧手握住手轮向前推动轮椅，健侧足向前踏出，健侧的手足配合控制前进的速度和方向。

视频 128

用电动轮椅，特别是使用颏部控制、气动控制、声音控制等特殊控制方式者还应进行专门的推动轮椅训练。

（2）轮椅上下坡（视频129）　上坡时保持上身前倾，重心前移，双手置于手轮圈顶部之后，腕关节背伸、肩关节屈曲并内收，向前推动车轮。下坡时，应双手制动，将双手置于车轮前方或在维持腕关节背伸位时，将一只手掌骨顶在首轮圈下方进行制动。如果上坡时轮椅后倾，很容易发生轮椅后翻。

视频 129

（3）轮椅上下台阶（视频 130）

视频 130

上台阶法：将患者推送至台阶前，稍用力将轮椅抬起，使前轮离开地面；轻放轮椅使前轮着地，将轮椅向前推送。

下台阶法：将患者推送至台阶边缘，稍用力向下将轮椅抬起，使前轮离开地面；轻放轮椅使后轮下台阶着地，然后使前轮着地，将轮椅向后推送。

（4）轮椅行驶（视频 131）

视频 131

上路沿：靠后轮支撑，使前轮翘起；向前推动轮椅，使前轮跨上路沿；身体前倾用力向前推动轮椅，使后轮也越过路沿。

下路沿：轮椅背对路沿并将后轮靠近路沿，身体尽量前倾，慢慢向后倒退；把后轮和前轮依次转到路沿下面。

后轮行驶：通常轮椅行走时都是 4 只轮子着地，2 只前轮小，为硬质橡胶，故减震力较差，且小轮越过障碍物的能力也有限。采用后轮行走技术则可独立经过粗糙路面，也可上下路沿和台阶。第 1 胸椎及以下损伤使用者抓握功能正常，因而可以完成此动作。

后轮平衡技术包括 3 个基本动作：后轮着地，小轮离地使轮椅翘起；保持轮椅后轮平衡；后轮平衡时行进和旋转动作。在做后轮着地翘起轮椅时，使用者双手在大约 10 点处握住手动轮圈，先向后转动后轮，继而迅速有力地向前推动，前轮会因惯性作用而离地翘起。后轮翘起后，只有通过前后转动后轮、依靠头和肩的重量来调节平衡，才能找到平衡点。轮椅向前失去平衡时，要推后轮向前转动；轮椅向后失去平衡时，就应向后转动。使用者一旦掌握了后轮平衡技巧，就可按前轮着地时的技术进行转弯。进行后轮平衡训练时，照护人员要站在患者后面，随时准备在患者失去平衡时给予保护。

2. 轮椅的正确转移

（1）轮椅与床之间的转移

①独立转移方法：多数偏瘫、截瘫及平衡功能差者经过训练能够独立完成轮椅与床之间的转移。偏瘫和一侧下肢截肢等有一侧健全肢体者常采用先站立再转动方向的转移方法，如斜角转移法（轮椅与床成 30°~60°角）、直角转移法（轮椅与床成 90°角）。双下肢截瘫或肌力差者常采用滑动的转移方式，从轮椅的下面、侧面或后面完成转移。从侧面转移时需取下靠近床一侧的扶手；从后面转移只适用于轮椅靠背可以打开或卸下者。由床转移到轮椅时动作相同，但次序相反。

直角转移（视频 132）：轮椅与床成直角，距离 30cm 处，用刹车固定轮椅。四肢瘫使用者躯干控制能力差，需用右侧前臂钩住

视频 132

轮椅把手，以保持平衡。将左手腕置于右膝下，通过屈肘动作，将右下肢抬起，放到床上。用同样的方法将左下肢放到床上。松开轮椅刹车，向前推动轮椅紧贴床沿，再用刹车固定轮椅。双手扶住扶手向上撑起，同时向前移动到床上。

视频 133

侧方转移（视频133）：轮椅与床成30°，用刹车固定轮椅。从左侧转移时左手支撑床面，右手支撑扶手，同时撑起躯干并向前向左侧方移动到床上。

平行转移（视频134）：轮椅与床平行放置，用刹车固定轮椅，患者左侧身体靠床，卸下扶手将双腿抬上床（方法同直角转移）；躯干倾向床侧，将右腿交叉置于左腿上，应用侧方支撑移动的方法将躯干移动到床上，一只手支撑在训练床上，另一只手支撑在轮椅扶手上，头和躯干前屈，双手向上支撑起躯干，并向床侧移动。

视频 134

在没有他人帮助的情况下，部分四肢瘫或截瘫患者只要具备伸肘功能并可完成支撑，可以借助一些设施独立完成转移动作（视频135）：

视频 135

利用滑板转移：轮椅靠在床边成30°，用刹车固定轮椅，卸下靠床侧扶手，随后将滑板架在轮椅和床中间，使用者做一系列支撑向床上挪动。

利用上方吊环转移：轮椅与床成30°夹角，先将腿移到床上，再将右手伸入上方吊环，左手支撑床面。左手用力撑起的同时，右手腕或前臂向下拉住吊环，臀部提起，向床上移动。

②部分帮助下的转移（视频136）：在利用斜角法和直角法转移时，照护者用自己的膝和足固定使用者的膝和足，双手握住使用者的腰带或托住双髋，或一只手置于使用者髋下，另一只手置于使用者肩胛部向上提；偏瘫患者用健侧手支撑在扶手上或家属的肩部用力站起，以健侧腿为轴转身坐在床上。根据具体情况，在帮助使用者站起时，家属也可以扶持其肩胛部或托住双肘。

视频 136

③完全辅助下转移：转移动作全部由家属完成。

两人转移四肢瘫（视频137）：此项动作亦可用于四肢瘫患者在轮椅与训练台、地板以及两把轮椅之间的转移。方法为：一名辅助者站在患者身后，双手从患者腋下伸出抓住患者交叉的前臂，另一辅助者站在患者的侧面，一只手放于患者大腿下方，另一只手放在小腿的下方，一人发令同时抱起患者并移向轮椅，轻轻放下患者。

视频 137

一人转移四肢瘫（视频138）：辅助者用双脚和双膝抵住患者的双脚和双膝的外侧，双手抓住患者的腰带或抱住患者的臀部，向上提起。如患者的肱二头肌尚有神经支配，患者就用手臂抱住辅助者的颈部；如两臂完全麻痹，则可将两臂置于膝前。辅助者身体向后倾倒，抵住双膝并搬动患者，将其拉起呈站立位，然后向床边移动。辅助者一只手仍扶住患者臀部，另一只手向后滑到患者的肩部以稳定躯干，把患者的臀部轻轻放到座位上。

视频 138

（2）轮椅与坐便器之间的转移（视频 139） 与轮椅和床之间的转移方法基本上相似。为使轮椅能够进出并有一定的活动空间，厕所的门要足够宽，空间也应较大。在坐便器旁安装扶手，有利于保持躯干的平衡。最常采用斜角法进行转移，但由于空间的限制，轮椅与坐便器的角度常常大于 60°，从而采用直角法。有时为减少身体转动，也可以直接面对水箱坐下。从坐便器的侧方转移，方法与侧方转移到床的方法相同。从坐便器的前方转移时，将轮椅直对坐便器，两腿分开，跨在坐便器上。

视频 139

（3）轮椅与浴盆间的转移（视频 140） 与轮椅和床之间的转移方法相似。侧面转移时需放一块跨越浴盆两侧和轮椅的转移板，也可从正面进入浴盆。

（4）轮椅与地面之间的转移（视频 141） 轮椅与地面之间的转移，可使患者移到地上或从地上移回轮椅。这个能力可丰富患者的生活，能使患者在地板上与孩子玩耍。这项技术也是一个重要的自救措施。患者从轮椅上摔下来后，能应用此技术从地板上回到轮椅上。

视频 140

轮椅与地面之间转移的第一步是将轮椅摆好并用刹车固定，之后使用者可从侧方、前方或后方完成此动作。

视频 141

侧方转移法：开始位，臀部置于轮椅坐垫上，手在腿上移动，坐直。

前方转移法：开始位，从地上提起臀部，跪在轮椅前面，双手撑在扶手上提起身体，放松一只手，扭转身体坐在轮椅上。

后方转移法：开始位，从地板上提起臀部，向后移动臀部坐到轮椅上。

（五）常见轮椅不良事件及处理方法

1. 轮椅上摔倒

很多高难度的轮椅技巧，包括用后轮维持平衡推动轮椅，这些活动都有翻倒的危险。使用者在进行这些动作时，不小心超过重心点，轮椅就会向后翻倒。为减少这些伤害的危险，在练习用后轮维持平衡前需练习安全倒地。

（1）后轮平衡（视频 142） 后轮平衡技术的原理与骑独轮自行车完全一样。利用轮子的前后摆动来改变重心与支撑点的位置，以维持重心始终在支撑点附近来保持平衡。基本要点是：双

视频 142

手紧握手轮圈，拇指按着轮胎；双手猛然向前推手轮圈，同时收腹含胸，小轮由于惯性作用离地。轮椅出现后仰时，应前倾上身，向后拉后轮；轮椅出现前倾时，应后仰上身，向前推后轮。保持轮椅平衡的所有动作都是靠反射系统完成的，只要身体放松，反复练习便可控制自如。

（2）轮椅安全倒地（视频143）　轮椅倒地时，应立即扭转头部抓住轮子，这样轮椅倒地时，着地的不是使用者头部或背部，而是推把，使用者既不易受伤，也不会感到难受。当轮椅倒地时，使用者腿的冲击力可能使膝关节碰到脸部，可用下述方法防止：扭转头部，一只手迅速抓住一侧轮子，另一只手同时抓住同侧扶手或坐垫，用手臂挡住大腿下落，防止膝关节撞击脸部。

视频143

（3）轮椅倒地后恢复坐位（视频144）　开始位，臀部坐在坐垫上，双腿挂在坐垫边缘；通过拉轮椅前部提起躯干，手放在地板上，抓住对侧轮子，向后拉轮椅，同时向上向前推支撑臀部，使轮椅朝直立位转动，手一点点向前移动，恢复坐位。

视频144

2. 轮椅常见故障

（1）轮胎漏气　给轮胎充气时，建议根据轮胎表面下陷情况进行操作，用手按压轮胎表面，充气至下陷约5mm较为合适。

（2）锈蚀　金属表面出现锈蚀，主要是因为长期未清洁、保养，轮椅受潮后或轮椅长期处于潮湿环境中造成的。当发现轮椅有锈蚀时，可使用专用除锈剂。

（3）轮椅不能走直线　其可能原因是：轮胎磨损严重、轮子松脱；轮子变形；漏气或轮胎压力不足、轮胎穿孔；轮子轴承损坏或锈蚀，轴承润滑油不足。

（4）轮子松脱　轮椅行驶左右摆动的可能原因是螺丝松动，可用螺丝刀拧紧螺丝再缓慢行驶。

（5）部件松脱　如交叉支架、侧挡板、扶手、座位、靠背、脚踏板等松脱。

（6）刹车调校不当　用刹车将轮椅固定，在平地上试行推动轮椅，留意后轮是否移动。刹车运作正常时，后轮不会转动。

切记，使用轮椅前检查以上内容，如有以上故障，可能发生轮椅倾倒摔伤情况。

（六）轮椅改装与维护

1. 轮椅改装

使用标准轮椅最常发生向前翻倒，使用电动轮椅易发生向侧方翻倒。进行轮椅改装时应充分考虑影响轮椅安全的因素，如车轴的位置、脚轮的位置和直径、座位的位置和高度以及载物的放置位置等都会影响轮椅矢状面稳定性。轮椅的车轴前移时容易推动，但后部的稳定性降低，在上坡和加速时容易向后翻倒；车轴后移时后方的稳定性增加，有利于年龄大、躯干稳定性差者。脚轮的位置越靠近前、直径越大，座位越低且越偏后，将携带物品放在座位下或偏后的位置时，发生向前翻倒的可能性就越小。大车轮和地面接触点的间距宽度是影响轮椅侧方稳定性的因素，当大车轮平面与地面垂直线的夹角为7°时侧方稳定性最好，且无须过度加宽轮椅。

2. 轮椅维护

（1）定期检查轮椅螺丝的固定情况　长时间使用轮椅后，会造成轮椅螺丝松动。为了确保轮椅使用的安全性，可定期检查与加固，如使用扳手拧紧松动的螺丝。

（2）定期清理、更换轴承　轴承是轮椅使用的重要零件，如果轴承生锈或损坏，推动轮椅会很费力，所以应定期给轴承加机油或润滑油，以延长轮椅寿命。轴承的正常使用期限通常为半年左右。

（3）定期检查轮胎　轮胎是磨损较大的部件，其磨损程度与路面平整程度有关，凹凸坑洼路面会使轮胎磨损较大、使用寿命大大降低；轮胎充气过足或不足均会造成磨损。正常胎压有利于延长轮胎寿命、降低使用者体力消耗。在正常胎压下，手指按压轮椅时轮胎下陷约5mm较为合适。实心轮胎需评估轮胎磨损情况后及时更换。

（4）定期检查金属部件　轮椅在使用过程中会造成金属部件的磨损、断裂，若不及时维修、更换，可能会造成使用者的二次损伤。因此，使用者应定期检查金属表面是否生锈腐蚀，若有类似情况，应及时使用润滑油、保护喷剂、专用去锈清洗剂和工具。

（5）定期清洗和检查装饰面料　定期清洗坐垫、靠背，保持其清洁、干燥。检查坐垫的减压能力、舒适性、透气性。清洗坐垫时，应将海绵垫与坐垫套分开清洗，晾晒时避免暴晒。

（6）轮胎刹车的检查　使用轮椅应随时检查刹车的灵活性，以保证出行安全。出行前检查刹车，停车即刹。

（7）轮椅的日常清洁与存放　长期使用的轮椅应保持轮椅的清洁干燥，淋雨后应及时擦干，以免造成金属部件生锈，必要时可以使用防锈蜡。轮椅勿在阳光下直晒、暴晒，勿长期重力受压。轮椅应存放于阴凉、通风的位置。

二、 其他康复辅具的使用与选配

（一）康复辅具概述

1. 康复辅具的历史

康复辅具是康复辅助器具的简称，也称康复支具，是指能对功能障碍者的身体功能和活动起到保护、支撑、训练、代替作用，或者能防止功能障碍者损伤、活动受限或参与限制等的相关产品。现代康复辅具既有外骨骼康复机器人等高科技产品，也有拐杖等简单实用产品。

我国康复辅具的历史最早可追溯到春秋时期，晏婴为劝诫齐景公削减酷刑而提到"踊贵屦贱"。"踊"是受刖刑者所用的一种特制鞋，可视为现代意义上的假肢。到了汉代，出现的白玉龙凤拐杖属于康复辅具。民国时期，兵工厂生产一些简单的伤员用康复辅具，如腋杖。新中国成立后，开始有计划地进行义肢生产。

1992 年，我国残疾人辅具供应正式纳入国家计划。从 1996 年起，国家通过辅具配发的方式开始对贫困残疾人给予补贴，各地区也开始利用财政及就业保障资金，为贫困残疾人实施康复辅具适配项目。由此，我国残疾人康复辅具供应数量和免费发放数量逐年增加，免费配发比例也逐年加大，康复辅具配置能力与水平逐步提高。自国家康复辅具研究中心成立后，我国的康复辅具技术水平逐渐提升。

2. 康复辅具的功能

（1）提高机体运动功能，减少并发症　如轮椅、助行器等可以提高行动和站立能力，减少长期卧床造成的全身功能衰退、压疮和骨质疏松等。康复辅具可提高患者在日常生活的稳定性与安全性，达到保护身体、维护安全、减少意外伤害的发生、提高自主生活能力的目的。

（2）提高生活自理能力　如个人卫生辅助具和自助具能够提高衣、食、住、行、个人卫生等生活自理能力。患者器官的退行性改变使听力、视力、言语、智力、吞咽、活动等方面的能力逐渐减弱，以致活动和参与出现困难，甚至功能障碍，演变到轻度失能、重度失能。为此，需要及早为患者提供相应的康复辅具来补偿或代偿功能障碍，延缓失能程度。康复辅具能够改善和方便生活，像拐杖、轮椅、助行车、扩视器、助听器等，还有生活自助具，如穿袜器、系扣器、卧床用的喝水杯、助力筷子、吸盘碗、洗澡椅等，这些都可以提高独立生活的能力。

（3）提高学习和社会交流能力　如书写、阅读、使用电脑、打电话所用的自助具可提高学习和社会交流能力。

（4）增加就业机会　如截瘫患者借助轮椅和其他辅助具可以胜任特定的工作，减轻家庭和社会负担。

（5）改善心理状态　适配辅具能大大提高运动功能和生活自理、交流能力，增强患者生活的勇气和信心，提高生活质量。

（6）提高功能水准　患者的生活因为康复辅具的使用而更加便利，不再因为身体功能的限制造成功能的减退，让日常生活维持较高的水准。

（7）减轻照护者的负担　由于患者使用康复辅具可以实现生活自主独立，照护者的负担会相应减轻很多。

3．康复辅具的分类

根据国家标准《康复辅助器具　分类和术语》（GB/T 16432—2016），康复辅助器具产品划分为12个主类、130个次类、794个支类，具体分类包括：

（1）矫形器和假肢，如矫形鞋（鞋垫）、假肢等。

（2）个人移动辅助器具，如电动轮椅、手动轮椅、助行器、拐杖等。

（3）个人生活自理和防护辅助器具，如马桶增高器、沐浴椅、坐便椅等。

（4）家庭和其他场所使用的家具及其适配件，如移动餐桌、墙壁扶手杆等。

（5）沟通和信息辅助器具，如助听器、助视器（远、近视眼镜）等。

（6）个人医疗辅助器具，如雾化器、制氧机、血压计等。

（7）技能训练辅助器具，如训练用阶梯、平衡杠等。

（8）操作物体和器具的辅助器具，如捡拾工具等。

（9）用于环境改善和评估的辅助器具，如测量工具仪器等。

（10）家务辅助器具，如防抖叉勺、助食筷、助食餐具等。

（11）就业和职业训练辅助器具，如工作场所的家具和装饰元素。

（12）休闲娱乐辅助器具，如脚踏器等。

该分类也与国际标准 ISO 9999：2011 内容一致。

（二）康复辅具的正确使用

1．适应证

（1）神经系统疾病，如脑卒中、颅脑损伤、脊髓损伤、脑瘫、脊髓灰质炎后遗症、神经炎、神经痛。

（2）肌肉骨关节病，如各类骨关节炎、肌炎、肌腱韧带损伤、颈椎病、腰椎病、骨折、手外伤等。

（3）心肺疾病，如冠心病、慢性阻塞性肺疾病等。

（4）感染性疾病，如软组织、骨关节、内脏器官、伤口等感染性疾病。

（5）其他，如糖尿病、骨质疏松症、烧伤等。

2．禁忌证

体力衰竭，严重平衡功能障碍无法使用康复辅具者。

3．配置原则

根据需求进行选配。儿童：以认知学习辅助器具、训练重建身体功能的辅助器具、预防和矫正畸形的辅具为主。中年人：以生活自助具、提高生活质量、发挥潜能的学习、就业辅具为主。老年人和重度残疾人：以保护性辅具、帮助照护者辅具为主。

（1）保护组织完整性的辅具　部分失能患者需长期卧床，应使用配置的防压疮床垫。

（2）穿脱衣服的辅具　部分有自主穿脱衣需求的失能患者，可视情况配置鞋拔、脱靴器、穿脱衣钩、穿脱衣棍等。

（3）如厕辅助器具　无法完成蹲便且房间（或卫生间）内无坐便器的，应配置坐便椅（带便盆）。

（4）尿便吸收辅具　失能患者长期卧床，应配置一次性尿布、一次性衬垫等尿便吸收辅助器具。

（5）根据功能障碍进行功能代偿　听觉障碍需配助听器、活动障碍需配轮椅等。助行辅具适合下肢活动能力较差同时上肢有支撑能力的患者。

（6）轮椅　应充分考虑身体功能状况、日常生活活动能力、认知与判断能力等方面的因素进行选配，宜配合防压疮坐垫使用。

（7）食饮辅具　针对手部关节屈曲功能受限、握力减退，而有自主进食意愿的患者可一对一适配特制的餐具。餐具手柄应防滑，易于握持。

4. 选配方法

根据医院对功能障碍的评估并结合康复医生建议进行选配，个体测量后选配助行辅具、矫形器、生活辅具、听力辅具等。

（1）助行器选配（视频145）　常见的助行器由轻质金属制成，从结构上一般分为拐杖、无轮、两轮和四轮（表9-1）。

视频145

表 9-1　各种类型助行器的选配

分类	特点	使用对象
T 字形手杖	上端呈 T 字形	普通行动不便者
前臂支撑杖	上端有支撑手腕装置，可固定腕部和前臂	腕部支撑力弱或腕关节强直者
肘杖	肘部有固定	上肢肌肉能力低下者
四脚形手杖	手杖下端有 4 个支点	稳定性和平衡性较差者
带座式手杖	一般有 3 个脚，带圆形凳子	普通老年人或体力较弱者
腋杖	呈倒 A 形，顶端和中间均有支撑	下肢截肢和截瘫者
无轮步行器	支撑牢固，固定不易滑动	患腿无法负重者
两轮步行器	四足支撑带两个轮子	患腿部分负重者
四轮步行器	四足支撑带四个轮子	上肢力量不足或协调功能不足者

使用方法（视频 146）：

拐杖：在室内室外均可使用，可以帮助患者保持身体平衡，减少下肢承重，改善步态，对行动起到一定的安全保护作用。拐杖高度为身体直立，以肘关节屈曲 150°，腕关节背屈约 30° 的状态握住手杖，使手杖支脚垫位于脚尖前方和外侧方直角距离各 15 cm 处的位置。

视频 146

无轮步行器：固定型步行器在使用时，每次步行患者先往上抬离地面才能向前，患者必须要有足够的站立平衡能力及上肢力量。步行器的高度可上下调整以满足患者使用。

两轮步行器：没有轮子的两只脚可以防止步行器滚动滑走，带轮子的则方便推行。前提是患者必须有一定的活动能力，能够维持正常行走步态。

四轮步助行器：通常带有手刹，方便在坡面上行走。加了轮子的步行器稳定性比较差，只能躯体平衡不错的患者使用。如果不需要完全依靠步行器来维持步态，可以负重行走，四轮步行器较为适合。其优点在于行走效率较高，一般适合患者步行外出，仅用来稍稍维持平衡，适当借力保护。

三点步行法：患者使用手杖时先伸出手杖，再迈患侧足，最后抬健侧足。适用于下肢运动障碍患者，大部分偏瘫患者习惯采用此步态。

两点步行法：手杖和患侧足同时伸出并支撑体重，再迈出健侧足。手杖与患侧足为一点，健侧足为一点，交替支撑体重。此种步行速度快，因此，当患者具有一定的平衡功能或是较好地掌握三点步行后，可进行两点步行训练。

上下楼梯法：上楼梯用健侧手扶楼梯扶手或家属，手杖放在患侧下肢，健侧下肢先迈上一级楼梯，然后手杖上移，最后迈上患侧下肢。下楼梯用健侧手扶楼梯或家属，先向前向下移，手杖下移，患侧下肢先下移，然后健侧下肢再下移。

（2）矫形器选配　矫形器可限制关节异常活动，保持关节稳定，恢复其承重功能，发挥良好的运动功能。脊髓灰质炎后遗症、下肢肌肉广泛麻痹的患者，可以使用下肢矫形器来稳定膝、踝关节，以利步行。矫形器分为固定式和功能性矫形器两大类。前者主要用于矫形和保护，后者主要是发挥残留肢体的功能。

矫形器功能如下：

固定和保护病变肢体及关节，防止畸形、挛缩和促进组织愈合，如骨折后的各种固定矫形器。

矫正畸形应以预防为主，因软组织病变及肌力不平衡引起的骨关节畸形，可通过矫形器预防和纠正，这对儿童作用较大。儿童生长发育阶段由于骨关节生长存在生物可塑性，矫形效果较好，如脊柱侧弯支具。

减轻轴向承重，矫形器可以部分承担体重，减轻肢体或躯体负荷。如坐骨负重矫形器，可使下肢免除负重，恢复行走功能。

可抑制站立、步行中的肌肉反射性痉挛，如硬踝足塑料矫形器用于脑瘫患者，可以防止步行中出现痉挛性马蹄内翻足，改善步行能力。

具有改进功能的作用，如各种帮助手部畸形患者改进握持功能的腕手矫形器。

①各部位矫形器具体作用如下：

上肢矫形器：包括肩关节矫形器、肘关节矫形器、腕关节矫形器和手部矫形器等，材料及工艺追求轻便灵活。使用目的是为患侧上肢提供牵引力，控制异常活动，纠正畸形，扶持部分瘫痪肢体，完成精细动作及日常生活活动。

下肢矫形器：包括髋关节矫形器、膝关节矫形器、踝足矫形器等。下肢的功能是负重和行走。因此下肢矫形器的主要作用是减少负重，限制活动，替代肢体功能，维持下肢稳定性，改善站立和行走，预防及纠正畸形。

脊柱矫形器：包括头颈部矫形器（HCO）、颈部矫形器（CO）、颈胸部矫形器（CTO）、颈胸腰骶部矫形器（CTLSO）、胸腰骶部矫形器（TLSO）及腰骶部矫形器（LSO）。脊柱的功能是支持躯干、保持姿势，因此脊柱矫形器的作用是固定躯干，矫正不良姿势，预防及纠正畸形。

②矫形器使用方法：矫形器处方须结合患者的病史、躯体功能评估结果、辅助器具评估（种类、尺寸、配件及特别改制部分等）以及环境评估状况，由康复辅具师制订，主要包括：患者的基本信息、矫形器使用的目的、功能要求、品种、材料、尺寸、固定范围、体位、作用力的分布及使用时间等。

矫形器佩戴前后仍需进行康复训练，须综合患者的整体情况制订个体康复训练方案。佩戴前以增强肌力、改善关节活动范围和协调功能、消除水肿为训练目标；在正式使用前，要进行试穿并调整对位对线、动力装置等结构，使患者学会穿脱矫形器；在穿上矫形器后进行一系列的功能活动和日常生活活动训练。对长期使用矫形器的患者，应每3个月或每半年随访一次，了解矫形器的使用情况、动力装置以及病情变化，根据功能要求及时修改和调整矫形器。若辅具的使用方法较为复杂或需特殊的使用技巧，应安排适应性训练时间，由专业人员辅导使用。并根据使用情况对辅具进行调整，确定适配最终方案。此外，应定期进行辅具维修及保养，确保使用安全和使用效率。

（3）肩托选配 肩托是一种类似吊带的小工具，有助于支撑和加强肩膀。肩托不是每天都使用的，而是用于肩部受伤的人群，用于帮助患者的肩部恢复正常功能。肩托可以长时间佩戴，必须在正确的位置与肩带紧密贴合提供足够的支撑才能发挥作用。

好的肩托采用优质材料，结实的肩带和支撑结构可为肩部提供舒适耐用的贴合性，且能够很好地隐藏在衣服下面。肩托的另一个重要方面是舒适度。如果受伤只是需要限制活动性，可选用肩锁关节固定支具。适用于肩关节退行性病变及周围软组织损伤所引起的急慢性疼痛和炎症以及偏瘫所致的肩关节半脱位。如果受伤较重需要尽可能少移动肩膀，则应避免使用高机动性肩托。如果伤势较轻且允许移动肩膀，应考虑提供更多灵活性的肩部支撑。如果肩部受伤允许移动，可选用肩外展支具，适用于肩关节术后固定，脱位整复后固定，肱骨骨折合并桡神经损伤、三角肌麻痹、冈（棘）上肌腱断裂，肩关节部位骨折、臂丛神经麻痹或拉伤，以及急性肩周炎、肩关节化脓性关节炎、肩关节结核等症保守治疗时的功能位固定。肩托穿戴可参照视频147。

视频147

（4）足托选配　足托顾名思义就是托起足部，主要是防止足内外翻、足下垂等状况。足下垂和足内外翻在偏瘫患者中比较常见。足托可以在患者卧床不起的时候，起到一个保护和预防的作用；在患者活动的时候，也能起到保护和矫正的作用，帮助维持下肢生物力线的平衡。足托的作用很大，尤其是下肢康复训练中，佩戴足托和不佩戴足托的患者，康复效果差别明显。

通常市面上以L形的绑带足托为常见足托。偏瘫患者步行训练的时候，足托不仅能够矫正踝关节在功能位，还能够增加踝关节在步行时的参与度，对生物力线起到更好的保护作用。此外，对颅脑损伤、腓总神经麻痹、脊髓灰质炎晚期导致的足下垂、足内外翻也很有效果。足托穿戴可参照视频148。

视频148

（5）截瘫支具选配　截瘫支具是用来代偿人体下肢及躯干所丧失的功能、可用于站立和行走且符合人体生物力学的体外支撑装置。对于损伤的平面不同，截瘫支具的应用时间以及损伤阶段和作用也不一样。通过评估截瘫患者损伤平面感觉、运动能力，以站立及步行为康复目标，设计、制作最适合的步行康复辅具，通过穿戴截瘫步行康复辅具为腰部、髋、膝、踝关节提供稳定支撑。患者适配截瘫康复辅具后，可依靠躯干及双上肢力量独自完成站立、平衡杠内辅助步行，提高患者日常生活活动能力及生活质量。应根据脊髓损伤位置的不同，选择不同的截瘫支具（表9-2）。

表9-2　各脊髓节段损伤截瘫支具选择参照表

损伤位置	支具类型
第1~7颈椎	颈托、手功能位支具
第8~12胸椎	KAFO（膝踝足矫形器）、ARGO（截瘫行走支具）
第1~2腰椎	KAFO
第3~5腰椎	AFO（踝足矫形器）、DAFO（动态性踝足矫形器）

截瘫支具的佩戴方法可参照视频149。

视频149

截瘫康复辅具使用前患者必须具备一定的脊柱稳定性，具有良好的躯干坐位平衡能力和上肢力量，患者下肢关节没有超过10°的挛缩和压疮，具有佩戴支具训练的心理准备。

①装配截瘫支具的适应证：下肢髋关节、膝关节和踝关节没有永久性的痉挛和严重畸形；腰骶段脊柱有良好的灵活性；上肢有足够的肌力来支撑、训练或使用助行器；通过训练，可以独立站立并支撑体重；X线片显示骨密度良好，不影响支撑躯体的站立和移动；有要重新站立和行走的强烈愿望，有一定的忍耐力和恒心，能坚持训练。

②装配截瘫支具的禁忌证：上肢或下肢严重的挛缩或畸形，并且限制了功能的使用；脊柱不稳定并且无法通过支具治疗；坐立时缺乏应有的平衡能力；自信心不足，缺乏勇气，心理不接受支具。

截瘫支具可帮助患者站立、行走和自行坐下；预防或减少尿路感染；促进排便，增加消化系统的活动；提高日常生活活动能力和工作中的行动能力，扩大社交活动，减轻心理压力；通过每日的站立行走训练，提高循环系统的功能，增加心肺功能，减少肺部感染，防止深静脉血栓形成；增强髋关节和膝关节的活动，防止肌肉挛缩，减少或降低痉挛程度；保持骨密度，防止压疮。

长期佩戴截瘫支具也存在弊端：长时间穿戴会造成患者膝关节以下软组织的失用性萎缩、患者心理上对支具的依赖等。

（6）其他日常康复辅具选配

①助餐工具：偏瘫或帕金森病患者手的抓握功能障碍，可以采用改造后的餐具独自或在家属辅助下进食（如带盖和吸管的饮水杯、防滑垫、餐具固定板、改造的筷子等）。

②洗漱辅具：套在手指上的梳子、剃须刀、制成手套状的毛巾等可以辅助手指活动障碍的人完成洗漱活动。

③如厕辅具：使用带有便桶的座椅可以简化下肢活动障碍、行动不便的人的如厕程序。

④助听器：佩戴助听器可以改善患者听力，患者应把试戴的效果及时反馈给验配技师并调整。建议每半年检修保养一次，定期清洁，注意防潮、防跌落，洗澡时不要佩戴。

⑤护腰、护膝：护腰可在平卧或站立时佩戴，睡觉时不戴。护膝建议在外出、行走时佩戴，其他时间摘掉。

（7）假肢选配　个性化制作假肢适用于各种原因导致的上肢、下肢截肢术后，通过残肢假肢的评估、安装方案的设计、制作，实现患者功能补偿。目前假肢的接受腔是用高分子材料在石膏模上抽真空成型制作的，或者是用木材按石膏模的内缘靠模制成的。其优点是：全面接触，承重合理，穿着牢固，穿脱方便，改善了残肢血液循环，有效防止了肌肉失用性萎缩和其他并发症的发生。近年来，医学界总结推广了肌肉瓣成形截肢术，将肌肉在截骨端以下的适当部位切断，留下一段完整的肌肉；小腿截肢按伸缩肌，大腿截肢按内外－前后两组肌肉相对缝合，将肌肉固定在截骨端部；皮肤从前往后缝合，使残肢端部有完整的皮肤覆盖。施行新的截肢术，患者只是截短了一段肢体，而遗留的肌肉还是局部的整体，继续行使其生理功能，不仅可以防止肌肉失用性萎缩和其他并发症，也便于皮瓣设计和骨膜处理，能充分满足制作全面接触式接受腔假肢的设计要求。同时使用新型截肢术切除上肢，可以引出理想的肌肉电信号，便于安装肌电假手。

上肢假肢具有一些上肢的基本功能，如被动开闭手、被动屈伸肘等。根据截肢者假肢装配的需求及残肢评估状态，设计制作适合的假肢，按其功能分为装饰性上肢假肢、索控式上肢假肢、肌电控制上肢假肢、混合型上肢假肢。上肢假肢也可分为美容义肢、装饰性假肢、功能性肌电假肢。通过假肢装配后的穿脱训练、控制性训练、功能性训练、日常生活自理能力训练、职业康复训练，满足患者日常生活、工作、娱乐需求。

下肢假肢有足部美容假脚、机械关节假肢、气压关节假肢、液压关节假肢、智能仿生关节假肢。通过假肢装配后的穿脱训练、下肢核心控制性训练、步行及跑步训练、日常生活活动能力训练、职业康复训练，满足患者步行活动需求。以智能仿生腿为例，其作为智能仿生关节假肢的一种，应用于下肢残缺者，可以模仿残疾人健康腿的步态，突破了机械产品的局限性，具有思考和反馈的功能，可以更好地配合人体的功能需求，实现普通假肢代偿下肢站立行走的功能，就像截肢者原有的肢体重新生长出来一样，保证行走的稳定性、安全性和动态性能，使残疾人行动自如，帮助残疾人建立自信，恢复活动和劳动能力。

（8）矫形鞋垫选配　身体生物力学因素的改变往往是慢性足踝和脊柱疾病的根源。利用足底生物力学评估及矫形制作设备，从生物力学的角度精确分析病因，再通过适配矫形鞋垫，可以重新分布足底压力，改善下肢力线，调整足弓位置和角度，以预防、治疗疾病，也可以弥补不良的足部运动或足部功能造成的不适、缺陷甚至残疾，克服不良的生物力学或损伤导致的脚和下肢功能限制。

常见问题为扁平足、高弓足、足跟痛、足内翻、足外翻、横弓塌陷、糖尿病足等，多为疾病或骨折、骨质疏松、不良姿势导致。长期佩戴矫形鞋垫行走往往能无创且高效改善以上问题，并间接改善由以上问题导致的脊柱或足踝疾病。

当前，我国的矫形鞋垫正处于新兴的发展阶段，代表性产品为矫形鞋垫毛坯制作与智能化矫形鞋垫 3D 制作。

质量较好的矫形鞋垫毛坯常采用双密度乙烯 – 乙酸乙烯酯共聚物（ethylene – vinyl acetate copolymer，EVA），这种材料提供舒适和支撑结构。由康复辅具师对患者足底情况进行评估，并根据评估结果定制矫形鞋垫。配制鞋垫后，要求患者从每日穿戴 4 小时开始，尽快在 1 周内过渡到全天使用，在佩戴矫形鞋垫一段时间后进行随访，随访时重新测量足底压力及稳定性，根据评估结果调整鞋垫。

3D 矫形鞋垫制作技术是一种新兴的智能化矫形鞋垫制作方式，数字精准测量足形及制作鞋垫，颠覆了传统石膏取形与人工打磨的制作方式，是现代化制作鞋垫的发展方向。采用 3D 技术制作矫形鞋垫由计算机数控操作，自动化控制加工，精确性高，完成后的矫形鞋垫制作误差低于 1mm。3D 矫形鞋垫的数字化取形、3D 扫描、3D 打印以及数控加工制作技术已经非常成熟，在三甲医院容易开展使用。

三、 残疾人居家环境改造

（一）康复辅具的场地改造

1. 卧室

（1）床　应配置可折叠或移动的床栏杆。

（2）转移和翻身辅具　应配置帮助失能患者改变活动位置的辅助器具，可选择易于操作的翻身垫、转移垫等。

（3）坐具　应设置适合残疾人的座椅，具备辅助起坐、站立等功能的特殊座椅。

（4）报警、指示、提醒和发信号辅具　应配置个人紧急报警系统和环境紧急报警系统，个人紧急报警系统触发按钮宜设置在易触及的位置，例如床头附近。

2. 卫浴室

（1）如厕辅具　应配置坐便椅或坐便器等如厕辅助器具。

（2）卫浴辅具　浴室内外地面、公共洗手区域地面应铺设防滑淋浴垫；浴室应配置淋浴椅，淋浴椅应有防滑功能。

（3）支撑手栏杆和扶手杆　应设置合理，材质防滑，触感温润，形状易于抓握。

3. 厨房

（1）操作台距地面高度应在 75~80cm，或可升降；台面深度 50~55cm，台下容腿空间宽度宜≥60cm，高度宜≥60cm，深度宜≥25cm。厨具应设置在易取的位置。

（2）水池及炉灶下方留有放入双膝和小腿的空间，洗涤池边缘需下凹，下面的管道宜有所遮挡，以免对轮椅使用形成障碍，灶具控制开关设在前端。

（3）吊柜柜底离地面高度宜≤120cm，最好能自动升降，把手最好是长条形，橱柜内的储物架采用拉框式或轨道式，以便于拿取。

4. 其他

室内外可将台阶改为滑坡、扩宽门宽方便轮椅进出、减少室内障碍物，利用智能设备改造，使残疾人可便捷呼叫家属及使用家具家电。

（1）上肢残疾需将厨房灶台、橱柜、洗手池等降低高度；厨房及面盆处安装拨杆或感应式水龙头；浴室及卫生间安装脚踏式淋浴、智能冲水装置及马桶盖；房屋安装感应灯及可视遥控门、智能晾衣架、遥控窗帘；配备扫地机器人及智能服务设施，可使用专门设计的环境控制系统。

（2）下肢残疾需进行出入口改造，台阶改坡道或设置轮椅斜坡板，楼梯、过道加设扶手，地面平整硬化。卫生间改造：改建或新建洗浴、如厕一体的卫生间，将卫生间门拓宽，地面防滑处理，洗手盆前端设置扶手、下部留出足够移动空间，蹲便器改为坐便器或配坐便椅，安装抓杆或扶手，安装浴凳、低位或活动式淋浴装置等设施，方便残疾人如厕、洗浴；改装或新装用水设施，以方便残疾人生活用水。厨房改造：拓宽厨房门，将厨房灶台、橱柜、洗手池等高度降低，方便使用轮椅的残疾人操作、使用。卧室改造：拓宽卧室门，墙面安装抓杆或扶手，加装护理床，方便残疾人活动、休息。房门改造：房门加宽，便于轮椅通行；剔除门槛；加设扶手、门把手、低位窥视镜等，实现户内无障碍通行。安装煤气泄漏报警发声装置、提供读屏软件等。阳台改造：安装升降晾衣架等。

（3）智力残疾者家庭居室要宽敞，设施简单，光线充足，室内无障碍，室内适宜铺地毯，床边设置护栏。患者的生活环境要固定，减少室内物品的变动。家属需要妥善保管危险性物品，改造家庭室内电源线路，安装高位遥控开关，安装安全防护网，配置密码刀具箱等，避免患者发生水电气危险。患者不能根据气候加减衣服，家属应随时根据天气变化为患者更换衣物，以免着凉或中暑，衣服要宽松，鞋子选用舒适的棉质套鞋。患者上下楼梯一定要有人搀扶，外出一定要有人陪同，以免迷路，并在患者的衣服醒目处标上姓名、住址、联系电话，以防走失。

（4）精神残疾者容易出现幻觉、妄想等症状，甚至在幻觉妄想状态下可能发生危害自己和他人的行为。家庭环境设施改造必须严防安全隐患。居家环境首先需要干净整洁，没有异味和刺激性色彩及声音；其次，改造家庭室内电源线路，安装高位遥控开关，安装安全防护网、监控、防撞条，配置密码刀具箱等降低患者居家生活风险的设施设备。当患者的精神状况出现波动或遭遇严重的心理压力出现情绪波动，家属如果能够及时有效地提供心理支持，让患者完成心理宣泄，帮助患者及时服药或者帮助患者及时就诊，就有可能尽快化解危机，从而实现积极有效的危机干预。

（二）智能居家辅具

社会的需求与科技的进步带来了康复辅具的新发展，康复辅具日趋现代化、智能化。人工智能辅具这一全新的概念就是在这样的背景下出现的。它是2011年2月由科技部提出的。智能辅具组合了模仿人脑指挥身体器官行动的必要模块，使辅具具有感知外界环境变化的能力、分析判断现实情况的能力、操纵其他器官的能力、反馈操纵结果的能力，充分模仿了人类感觉器官采集信息、大脑分析归纳整理信息、肢体服从大脑指令进行行动的能力，使辅具可以迅速感知，并且实时做出调整，以适应完成任务的要求。特别是随着互联网科技的不断进步，科技助残、智慧养老、远程医疗等新技术应用也日益加强。目前智能辅具设备产品种类不断增多，很多智能产品能够根据患者的需求，提供定位、健康监测、一键呼救、语音通话、运动监测等服务，尤其是对交互式体验、互动功能的加强和人工智能机器的应用。未来服务机器人作为集成大部分现有产品功能的设备，将逐渐取代功能简单的传统产品，在康复辅具产业市场中所占份额将逐步提高。

智能化作为康复辅具发展的新趋势，从数据层面来看，主要包括对由物理层面所获得的数据进行数据挖掘和机器学习记忆，以及数据分析和系统自主智能记忆，由智能记忆系统对数据进行统计、分组与识别。通过对数据的分析获得用户的生理、行为、作息等信息，可自动为用户划分护理类别与疾病等级等。从网络层面来看，主要包括人机交互技术，使得系统可以与外界进行信息互动与信息反馈，分别完成医疗健康网络管理、5G网络养老云数据信息交换、智能手机用户终端信息连接、信息数据管理、用户需求分析与服务、历史云数据查询、规律数据查询和户外定位跟踪。从应用层面来看，主要为医疗机构、社区养老和居家康复的老年群体提供可靠的智能养老医疗和生活服务，包括日常生活辅助、紧急情况报警、智能出行、社交、就医等。每一种具体应用对应着相关的物理层面、数据层面和网络层面的有机结合。

康复辅具产业科技水平的不断提高，也催生出更多智能化的康复服务模式。通过智能感知、自主学习控制等先进技术，可提高智能辅具产品的智能水平，促进智能辅具广泛应用。比如，面向居家患者的"互联网＋辅具"和"智慧远程诊疗"，依托网络系统信息平台，智能辅具提供辅助和支持，解决患者日常交流、医疗救助、事件提醒等问题。随着人口老龄化以及独生子女政策带来的空巢家庭不断增多，老年人、残疾人、患病者对居家康复服务需求不断增长。比如，在家中安装云摄像头、云血压计、云血氧仪、智能床垫、紧急按钮等智能设备，家属可随时随地通过智能手机远程查看家中情况，知晓居家老年人、残疾人、患病者实时测量的生理状态，一旦其出现意外，可通过紧急按钮求助，家属的手机也会立刻收到提醒，以便及时采取有效措施。再比如给患者使用的智能药盒，当用药时间到了，药盒的指示灯便开始闪烁，并且以 2 秒一声的频率发送提醒，声光效果俱全，可以有效解决居家康复过程中叮嘱患者按时吃药的问题。

目前已经有许多康复辅具新技术逐渐被研发并实际应用，其中最具代表性的就是脑机接口、智慧网、康复机器人和虚拟现实（virtual reality，VR）技术。

脑机接口又称直接神经接口，它是大脑与外部设备间建立的直接连接通路。应用于人体的早期植入设备被设计及制造出来，用来克服听觉、视觉和肢体运动障碍。脑机接口的主要创新成果包括基于脑电智能头盔的意识交流、基于植入神经电极的机械手控制、基于植入电刺激的仿生眼与人工耳蜗等。

智慧网由物联网构成主干，通过射频识别、红外感应器、定位系统、激光扫描器等信息传感设备，按约定的协议，把任何智能设备与互联网连接起来，进行信息交换和通信，以实现智能化识别、定位、跟踪、监控和管理的一种网络。通过把感应器嵌入和装备到康复设备中，然后将物联网与现有的互联网整合起来，实现患者治疗与康复系统的整合。在这个整合的智慧网络当中，中心计算机服务器能够对整合后网络内的人员、机器、设备和基础设施实现实时的管理和控制。

康复机器人作为一种服务机器人，已是 21 世纪发展最迅速的康复设备之一。康复机器人主要应用的是神经康复机器人，利用机器人原理，辅助或替代患者的运动功能，或者进行康复训练，以实现千万次标准化的重复动作，促进神经功能重塑，从而恢复患者的运动及运动控制能力。康复机器人的另一个重要方向是辅助下肢功能障碍者，特别是截瘫患者行走的穿戴式外骨骼机器人。此外，家庭护理机器人、辅助移动机器人、智能轮椅也是康复机器人研究的热点。

虚拟现实是针对人的感官，利用计算机模拟产生一个逼真的三维虚拟世界，通过各种传感设备使患者"沉浸"于该环境中，实现患者与环境进行直接交互，获得与真实世界相似的视觉、听觉、触觉等信息反馈感受，具有沉浸性、交互性、构想性等特点。目前虚拟现实技术在注意力缺陷、空间感知障碍、记忆障碍等认识康复，焦虑、抑郁、恐怖等情绪障碍和其他精神疾患的康复，运动不佳、平衡协调性差等运动障碍康复等领域都取得了很好的疗效。

美国杜克大学著名神经科学家 Miguel Nicolelis 主导的研究，利用"脑机接口 + 下肢外骨骼式康复机器人 + 虚拟现实"三大技术，帮助脊髓损伤患者从完全瘫痪的状态提升至具有明显下肢肌肉功能和感知功能的状态。患者佩戴虚拟现实设备进行行走的运动想象，脑机接口在捕捉到脑电信号之后，进行分析并生成指令，驱动下肢外骨骼式康复机器人带动下肢完成相应的动作。这些有望让脊髓损伤和脑卒中等导致瘫痪的患者重新站立起来。

随着智能康复技术的不断发展，患者、网络、虚拟环境、机器人以及任务训练整合成互补的康复生态系统，将是未来康复发展的必经之路。